Die Praxis der Chirurgie

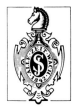

Das traumatisierte Abdomen

Herausgegeben von
J. R. Siewert und R. Pichlmayr

Mit 87 Abbildungen

Springer-Verlag
Berlin Heidelberg New York Tokyo

Prof. Dr. med. JÖRG RÜDIGER SIEWERT
Chirurgische Klinik und Poliklinik
Technische Universität München
Klinikum rechts der Isar
Ismaninger Straße 22
D-8000 München 80

Prof. Dr. med. RUDOLF PICHLMAYR
Klinik für Abdominal- und
Transplantationschirurgie
Konstanty-Gutschow-Straße
D-3000 Hannover 61

ISBN 3-540-16275-5 Springer-Verlag Berlin Heidelberg New York Tokyo
ISBN 0-387-16275-5 Springer-Verlag New York Heidelberg Berlin Tokyo

Mitarbeiterverzeichnis

BARRETT, J., MD
Department of Surgery, Section of Surgical Gastroenterology,
University of Illinois, P.O. Box 69 98, Chicago, Illinois 60680, USA

BEIER, G., Dr. med.
Institut für Rechtsmedizin, Ludwig-Maximilians-Universität,
Frauenlobstr. 7a, D-8000 München 2

BOMBECK, C.T., Prof. Dr. med.
Department of Surgery, Section of Surgical Gastroenterology,
University of Illinois, P.O. Box 69 98, Chicago, Illinois 60680, USA

CLASSEN, M., Prof. Dr. med.
II. Medizinische Klinik der Technischen Universität München,
Klinikum rechts der Isar, Ismaninger Straße 22, D-8000 München 80

CLAUDI, B., Prof. Dr. med.
Chirurgische Klinik und Poliklinik der Technischen Universität München,
Klinikum rechts der Isar, Ismaninger Str. 22, D-8000 München 80

EISENMENGER, W., Prof. Dr. med.
Institut für Rechtsmedizin, Ludwig-Maximilians-Universität München,
Frauenlobstr. 7a, D-8000 München 2

ENCKE, A., Prof. Dr. med.
Abt. für Allgemein- und Abdominalchirurgie, Zentrum der Chirurgie des
Universitäts-Klinikums, Theodor-Stern-Kai 7, D-6000 Frankfurt 70

FARTHMANN, E.H., Prof. Dr. med.
Abt. für Allgemeinchirurgie, Chirurgische Universitäts-Klinik,
Hugstetterstr. 55, D-7800 Freiburg

FEUERBACH, S., Priv.-Doz. Dr. med.
Institut für Röntgendiagnostik, Technische Universität München,
Klinikum rechts der Isar, Ismaninger Str. 22, D-8000 München 80

FREDE, K.E., Priv.-Doz. Dr. med.
Department für Chirurgie, Allgemeinchirurgische Klinik der Universität
Basel, Kantonsspital, CH-4031 Basel

GUBERNATIS, G., Dr. med.
Klinik für Abdominal- und Transplantationschirurgie,
Konstanty-Gutschow-Str., D-3000 Hannover 61

v. GUMPPENBERG, S., Dr. med.
Chirurgische Klinik und Poliklinik der Technischen Universität München,
Klinikum rechts der Isar, Ismaninger Str. 22, D-8000 München 80

HÄRING, R., Prof. Dr. med.
Chirurgische Klinik und Poliklinik, Klinikum Steglitz der FU Berlin,
Hindenburgdamm 30, D-1000 Berlin 45

HÖLSCHER, A.H., Dr. med.
Chirurgische Klinik und Poliklinik der Technischen Universität München,
Klinikum rechts der Isar, Ismaninger Str. 22, D-8000 München 80

HÖLSCHER, M., Priv.-Doz. Dr. med.
Chirurgische Klinik und Poliklinik der Technischen Universität München,
Klinikum rechts der Isar, Ismaninger Str. 22, D-8000 München 80

HUBER, F., Dr. med.
Chirurgische Klinik und Poliklinik der Technischen Universität München,
Klinikum rechts der Isar, Ismaninger Str. 22, D-8000 München 80

JELEN-ESSELBORN, SABINE, Dr. med.
Institut für Anästhesiologie der Technischen Universität München,
Klinikum rechts der Isar, Ismaninger Str. 22, D-8000 München 80

KIRCHNER, R., Priv.-Doz. Dr. med.
Abt. für Allgemeinchirurgie, Chirurgische Universitätsklinik,
Hugstetterstr. 55, D-7800 Freiburg

LANGE, J., Dr. med.
Chirurgische Klinik und Poliklinik der Technischen Universität München,
Klinikum rechts der Isar, Ismaninger Str. 22, D-8000 München 80

LEHR, L., Priv.-Doz. Dr. med.
Chirurgische Klinik und Poliklinik der Technischen Universität München,
Klinikum rechts der Isar, Ismaninger Str. 22, D-8000 München 80

MAURER, J.W., Dr. med.
Chirurgische Klinik und Poliklinik der Technischen Universität München,
Klinikum rechts der Isar, Ismaninger Str. 22, D-8000 München 80

MAURER, P.C., Prof. Dr. med.
Abt. für Gefäßchirurgie, Chirurgische Klinik und Poliklinik der Techni-
schen Universität München, Klinikum rechts der Isar, Ismaninger Str. 22,
D-8000 München 80

NEUHAUS, P., Priv.-Doz. Dr. med.
Medizinische Hochschule Hannover, Konstanty-Gutschow-Str.,
D-3000 Hannover 61

PEIPER, H.-J., Prof. Dr. med.
Universitätsklinik für Allgemeine Chirurgie, Robert-Koch-Str. 40,
D-3400 Göttingen

PICHLMAYR, R., Prof. Dr. med.
Klinik für Abdominal- und Transplantationschirurgie,
Konstanty-Gutschow-Str., D-3000 Hannover 61

PRATSCHKE, E., Dr. med.
Chirurgische Klinik und Poliklinik der Universität München,
Klinikum Großhadern, Marchioninistr. 15, D-8000 München 70

PRÄUER, H.W., Priv.-Doz. Dr. med.
Chirurgische Klinik und Poliklinik der Technischen Universität München,
Klinikum rechts der Isar, Ismaninger Str. 22, D-8000 München 80

RASTETTER, J., Prof. Dr. med.
Abt. für Hämatologie und Onkologie, I. Medizinische Klinik und Poli-
klinik der Technischen Universität München, Klinikum rechts der Isar,
Ismaninger Str. 22, D-8000 München 80

ROSSETTI, M., Prof. Dr. med.
Kantonsspital Liestal, CH-4410 Liestal

SCHATTENMANN, G., Dr. med.
Chirurgische Klinik und Poliklinik der Technischen Universität München,
Klinikum rechts der Isar, Ismaninger Str. 22, D-8000 München 80

SCHÜTZ, W., Prof. Dr. med.
Urologische Klinik und Poliklinik der Technischen Universität München,
Klinikum rechts der Isar, Ismaninger Str. 22, D-8000 München 80

SCHWEMMLE, K., Prof. Dr. med.
Abt. für Allgemeinchirurgie der Justus-Liebig-Universität, Klinikstr. 29,
D-6300 Gießen

SEUFERT, R.M., Priv.-Doz. Dr. med.
Abt. für Allgemein- und Abdominalchirurgie der Universität,
Theodor-Stern-Kai 7, D-6000 Frankfurt

SIEWERT, J.R., Prof. Dr. med.
Chirurgische Klinik und Poliklinik der Technischen Universität München,
Klinikum rechts der Isar, Ismaninger Str. 22, D-8000 München 80

SPANN, W., Prof. Dr. med.
Frauenlobstr. 7a, D-8000 München 2

TEMPEL, G., Prof. Dr. med.
Institut für Anästhesiologie der Technischen Universität München,
Klinikum rechts der Isar, Ismaninger Str. 22, D-8000 München 80

THEISINGER, W., Prof. Dr. med.
Chirurgische Klinik und Poliklinik der Technischen Universität München,
Klinikum rechts der Isar, Ismaninger Str. 22, D-8000 München 80

TILING, Th., Priv.-Doz. Dr. med.
Chirurgische Abteilung, Städt. Krankenhaus Köln-Merheim,
Ostmerheimerstr. 200, D-5000 Köln 91

ULTSCH, B., Prof. Dr. med.
Chirurgische Klinik und Poliklinik der Technischen Universität München,
Klinikum rechts der Isar, Ismaninger Str. 22, D-8000 München 80

WEISER, H.F., Dr. med.
Chirurgische Klinik und Poliklinik der Technischen Universität München,
Klinikum rechts der Isar, Ismaninger Str. 22, D-8000 München 80

WITTE, J., Prof. Dr. med.
Chirurgische Klinik, Zentralklinikum Augsburg, Stenglinstr. 1,
D-8900 Augsburg

ZÜHLKE, H., Priv.-Doz. Dr. med.
Chirurgische Klinik der FU Berlin, Klinikum Steglitz,
Hindenburgdamm 30, D-1000 Berlin 45

Vorwort

Unverändert stellt das „traumatisierte Abdomen" eine besondere Herausforderung im chirurgischen Alltag dar. Kein Chirurg kann sich dieser Aufgabe entziehen; in jeder chirurgischen Abteilung – gleich welcher Größenordnung – muß eine Basisversorgung möglich sein. Dabei sind die rasche sichere Diagnostik, die zielstrebige Indikationsstellung zur Operation und schließlich die operative Versorgung der intraabdominellen Verletzung für die Prognose des Bauchtraumas von gleichrangiger Bedeutung.

In allen 3 Bereichen haben sich in den letzten Jahren neue Gesichtspunkte ergeben und sind Fortschritte erzielt worden. Diese wiederzugeben, ist Ziel dieses Buches. Dabei ist besonderer Wert darauf gelegt worden, praktisch wichtige, sich den Autoren bewährt habende Regeln und Fakten mitzuteilen. Es war unser Ziel, aus der Praxis für die Praxis ein kleines Brevier des „traumatisierten Abdomens" zu erstellen.

Nicht zuletzt ist es uns ein Anliegen, darauf hinzuweisen, daß der erfahrene Bauchchirurg die besten Voraussetzungen mitbringt, das „traumatisierte Abdomen" sicher zu diagnostizieren und erfolgreich zu behandeln. Ein Chirurg, der tagtäglich unter elektiven Bedingungen mit intraabdominellen Organen souverän umgeht, kann dies auch im Falle traumabedingter Verletzungen. Die Betonung unseres Buchtitels muß deshalb auf Abdomen und nicht auf Trauma liegen.

Unser Dank gilt den Autoren und Mitarbeitern der Münchner und Hannoveraner Klinik, die sich der Aufgabe unterzogen haben, dieses Buch zu erstellen. Unser Dank gilt ferner dem Springer-Verlag für die rasche Erstellung und gute Ausstattung des Buches sowie Frau Dr. CHRISTINA BAUERNFEIND, die für die letzte redaktionelle Bearbeitung zuständig war.

München, im Februar 1986   Hannover, im Februar 1986

Professor Dr. J.R. SIEWERT   Professor Dr. R. PICHLMAYR

Inhaltsverzeichnis

Diagnostik des Bauchtraumas

1 Epidemiologie des Bauchtraumas

W. Spann, W. Eisenmenger und G. Beier

Zur Epidemiologie des Bauchtraumas schrieb 1805 der preußische Geheimrat Prof. J.D. Metzger in seinem *Kurzgefaßten System der gerichtlichen Arzneiwissenschaft*: „Die Verletzungen, denen der Bauch ausgesetzt ist, sind keine anderen, als die, welche auch an der Brust vorfallen, jedoch mit Modifikationen, welche auf die Verschiedenheit beider Theile und ihrer enthaltenen Eingeweide gegründet sind. Verletzungen der äußerlichen Theile schränken ihre Wirkungen selten auf diese allein ein, sondern sie wirken auch auf die inneren. Oft sind Verletzungen mehrerer Theile zugleich vorgefallen. Dies alles hat großen Einfluß auf die Beurtheilung der Lethalität der Bauchverletzungen".

Diese grundsätzlichen Feststellungen haben ihre Aktualität bis heute bewahrt. Dabei ist festzuhalten, daß trotz verschiedener Fragestellungen, die klinisch tätige Ärzte und forensische Pathologen im Zusammenhang mit einem Bauchtrauma bewegen, beide bezüglich Ursachen, Verletzungsmustern und deren Gefährlichkeit quoad vitam zu weitgehend deckungsgleichen, z. T. auch sich ergänzenden Erkenntnissen gekommen sind. Dank des enormen Fortschritts in der Diagnostik sind heute Fälle, bei denen eine Sektion vom vorbehandelnden Arzt nicht erkannte Traumen der Organe des Bauchraumes zutage fördert, extrem selten. Obduktionsbefunde bei Verletzten, die noch während der Diagnostik oder vor jeder diagnostischen Feststellung gestorben sind, können dem Kliniker zusätzlich wertvolle Erkenntnisse vermitteln. Von rechtsmedizinischer Seite aus ist man deswegen bemüht, Staatsanwaltschaften und Gerichte zu einer möglichst hohen Zahl von Obduktionsaufträgen nach tödlichen Traumen jedweder Art zu motivieren, leider mit sehr unterschiedlichem Erfolg. Allerdings hat auch die Zahl der Fälle, bei denen die Strafverfolgungsbehörde mit dem Verdacht auf ärztliches Fehlverhalten obduzieren läßt, zugenommen. Die Ergebnisse dieser Fälle müssen von der Klinik zur Kenntnis genommen werden, denn gerade hier ist zur Gefährlichkeit iatrogener Maßnahmen – wichtig z. B. bei der derzeitig hohen Frequenz endoskopischer Eingriffe im Bereich der

Bauchhöhle – ein wesentlicher Erkenntniszuwachs zu erwarten.

Durch die technische Entwicklung auf zahlreichen Gebieten haben sich die Ursachen für Bauchtraumen – es sei nur an Verkehr, Arbeitswelt und Waffentechnik gedacht – stark gewandelt. All die vielen Ursachen lassen sich jedoch auf 3 wesentliche Prinzipien zurückführen: die Einwirkung scharfer, spitzer oder stumpfer Gewalt bzw. Kombinationen dieser Möglichkeiten. Während eine ganze Generation deutscher Ärzte in 2 Weltkriegen sich überwiegend mit den Folgen spitzer und scharfer Gewalt, wozu eben auch Schüsse und Splitterverletzungen gerechnet werden, auseinanderzusetzen hatte und gleichzeitig die Letalität wesentlich durch die Entdeckung und Verfügbarkeit von Antibiotika beeinflußt wurde, ist die gegenwärtige Situation gekennzeichnet durch das Überwiegen stumpfer Bauchtraumen, v. a. als Folge von Verkehrsunfällen, und die Anwendung neuer diagnostischer Möglichkeiten wie Ultraschall, Computertomographie und Endoskopie. Therapeutisch sind insbesondere die Erfolge der Schockbekämpfung positiv hervorzuheben.

Die unterschiedlichen Formen der einwirkenden Gewalt bedingen in aller Regel auch unterschiedliche Verletzungen am Ort ihres direkten Kontaktes mit der Bauchwand. Während bei spitzer und scharfer Gewalt praktisch immer mit einer Verletzung der Bauchdecken, wenn auch wechselnder Tiefe, zu rechnen ist, führt stumpfe Gewalt nur bei extremer Intensität durch Quetschung oder Zerrung zu einer Durchtrennung der Bauchdecken, so z. B. bei Überrollungen im Straßenverkehr. Eine Besonderheit, die auf der Beschaffenheit der Bauchdecken und ihrer topographischen Beziehungen zum Skelett beruht, bedarf dabei der Erwähnung: das weitgehende Fehlen von sichtbaren Hämatomen am Ort der Gewalteinwirkung. So findet man immer wieder bei Sektionen schwere Verletzungen an Leber, Milz und am Peritoneum, ohne äußerlich erkennbares Hämatom. Gleiches gilt übrigens auch für die Rückseite des Rumpfes in Höhe der Bauchwand, so daß es für Sektionen nach tödlichen Verkehrsunfällen von Fußgängern geradezu typisch ist, die Rückenweichteile schichtweise zu präparieren, da schwerste Einblutungen in der Tiefe oft keinerlei Verfärbung an der Rückenhaut hervorrufen. Die Tatsache, daß bei Einwirkung stumpfer Gewalt die Bauchdecken nur extrem selten durchtrennt werden, hat übrigens dazu geführt, daß in der chirurgischen Literatur meist nicht zwischen offener und geschlossener Bauchverletzung, sondern zwischen offener und stumpfer Verletzung unterschieden wird. Dabei überwiegt die Zahl der stumpfen Bauchtraumen die der offenen Verletzungen deutlich [1, 3].

Offene Verletzungen sehen wir heute fast ausschließlich bei Messerstichen und bei Schußverletzungen, wobei suizidale Ursachen sehr selten sind, da die Verletzung der Bauchregion in der Laienvorstellung nicht mit dem Eintritt eines raschen und sicheren Todes verbunden ist. Schußverletzungen sind in der Regel gefährlicher als Stichverletzungen, bedingt durch das höhere Penetrationsvermögen der Projektile und damit die Wahrscheinlichkeit von Mehrfachverletzungen unterschiedlicher Organe der Bauchhöhle. Allerdings sahen wir auch ungewöhnlich tief penetrierende Stichverletzungen bei Verwendung von im Haushalt gebräuchlichen Messern, so z. B. eine tödliche Verletzung der rechten A. iliaca bei Stich durch die linke Gesäßhälfte mit Eindringen der Klinge ins kleine Becken neben dem Steißbein. Da sich der Verletzte während der Gewalteinwirkung oft in Bewegung befindet, sind durch Änderung der topographischen Beziehungen, z. B. bei starkem Bücken, auch Verletzungen an Organen der Bauchhöhle möglich, die bei aufrechter Haltung weit vom Ort der Bauchwandverletzung entfernt sind.

Eine eigene Gruppe von Verletzungen sind die iatrogenen Schädigungen. Die erhebliche Ausweitung endoskopischer Untersuchungen ist dafür wesentlich verantwortlich. Deshalb denkt man bei der Erwähnung solcher Verletzungen zunächst an solche im Magen-Darm-Trakt, da hier die Endoskopie qualitativ und quantitativ am weitesten fortgeschritten ist. Allerdings haben wir auch tödliche Trokarverletzungen bei bestimmten laparoskopischen Eingriffen gesehen, so eine Punktion der A. iliaca und eine tangentiale größere Durchtrennung der Kolonwand. Rektumperforationen nach Klistier sollen an dieser Stelle, auch wenn sie in der Regel nicht durch Ärzte verursacht werden, ebenfalls erwähnt werden; es handelt sich nach unserer Erfahrung dabei um eine der häufigsten lebensgefährlichen Verletzungen im Zusammenhang mit pflegerischen Maßnahmen.

Ursache stumpfer Bauchtraumen sind in erster Linie Verkehrsunfälle. Daneben kommen Stürze aus größerer Höhe oder auf prominente Gegenstände in Betracht. Stumpfe Bauchtraumen bei Sport- und Spielunfällen sowie bei Arbeitsunfällen sind eher selten und nur vereinzelt wird der Kliniker oder Rechtsmediziner einen Verletzten mit Bauchtrauma durch Faustschlag oder Fußtritt zu untersuchen haben. Gerade bei den weniger häufigen Ursachen wird allerdings bisweilen die Schwere der Organverletzungen unterschätzt. Während man z. B. noch beim Hufschlag eines Pferdes oder beim gefürchteten Sturz des Kindes auf die Lenkstange eines Rollers oder Fahrrads sofort an Verletzungen von Leber oder Milz denken wird, ist zu wenig bekannt, welche schweren Verletzungen dieser Organe bei Kollisionen oder Stürzen z. B. beim Skilaufen möglich sind. So sahen wir 2 Fälle von Verbluten in ärztlicher Obhut, wobei es im einen Fall bei der Kollision zweier Skifahrer zu einer Milzruptur kam, im anderen Fall bei einem Sturz zu einer Leberruptur und einem Abriß der rechten A. renalis. Und während üblicherweise beim sportlichen Boxen trotz schwerer stumpfer Gewalteinwirkung durch die Dämpfung der Handschuhe schwere Organverletzungen vermieden werden, können durch Schläge mit ungepolsterter Hand bei den heutigen sog. Kampfsportarten und besonders durch Tritte mit dem beschuhten Fuß schwerste Organrupturen hervorgerufen werden. So wurde jüngst in der rechtsmedizinischen Literatur über eine vollständige Längsspaltung der Leber durch Handkantenschlag berichtet. Wir selbst sahen eine vollständige quere Pankreasdurchtrennung durch Fußtritt und aus gleicher Ursache vollständige Abrisse von Darmschlingen vom Mesenterium ohne wesentliche Hämatombildung in der Bauchhaut.

Die größte Zahl von stumpfen Bauchtraumen wird, wie schon erwähnt, durch Verkehrsunfälle hervorgerufen. Um hier aus rechtsmedizinischer Sicht konkretere epidemiologische Daten zu erhalten, haben wir die Sektionsprotokolle des Jahres 1981 ausgewertet. Wir hatten unter 1 760 Sektion 461 Fälle mit Verletzungen der Bauchhöhle bei Verkehrs- und Arbeitsunfällen, wovon 413 Protokolle in die Auswertung einbezogen werden konnten.

Bei 142 Fällen, das entsprach 29% des Kollektivs, lagen Verletzungen eines oder mehrerer Bauchorgane vor. Im einzelnen handelte es sich um 130 Verkehrsunfälle, 6 Arbeitsunfälle und 6 Unfälle, die nicht eindeutig zuzuordnen waren.

In der Gruppe der Verkehrsunfälle waren 52 Pkw-Insassen betroffen, davon 42 Fahrer, 8 Beifahrer und 2 Personen mit ungeklärter Sitzposition. Ferner waren 46 Fußgänger, 17 Radfahrer und 15 Motorrad- oder Mofafahrer, unter denen wiederum 2 Beifahrer waren, tödlich verletzt worden. Der Anteil der Bauchverletzungen am gesamten traumatologischen Material (fast 30%) belegt die klinische Bedeutung dieser Verletzungen.

Im einzelnen fanden wir 88 Verletzungen der Leber, davon 25 so schwer, daß von einer Zertrümmerung gesprochen werden mußte, 65 Milzrupturen, davon 18 schwerste Zerreißungen, 35 Mesenterialeinrisse, 19 Ein- oder Abrisse des Magen-Darm-Traktes, wovon der Magen 2mal betroffen war, der Dünndarm 12mal und der Dickdarm 5mal, 17 Zwerchfellrupturen, 31 Rupturen einer oder beider Nieren, davon 5 Zertrümmerungen, 8 Verletzungen von Ureter, Harnblase oder inneren Genitalorganen und 1 Pankreasverletzung (Tabelle 1).

Diese Häufigkeitsverteilung zeigt sehr eindrucksvoll die zu erwartenden Verletzungen und das diagnostische und therapeutische Schwergewicht. Die parenchymatösen Organe des Oberbauches – Leber und Milz – sind sowohl von der Lage wie der Konsistenz her am meisten gefährdet. Offenbar ist weniger die Lokalisation als die Konsistenz das gefährdende Moment, wie das seltene Auftreten von Verletzungen des Magens und des Pankreas, die ja gleichfalls im Oberbauch liegen, zeigt. Es ist hervorzuheben, daß die Seltenheit von Pankreasverletzungen, die sich aus dieser Untersuchung für das Jahr 1981 ergibt, auch in anderen Jahren bestätigt werden konnte. Allerdings ist bei speziellen Formen der umschriebenen Gewalteinwirkung wie beim Sturz auf prominente Gegenstände oder bei den schon angeführten Fußtritten immer wieder eine isolierte, beinahe vollständige Durchtrennung dieses Organs festzustellen gewesen. Bemerkenswert erscheint auch die Häufigkeit von Verletzungen des Mesenteriums, die zu massiven Blutverlusten und sekundär zu einer anämischen oder hämorrhagischen Nekrose einer Darmschlinge führen können. Ebenso bemerkenswert erscheint uns die Zahl der Zwerchfellrupturen, wobei die Verlagerung des Magens in die linke Thoraxhälfte bei linksseitiger Diaphragmaruptur ein nicht seltener Befund ist, der in die Überlegungen zur notärztlichen Sofortdiagnostik und Therapie mit einbezogen werden sollte.

Tabelle 1. Verletzte Organe bei 142 Unfällen

	Insgesamt	Schwerste Verletzung	Isolierte Verletzung
Leber	88	25	35
Milz	65	18	18
Niere	31	5	1
Mesenterialeinrisse	35	–	11
Magen-Darm-Trakt	19		
Magen	2		1
Dünndarm	12		1
Dickdarm	5		1
Zwerchfell	17		1
Pankreas	1		
Urogenitalorgane (ohne Niere)	8		2

Isolierte Verletzungen fanden sich an der Leber 35mal, an der Milz 18mal, am Mesenterium 11mal, an den Nieren 1mal, an den übrigen Organen des Urogenitaltraktes 2mal und an Magen, Dünn- und Dickdarm und Zwerchfell je 1mal. Daraus ist zu schließen, daß speziell bei Verletzungen des Diaphragmas und auch der Nieren mit sehr hoher Wahrscheinlichkeit damit gerechnet werden muß, daß auch andere Organe der Bauchhöhle Verletzungen erlitten haben. Bei den kombinierten Verletzungen waren 38mal 2 Organe betroffen, 24mal 3 Organe, 7mal 4 Organe und 4mal 5 Organe und mehr.

Am häufigsten war dabei mit 21 Fällen die gemeinsame Verletzung von Leber und Milz. 11mal war zusätzlich die Niere betroffen und 4mal war die Kombination Leber und Milz mit einer Mesenterialverletzung kombiniert. Die Kombination einer Verletzung der Milz mit anderen Organen als der Leber fand sich demgegenüber relativ selten, nämlich 4mal, und zwar 3mal verbunden mit einer Verletzung der linken Niere und 1mal mit einer Darmverletzung.

An knöchernen Verletzungen durch ein stumpfes Bauchtrauma fanden wir bei den 142 Fällen immerhin 50mal eine Verletzung des knöchernen Beckens, davon 35mal Mehrfachbrüche, 11mal isolierte Schambein- oder Symphysenzerreißungen und 4mal isolierte Zerreißungen des Iliosakralgelenks. Brüche der Lendenwirbelsäule waren 7mal festzustellen. Wenn Verletzungen des Beckens oder der Lendenwirbelsäule festgestellt wurden, dann waren in der Regel auch Mehrfachverletzungen von Organen oder Bauchhöhle nachweisbar, wobei allerdings betont werden muß, daß Skelettverletzungen auch 10mal mit einer isolierten Leber-verletzung kombiniert waren.

Die vitale Bedeutung der Verletzungen im Abdominalbereich ließ sich aus der Überprüfung der Todesursachen nur bedingt erkennen. So wurde von den Obduzenten bei Polytrauma 66mal als Todesursache eine zentrale Lähmung bei schweren Hirnverletzungen genannt, 26mal ein Herzversagen bei Herzruptur oder Aortenabriß. Immerhin war in 35 Fällen ein hämorrhagischer Schock bzw. ein direktes Verbluten in die Bauchhöhle Todesursache. Darunter war auch ein Fall einer typischen zweizeitigen Milzruptur. Die Tatsache, daß nur einmal eine Peritonitis als Todesursache festgestellt wurde, hängt wohl in erster Linie mit dem hohen Standard der Bauchchirurgie zusammen.

Der erwähnte Fall der zweizeitigen Milzruptur gibt Veranlassung, auch die zweizeitige Leberruptur zu erwähnen. In unserem Obduktionsgut des letzten Jahrzehnts sind immerhin 2 besonders bemerkenswerte Fälle mit zweizeitiger Leberruptur gewesen, bei denen der Tod jeweils innerhalb von 1 Woche nach dem Trauma durch Verbluten eintrat, nachdem eine zentrale Blutung im Leberparenchym, die sich selbst tamponiert hatte, nach außen durchbrach und dann zum tödlichen Verbluten führte. In einem der Fälle war der Verletzte nach einem Verkehrsunfall in Norditalien auf eigenen Wunsch aus der stationären Behandlung entlassen worden, war mit dem Zug bis nach München gefahren und war dort zu Hause mehrere Tage bettlägerig. Als er zum Einkaufen ging, brach er plötzlich zusammen und starb noch vor dem Eintreffen des Notarztes.

In diesem Zusammenhang ist auch hervorzuheben, daß wir bei Polytraumatisierten trotz erheblicher Leberrupturen oft nur geringe Blutungen im freien Abdomen feststellen können. Als Erklärung dafür kommt wohl nur die spezielle Art der Blutversorgung der Leber in Betracht. Bekanntlich läuft ca. 70 % der Blutversorgung über die V. portae, die im Normfall einen Druck von nur 5–7 mm Hg (0,7–0,9 kPa) aufweist. Sobald beim Polytraumatisierten ein erheblicher Blutverlust an anderer Stelle erfolgt, ist mit einem weiteren Druckabfall in der V. portae zu rechnen, so daß, wenn kein größerer Ast der A. hepatica verletzt ist, die Blutung aus der Verletzungsstelle mit nur geringem Druck erfolgt. Für die Klinik besteht deshalb die Gefahr, daß bei Leberrupturen die Blutung nicht erkannt wird, da sie nicht massiv sein muß, sondern kontinuierlich und gering sein

kann. Diese Beobachtung darf nicht ohne Einfluß auf das therapeutische Vorgehen sein.

Verletzungen am rechten Leberlappen sind 6- bis 8mal häufiger als am linken. Relativ gut geschützt erscheint nach unseren Sektionserfahrungen die Gallenblase, die selbst bei schwersten Verletzungen der Leber mit Einbeziehung der Leberpforte intakt gefunden wurde. Ebenso sind Verletzungen der Gallenwege bei stumpfem Trauma relativ selten; wenn wir eine solche fanden, dann zumeist im Zusammenhang mit ärztlichen Maßnahmen, z. B. bei Tod an galliger Peritonitis als Folge einer Leberblindpunktion.

Auf eine spezielle Form der Leberverletzung sei noch besonders hingewiesen: Die Absicherung der Kapsel bzw. die Ruptur bei extrathorakaler Herzmassage. Es ist immer wieder ein tragischer Befund, wenn sich bei einer Obduktion 1–2 l Blut aus der Bauchhöhle entleeren und als Blutungsquelle eine Druckverletzung durch den rechten Rippenbogen an der Leber gefunden wird und damit die Erklärung, weshalb trotz zunächst erfolgreicher Reanimation der Tod eingetreten ist.

Eine Verletzung, die wir nicht selten speziell nach stumpfer Gewalt im Bereich des rechten Oberbauchs finden, ist die Blutung in das Mark der rechten Nebenniere, bisweilen auch ein Einriß der Rinde. Da eine solche Verletzung wegen der topographischen Beziehung praktisch immer mit Verletzungen der Leber und/oder der Niere verbunden ist, scheinen letztere das klinische Bild und die therapeutischen Maßnahmen so weitgehend zu bestimmen, daß eine solche Verletzung meist erst beim autoptischen Nachweis bekannt wird. Manche unklare Krisensituation in Intensivbehandlung findet dann erst eine Erklärung.

Die Verletzungen großer Gefäße des Bauchraumes haben wir schon bei der Einwirkung spitzer und scharfer Gewalt erwähnt. Nur selten finden wir Einrisse oder Zerreißungen bei stumpfer Gewalt, die dann entweder sehr intensiv gewesen sein muß (z.B. Überrollen durch einen Lkw oder sonstige schwere Quetschungen) oder arteriosklerotisch erheblich vorgeschädigte Gefäße betroffen hat. Sekundäre Wandschädigungen durch Knochensplitter nach Becken- oder Lendenwirbelbrüchen müssen allerdings immer ins Kalkül gezogen werden. Am ehesten scheinen Gefäßverletzungen bei stumpfem Bauchtrauma dann zu entstehen, wenn es zu einer starken Knickung der Lendenwirbelsäule nach hinten kommt.

Abschließend sollen noch die Pfählungsverletzungen Erwähnung finden, die zu Verletzungen der sonst gut geschützten Organe des kleinen Bekkens führen können. Verkehrsunfälle als Ursache sind hier eher selten, der Sturz auf prominente Gegenstände ist dagegen die Regel. In der rechtsmedizinischen Literatur findet sich darüber hinaus eine beträchtliche Zahl kasuistischer Darstellungen, wonach Verletzungen in diesem Bereich durch ungewöhnliche sexuelle Praktiken hervorgerufen wurden. Ansonsten scheint speziell bei Arbeitsunfällen in der Landwirtschaft [2] eine Pfählungsverletzung häufiger vorzukommen. Aufgrund der engen topographischen Beziehungen der Organe des kleinen Beckens zueinander kommt es in der Regel bei Pfählungen zu Verletzungen mehrerer Organe, wobei die verschiedensten Kombinationen möglich sind.

Literatur

1. Belgerden S, Emre A, Batur E, Demirkol K (1982) Stumpfe Bauchverletzungen. Retrospektive anhand von 697 Fällen. Zentralbl Chir 107:843–846
2. Fischer H, Spann W (1967) Pathologie des Trauma. Bergmann, München (dort auch zahlreiche Literaturnachweise)
3. Röding H (1982) Epidemiologie, Diagnostik, Therapie und Prognose von Bauchverletzungen. Zentralbl Chir 107:833–842

2 Anästhesiologische und klinische Erstversorgung

G. TEMPEL und S. JELEN-ESSELBORN

Einleitung

Alle operativen Eingriffe und viele diagnostische Maßnahmen werden bei Patienten mit abdominellen Traumen in Allgemeinanästhesie durchgeführt. Die Einleitung und Aufrechterhaltung der eigentlichen Anästhesie, d. h. die Ausschaltung des Bewußtseins, die Analgesie, die neurovegetative Dämpfung und die Muskelrelaxation geschehen mit Medikamenten, die auch andere Vitalfunktionen beeinträchtigen. Das Risiko, das für den Patienten damit verbunden ist, wird bei elektiven Eingriffen durch eine gründliche Vorbereitung minimiert. Traumatisierte Patienten geraten häufig sehr schnell in einen Zustand manifester oder drohender Vitalgefährdung. Diagnostik und operative Eingriffe müssen dann unter Zeitdruck erfolgen. In dieser Situation tritt die eigentliche anästhesiologische Problematik – die Steuerung der Narkose – angesichts der Probleme, die durch das Trauma selbst entstehen, in den Hintergrund. Innerhalb kurzer Frist kann sich ein bedrohliches Krankheitsbild entwickeln. Das traumatisierte Abdomen ist in diesen Fällen Ursache einer Entwicklung, die bis zum multiplen Organversagen führen kann. Es stellt sich daher zunächst die Aufgabe, den aktuellen Zustand des Patienten so exakt wie möglich zu erfassen. Dafür stehen zu diesem Zeitpunkt die klinische Untersuchung, Angaben zum bisherigen Verlauf und wenige Meßdaten zur Verfügung.

Kreislauf

Das zentrale Problem in der Versorgung von Patienten mit traumatisiertem Adomen stellt die Kreislaufinsuffizienz dar. In der Frühphase äußert sie sich in Form einer Tachykardie. Im weiteren Verlauf kommt es zu Blutdruckabfall, Kreislaufzentralisation und Oligurie sowie in Abhängigkeit von Schwere und Dauer des Verlaufs zu weiteren Organinsuffizienzen und Stoffwechselentglei-

sungen. In der Regel wird dieser Zustand verursacht durch eine Kombination von Hypovolämie und peripherer Kreislaufinsuffizienz, wobei zu Anfang die Hypovolämie hauptsächlich bei Patienten mit Verletzungen parenchymatöser Organe im Vordergrund steht. Im weiteren Verlauf gewinnt, insbesondere bei Patienten mit Ruptur abdomineller Hohlorgane, die periphere, wahrscheinlich durch Endotoxine verursachte Kreislaufinsuffizienz zunehmend an Bedeutung [5]. Demzufolge besteht die Therapie zunächst in der Zufuhr von Flüssigkeit, wobei sowohl Elektrolytlösungen als auch Blut und Blutderivate entsprechend dem Verlust an Körperflüssigkeit infundiert werden sollen. Die Flüssigkeitszufuhr wird durch folgende Parameter kontrolliert: Blutdruck, Pulsfrequenz, zentraler Venendruck, periphere Durchblutung und Urinausscheidung. Die Körperkerntemperatur sollte in regelmäßigen Abständen kontrolliert werden, nicht zuletzt auch, um eine Hypothermie rechtzeitig zu erkennen. Im weiteren Verlauf wird unter Beachtung des Blutbildes, der Serum- und Urinelektrolytkonzentrationen, der Blutgasanalyse und der harnpflichtigen Substanzen im Serum eine individuelle, sowohl den Korrektur- als auch den Erhaltungsbedarf berücksichtigende Flüssigkeits- und Elektrolytzufuhr und eine Substitution von Blut und Blutderivaten vorgenommen. Der Gesamtflüssigkeitsbedarf kann dabei nur durch wiederholte Kontrollen des klinischen Zustandsbildes und entsprechender Laborparameter ermittelt werden.

In vielen Fällen gelingt es jedoch nicht, durch Volumenzufuhr allein eine Stabilisierung der Kreislaufverhältnisse herbeizuführen und damit einen für die wichtigsten Organfunktionen ausreichenden Perfusionsdruck aufrecht zu erhalten, so daß dann zusätzlich Katecholamine verabreicht werden müssen. Die Katecholamine sollten dabei differenziert angewendet werden; differenziert heißt hierbei, hinsichtlich Auswahl und Dosierung der Medikamente probatorisch vorzugehen.

Die Manipulation der zentralen Kreislaufgrößen führt bei vorwiegend peripherer Kreislaufinsuffizienz häufig nicht zum gewünschten Erfolg. Konsequenterweise müßte eine gezielte Beeinflussung der Teilkreisläufe vorgenommen werden, wie das z.T. heute schon mit Dopamin geschehen kann. Die Bedeutung dieses Aspekts ergibt sich aus der Beobachtung, daß einzelne Gefäßgebiete offensichtlich ganz unterschiedlich auf verschiedene Noxen reagieren und somit einer differenzierten Therapie bedürfen.

Bei der Diagnostik der Kreislaufinsuffizienz sind nach wie vor die relativ leicht zugänglichen Daten, wie Blutdruck, Pulsfrequenz, zentraler Venendruck, Hautdurchblutung und Urinausscheidung, von überragender Bedeutung. Im weiteren Verlauf der Behandlung können in Einzelfällen zusätzliche Informationen über zentrale Kreislaufgrößen durch die Applikation eines Swan-Ganz-Katheters erhalten werden [6]. Während der Erstversorgung hat diese diagnostische Maßnahme jedoch kaum Bedeutung.

Atmung

Hämorrhagisch-traumatisch und bakteriotoxisch verursachte Schockzustände führen in einem hohen Prozentsatz der Fälle, auch bei bis dahin Lungengesunden, und zwar in unterschiedlichen Zeitabständen von Beginn des akuten Ereignisses an zu einer mehr oder minder schweren respiratorischen Insuffizienz mit den röntgenologischen Zeichen einer Schocklunge. Diese pulmonale Manifestation eines primär extrapulmonalen Geschehens zählt nach wie vor zu den schwerwiegenden Komplikationen in der Behandlung traumatisierter Patienten und belastet die Letalität immer noch erheblich. Für dieses Krankheitsbild wurden im Laufe der Jahre eine Unzahl von synonym zu verwendenden Begriffen geprägt [1]. In dieser nomenklatorischen Unsicherheit drücken sich die lückenhaften Kenntnisse hinsichtlich relevanter ätiologischer und pathogenetischer Faktoren aus, deren Berücksichtigung jedoch eine notwendige Voraussetzung für eine kausale zielgerichtete Therapie ist. Unzweifelhaft sind Schwere und Dauer des vorangegangenen Schockereignisses Hauptfaktoren für die Entstehung und den Verlauf der akuten posttraumatischen respiratorischen Insuffizienz. Diese manifestiert sich pathologisch-anatomisch und röntgenologisch meist schon in der Frühphase der Erkrankung als ein pulmonales interstitielles Ödem, also eine pulmonale Hyperhydratation. Daraus lassen sich – neben der frühzeitigen Indikationsstellung zur apparativen Beatmung – zwei weitere therapeutische Ansätze zur Behandlung der posttraumatischen respiratorischen Insuffizienz ableiten: die rasche Stabilisierung der Kreislaufverhältnisse und die Beachtung und Beherrschung des pulmonalen Hyperhydratationszustands durch entsprechende Steuerung der Infusionstherapie [7].

Gerinnung

Störungen der Hämostase und der Fibrinolyse nach Trauma und Schock sind seit Jahren Gegenstand ausgedehnter Untersuchungen. Sie werden in der Literatur häufig mit den Begriffen Verbrauchskoagulopathie bzw. disseminierte intravasale Gerinnung beschrieben. Durch die Verabreichung von Heparin in hohen Dosierungen glaubte man, die entsprechende Therapie für diese Art der Gerinnungsstörung gefunden zu haben. Allerdings sind schon sehr bald Zweifel an diesem Konzept aufgekommen. In unserem Institut wurde bei traumatisierten Patienten das Verhalten folgender Faktoren geprüft: Quick-Wert, partielle Thromboplastinzeit, Thrombinzeit, Fibrinogen, Thrombozytenzahl, Antithrombin III, Fibrinspaltprodukte, Antiplasmin und Plasminogen. Diese Untersuchungen zeigen, daß zum Zeitpunkt der Aufnahme und während der Erstversorgung eine aktivierte Gerinnung und eine gesteigerte Fibrinolyse vorliegen. Sie normalisieren sich jedoch nach Blutstillung und erfolgreicher Schockbehandlung regelmäßig innerhalb von Stunden ohne weitere medikamentöse Maßnahmen [4]. Das Vollbild einer Verbrauchskoagulopathie mit vermehrter Blutungsneigung wurde zu keinem Zeitpunkt gesehen. Die entscheidende Behandlung in der unmittelbaren posttraumatischen Phase ist die Blutstillung und die gezielte rasche Schockbehandlung. Bei notwendig werdenden Massentransfusionen ist eine frühzeitige Transfusion von tiefgefrorenem Frischplasma und – wenn möglich – von sog. Warmblut wichtig, um den Verlust von Gerinnungsfaktoren und Thrombozyten zu substituieren. Eine Heparinisierung stellt bei dieser Indikation nicht nur die wiederhergestellte Gerinnungsfähigkeit des Blutes in Frage, sondern bringt die Gefahr u. U. lebensbedrohlicher Blutungen mit sich.

Das Gerinnungssystem gehört zu den schnell reagierenden Vitalfunktionssystemen des Organismus. Es erscheint deshalb auch von daher nicht gerechtfertigt, in ein solches System mit dem Mittel einer schematisierten Behandlung – Heparinisierung – eingreifen zu wollen.

Die übrigen Organfunktionsstörungen, die in der Regel bei traumatisierten Patienten gefunden werden, wie Niereninsuffizienz, Magen-Darm-Atonie, Leberinsuffizienz und weitere Stoffwechselstörungen, sind ebenfalls Folgen der Hypovolämie und Minderperfusion, zu denen sich die respiratorisch bedingte Hypoxie addiert. Die periphere Hypoxie unterhält und verstärkt selbstverständlich auch die Kreislaufinsuffizienz und die Entstehung der Schocklunge selbst.

Klinische Erstversorgung

Der traumatisierte Patient befindet sich stets in einem Zustand manifester oder drohender Vitalgefährdung. Er bedarf deshalb von Anfang an einer lückenlosen intensiven Überwachung und Behandlung. Dabei ist die rasche Stabilisierung der Kreislaufverhältnisse sowie die adäquate Oxygenierung und CO_2-Elimination für den weiteren Verlauf von entscheidender Bedeutung. Medikamentöse Maßnahmen sind – von Sedativa, Hypnotika und Analgetika abgesehen – im Rahmen der Erstbehandlung traumatisierter Patienten von eher untergeordneter Bedeutung. Bei jedem Verdacht auf ein intraabdominelles Trauma sollte man nach der Orientierung über die Gesamtverletzung eine kurze neurologische Untersuchung durchführen und eine Beurteilung von Atem- und Kreislauffunktion vornehmen. Danach sind zunächst mehrere großlumige periphervenöse Verweilkanülen und ein zentralvenöser Katheter zu plazieren, um ggf. eine massive Infusions- und Transfusionstherapie vornehmen und den Venendruck kontrollieren zu können. Tachykardie und Oligurie sind Frühsymptome einer Kreislaufinsuffizienz, die bei noch stabilem Blutdruck einer besonderen Beachtung bedürfen. Bei offensichtlichem Volumenmangelschock kann die Bereitstellung gruppengleicher Blutkonserven nicht immer abgewartet werden; vielmehr soll in diesen Fällen neben der Infusion von Elektrolytlösungen und Eiweißpräparaten auch die Transfusion von Erythrozytenkonzentraten der Blutgruppe 0, Rh negativ durchgeführt

werden. Bei solchen Patienten muß auch frühzeitig gerinnungsaktives Plasma – „fresh-frozen-plasma" – transfundiert werden, um die durch Blutverlust und Volumensubstitution entstandene Verdünnungskoagulopathie auszugleichen. Im weiteren Verlauf kann bei Massentransfusion auch die Zufuhr von Thrombozyten, am geeignetsten in Form von „Warmblut", erforderlich werden.

Bei klinischem oder laborchemischem Hinweis auf eine respiratorische Insuffizienz, des weiteren bei starken Schmerzen und vor schmerzhaften diagnostischen Maßnahmen sollte der Patient nach Gabe von Sedativa und Analgetika intubiert und beatmet werden. Nur durch diese Maßnahme kann eine ausreichende Oxygenierung und CO_2-Elimination auch nach hohen Dosen stark wirksamer Analgetika sichergestellt werden. Die Intubation und Beatmung ist zur Operation ohnehin unumgänglich. Jeder traumatisierte Patient ist als nicht nüchtern anzusehen, da die Magenentleerung mit Eintritt des Traumas verzögert geschieht oder gar sistiert. Oft lassen sich nach Tagen noch verbliebene Speisereste aus dem Magen absaugen. Erst nach der Intubation ist auch die stets drohende Gefahr der Aspiration gebannt. Es empfiehlt sich, vor der endotrachealen Intubation eine Magensonde einzulegen und den Magen zu entleeren. Doch auch diese Maßnahme bietet keinen sicheren Schutz vor einer Aspiration.

Im weiteren Behandlungsverlauf sind in regelmäßigen Abständen die korrekte Tubuslage und die adäquate Belüftung beider Lungen zu kontrollieren. Oberbauchtraumen gehen häufig mit Thoraxkontusionen und Rippenfrakturen einher. Bei einem hohen Prozentsatz dieser Patienten entwickelt sich unter der Beatmung ein Pneumothorax mit den bekannten Folgekomplikationen. Die Beatmung traumatisierter Patienten sollte immer mit hohen Sauerstoffanteilen im Einatmungsgemisch begonnen werden. Die Gefahr der Hypoxie darf wegen der fraglichen, jedoch eher unwahrscheinlichen toxischen Wirkung hoher inspiratorischer Sauerstoffkonzentrationen nicht in Kauf genommen werden. Zur adäquaten Ventilation sind in der Regel deutlich über dem entsprechenden Normwert liegende Atemminutenvolumina erforderlich. Die Korrektur der Ventilationsgrößen und die der Sauerstoffzufuhr geschieht im weiteren Behandlungsverlauf anhand der Ergebnisse der Blutgasanalysen. Durch dieses Vorgehen wird in den meisten Fällen eine ausreichende Oxygenierung und die Unterdrückung des Atemantriebs des Patienten gewährleistet.

Zur quantitativen und qualitativen Kontrolle der Urinausscheidung ist es notwendig, schon sehr frühzeitig einen Blasenkatheter zu legen. Damit lassen sich auch Verletzungen der ableitenden Harnwege erkennen. Eine Diurese von mindestens 50 ml/h ist anzustreben. Bei einer Oligurie muß zunächst versucht werden, diese durch Normalisierung des intravasalen Volumens und durch Kreislaufstabilisierung zu durchbrechen. Diuretika jeglicher Art sollen frühestens dann eingesetzt werden, wenn nach Kreislaufstabilisierung und ausreichender Oxygenierung die Diurese nicht in Gang kommt.

Ein Minimallaborprogramm ist bei jedem Abdominalverletzten angezeigt und sollte sofort bei Klinikaufnahme durchgeführt werden. Dazu gehören mindestens die Bestimmung der Blutgruppe, Bereitstellung von Blutkonserven, Ermittlung von Blutbild, Serum- und Urinelektrolytkonzentrationen, Blutgasanalyse, Bestimmung von Kreatinin und Harnstoff im Serum sowie der Gerinnungsparameter. Der eigentliche Wert der Laboruntersuchungen liegt – wie der der anderen Befunde auch – in wiederholten Kontrollen und Verlaufsbeobachtungen, die exakt und lückenlos dokumentiert werden müssen.

Jede weitere medikamentöse Therapie orientiert sich an der jeweiligen aktuellen Situation des Patienten. Bei der Dosierung ist besonders zu berücksichtigen ein vermindertes Blutvolumen, verminderte Serumeiweißkonzentration, Veränderung des pH-Wertes des Blutes und Einschränkungen der Nieren- und Leberfunktion sowie eine Verminderung der Stoffwechselrate bei starker Sedierung und Hypothermie. In all diesen Fällen ist eine deutliche Reduktion der sonst üblichen Medikamentendosierung notwendig.

Die eigentliche Anästhesie kann mit Barbituraten oder Sedativa eingeleitet werden. Ein gewisser negativ inotroper Effekt und die gefäßdilatierende Wirkung der Hypnotika muß gerade beim traumatisierten Patienten berücksichtigt werden. Das häufig zur Narkoseeinleitung im Schock empfohlene Ketamin hat wohl eine stimulierende Wirkung auf das sympathikoadrenale System; Blutdruck und Pulsfrequenz, allerdings auch pulmonaler Gefäßwiderstand und O_2-Verbrauch steigen unter Ketamin an, desgleichen nimmt die bronchiale Sekretion zu. Das ist natürlich in vielen Fällen von entscheidendem Nachteil. Als Adjuvans der Kombinationsanästhesie haben sich seit eh und je Opiate und Opioide bewährt. Myokard- und Gefäßmuskulatur werden durch ihre Applikation

kaum beeinträchtigt. Allerdings führen diese Präparate in der erforderlichen Dosierung zu einer Atemdepression. Diese Nebenwirkung ist jedoch ohne Bedeutung, da die Patienten meist von Beginn an bis weit in die postoperative Phase hinein beatmet werden. Falls eine Intubation des traumatisierten Patienten ohne Relaxation nicht möglich ist, sollte diese nach der Gabe von Succinylcholin durchgeführt werden. Selbstverständlich muß dabei die Hauptnebenwirkung des Succinylcholins, die Kaliumfreisetzung beachtet werden. Bei traumatisierten Patienten liegt allerdings zum Zeitpunkt der Erstversorgung meist eine Hypokaliämie vor. Zur Aufrechterhaltung und Weiterführung der Narkose sollten der guten Steuerbarkeit wegen Inhalationsanästhetika Verwendung finden. Die unterschiedliche myokarddepressive Wirkung und die periphere Vasodilatation sind dabei zu berücksichtigen.

Für die Narkoseeinleitung und Narkoseunterhaltung stehen dem Anästhesisten also eine Reihe von injizier- und inhalierbaren Medikamenten zur Verfügung. Die Auswahl und Anwendung erfolgt dabei weniger aufgrund prinzipieller Unterschiede der einzelnen Substanzen, sondern vielmehr infolge eigener Erfahrungen, die jeweils in unterschiedlichen klinischen Situationen gewonnen wurden. Die anästhesiologische Versorgung traumatisierter Patienten ist also immer Sache des erfahrenen Anästhesisten.

Die Indikation zur Gabe von Sympathikomimetika wurde schon besprochen. Bei anhaltenden Zuständen schwerer Kreislaufzentralisation, die auch nach der Volumenzufuhr im Sinne einer Dysregulation weiter bestehen bleiben, ist die Indikation für Sympathikolytika gegeben. Präoperative Temperaturerhöhung bis auf über 39 °C sollte mit Antipyretika, ggf. zusätzlich mit physikalischen Maßnahmen behandelt werden. Der Nutzen einer perioperativen Antibiotikaprophylaxe ist noch nicht zweifelsfrei geklärt [3]. Zur Zeit wird jedoch diese Art der Antibiotikabehandlung vielerorts als sinnvoll angesehen. Ebenfalls noch nicht ausreichend gsichert ist der Nachweis einer Wirkung von Glukokortikoiden bei drohender oder manifester Schocklunge [2]. Aufgrund der Vorstellung, daß die einzelnen Phasen der Schocklunge dem stadienhaften Ablauf einer Entzündung vergleichbar sind, ist jedoch die Applikation stark wirkender Antiphlogistika, wie sie in den Kortikoiden zur Verfügung stehen, gerechtfertigt. Weitere Medikamente müssen streng individuell indiziert sein.

Das Ziel der Erstversorgung in der Klinik ist es, die Situation des Patienten rasch so weit zu stabilisieren, daß auch eine ausgedehntere Diagnostik ohne weitere Gefährdung möglich wird. Die Diagnostik muß allerdings in manchen Fällen zugunsten einer sofortigen Operation unterbrochen werden. Dies ist immer dann der Fall, wenn nach einer angemessenen Zeit unter einer entsprechenden Therapie die Kreislaufstabilisierung nicht gelingt.

Bei abdominellen Traumen kann nur durch die erfolgreiche operative Sanierung des Abdomens der schon angesprochene, gefährliche Circulus vitiosus unterbrochen werden. Der Anästhesist ist in dieser Phase der Erkrankung für die Intensivbehandlung verantwortlich. Er sieht in der Regel als einer der ersten den Patienten bei der Aufnahme in die Klinik und begleitet ihn während der anschließenden Diagnostik und der operativen Therapie, die in den zahlreichen Fällen, in denen es sich um Polytraumen handelt, von mehreren operativen Fächern durchgeführt wird. Der Anästhesist wahrt damit die Kontinuität in der Erstbehandlung polytraumatisierter Patienten.

Literatur

1. Bergmann H (1975) Die Prophylaxe der Beatmungslunge – Einführungsreferat. In: Rügheimer E (Hrsg) Kongreßbericht, Jahrestagung der Deutschen Gesellschaft für Anaesthesie und Wiederbelebung 1974. Perimed, Erlangen, S 419
2. Grabner W (1975) Zur Schockbehandlung mit Kortikoiden. Klinikarzt 4:215
3. Hirsch HA (1984) Was ist gesichert, was ist fraglich in der perioperativen Antibiotika-Prophylaxe? In: Eckart J (Hrsg) Kritische Bewertung aktueller Therapiemaßnahmen in der Intensivtherapie. Karger, München, S 401
4. Hundelshausen B von, Tempel G, Jelen S, Stemberger A, Fritsche HM (1981) Untersuchungen zur Blutgerinnung und Fibrinolyse im unmittelbaren posttraumatischen Verlauf. In: Tempel G (Hrsg) Anaesthesiologische Aspekte der Traumatologie. Schattauer, Stuttgart New York, S 201
5. Ramadori G, Hopf U (1979) Die klinische Bedeutung von Endotoxin. Inn Med 6:99
6. Swan HJC, Ganz W (1975) Use of balloon flotation catheters in critically ill patients. Surg Clin North Am 55:501
7. Tempel G, Schmid T-O, Hundelshausen B von (1981) Hydratationszustand der Lunge und Lungenfunktion. In: Tempel G (Hrsg) Anaesthesiologische Aspekte der Traumatologie. Schattauer, Stuttgart New York, S 115

3 Anamnese und klinische Erstuntersuchung offener und geschlossener Abdominalverletzungen

G. Gubernatis und L. Lehr

Ein abdominelles Trauma kann einen Patienten in einen lebensbedrohlichen Zustand versetzen und gleichzeitig erhebliche diagnostische Schwierigkeiten bereiten. Für eine optimale Versorgung sind daher rasche diagnostische Abläufe zeitgleich mit ersten therapeutischen Maßnahmen nötig, die einfach und zuverlässig allerorts reproduzierbar sein müssen.

Dabei kommt v. a. dem klinischen Gesamteindruck ein entscheidender diagnostischer und indikatorischer Stellenwert in der schnellen Einschätzung gestörter Vitalfunktionen wie Ateminsuffizienz und/oder Schock zu. Die erste notfallmäßige klinische Untersuchung des Abdomens mit Inspektion, Palpation und Schmerzlokalisation hat dagegen weniger Bedeutung. Sie wird erst durch spätere planmäßige Wiederholung und die damit ermöglichte Verlaufsbeurteilung zu einem wertvollen Indiz.

Für das praktische Vorgehen ist v. a. das Erkennen der Prioritäten und damit in der Regel die Beantwortung folgender 4 Fragen wichtig:
1. Ist der Patient unmittelbar vital bedroht?
2. Welche diagnostischen Schritte sind zur Abklärung der Situation sofort erforderlich?
3. Muß der Patient umgehend laparotomiert werden?
4. Muß der Patient weiter stationär überwacht werden?

Ist der Patient unmittelbar vital bedroht?

Die diesbezügliche Klärung besteht in der Feststellung, ob
- eine Ateminsuffizienz,
- ein Schock oder
- eine Bewußtlosigkeit

besteht, was zunächst rein prinzipiell, unabhängig von der eigentlichen abdominellen Situation zu erfolgen hat. Im positiven Fall sind unmittelbar die geeigneten therapeutischen Maßnahmen (z. B. Intubation und Beatmung, Schockbehandlung) zu ergreifen.

Welche diagnostischen Schritte sind zur Abklärung der Situation sofort erforderlich?

Diese Akutdiagnostik wird zunächst davon bestimmt, ob nach klinischer Einschätzung eine
- unmittelbare Vitalgefährdung,
- akute Gefährdung,
- fragliche Gefährdung im weiteren Verlauf

vorliegt.

Besteht die *Vitalgefährdung* in einer Ateminsuffizienz, so ist die erste diagnostische Maßnahme eine Bildwandlerdurchleuchtung des Thorax (Pneumothorax, Hämatothorax) noch im Schockraum. Besteht zusätzlich oder allein ein Blutungsschock, so ist sofort eine sonographische Untersuchung des Abdomens oder eine Peritoneallavage vorzunehmen. Beide Schritte haben absolute Priorität auch vor der Abklärung der Ursache z. B. einer Bewußtlosigkeit durch kraniale Computertomographie zum Nachweis einer intrakraniellen Blutung. Keine für ein rasches und ggf. lebensrettendes Handeln verwertbaren Informationen sind in einer solchen Situation von einer ausführlichen Erhebung der Anamnese (falls überhaupt möglich) oder einer subtilen klinischen Untersuchung des Abdomens zu erhoffen. Dasselbe ist der Fall, wenn eine Bewußtlosigkeit ohne Schockzustand vorliegt. Hier darf man sich z. B. von der Schilderung eines relativ geringen Traumas durch Unfallmitbeteiligte oder dem Fehlen von Prellmarken, Krepitation im Rippenbogenbereich etc. nicht täuschen lassen. Auch hier sollte großzügig die Indikation zur Peritoneallavage gestellt werden. Diese ist zu bevorzugen, weil in solchen Fällen stets mit einer längerdauernden, v. a. computertomographischen Diagnostik im Hinblick auf intrakranielle Blutungsquellen mit ggf. sofort anschließender neurochirurgischer Operation gerechnet werden muß, während der eine sonographische Untersuchung dann nicht mehr möglich ist. Der liegengelassene Katheter der Peritoneallavage dagegen kann auch unter diesen Bedingungen fortlaufend zur Diagnostik dienen.

Tabelle 1. Abdominelle Ursachen verschiedener Gefährdungsstufen bei Trauma

		Vitale Gefährdung	Akute Gefährdung	Fragliche oder spätere Gefährdung
I.	Blutung	Schwere Blutung, z. B. durch Leberruptur, Milzruptur, Mesenterialgefäßabriß	Mittelgradige oder leichte intra- oder retroperitoneale Blutung, z. B. Mesenterialgefäßabriß, Nierenruptur	Geringe Blutung intra- oder retroperitonealer Organkapseleinrisse; 1. Phase einer zweizeitigen Leber- oder Milzruptur
II.	Perforation	–	Freie Perforation, Darm und Pankreas[a]	Gedeckte Perforation, z. B. retroperitoneale Duodenalruptur, Pankreasruptur
III.	Zwerchfellverletzung	–	Ruptur[a]	Ruptur

[a] Symptome oft wie bei fraglicher oder späterer Gefährdung; können beim Polytraumatisierten larviert sein

Liegt eine Vitalbedrohung nicht vor, ist als nächste Frage zu klären, ob der Patient *akut gefährdet* ist. Eine akute Gefährdung besteht bei Hinweis auf eine Blutung oder bei Vorliegen einer Schuß- und Stichverletzung der Bauchregion. Auch hier spielt der einfache klinische Untersuchungsbefund des Abdomens, obwohl natürlich unverzichtbar, meist keine entscheidende Rolle, außer bei eindeutigen Befunden, wie z. B. Prolaps von Darmschlingen, Entleerung von Darminhalt durch abdominelle Wunden etc. So kann der Nachweis bzw. Ausschluß einer intraabdominellen Blutungsquelle nur durch wiederholte sonographische Untersuchung oder durch wiederholte Peritoneallavage über den liegengelassenen Katheter erfolgen, niemals aber durch die noch immer mancherorts geübte Messung des Bauchumfangs, weil so selbst stärkste Blutungen dem Nachweis entgehen können [4].

Ähnlich trägt auch bei Schußverletzungen die klinische Untersuchung des Bauches und der Bauchdecken bzw. des Schußkanals etc. wenig Entscheidendes bei, da die diagnostische Laparotomie meist indiziert ist. Dagegen bestehen über das Verhalten bei Stichverletzungen sehr unterschiedliche Meinungen (s. Kap. 22).

Liegt weder ein vital noch akut bedrohlich erscheinender Zustand vor, ist der Frage nachzugehen, ob im *weiteren Verlauf* eine *Gefährdung* des Patienten eintreten könnte. Hier nun kommt die Erhebung der Anamnese und die eingehende klinische Untersuchung zu ihrem Recht. So läßt sich oft aus dem Unfallmechanismus auf typische Verletzungen schließen (z. B. Pankreasruptur oder retroperitoneale Duodenalruptur beim Lenkstangentrauma), oder das Vorhandensein von Risikofaktoren läßt gravierendere Folgen auch nach Bagatelltraumen erwarten (z. B. Mesenterial- oder Darmwandhämatom bei Antikoagulanzientherapie). Andere anamnestische Angaben können z. B. die Art der Diagnostik beeinflussen: So wird bei abdominell voroperierten Patienten die Sonographie zu bevorzugen sein, weil bei der Peritoneallavage als Folge möglicher Verwachsungen die erhöhte Gefahr einer Darmverletzung besteht und auch nicht darauf vertraut werden darf, daß sich z. B. aus einer Milzverletzung stammendes Blut bis zu dem im Unterbauch liegenden Lavagekatheter ausbreiten kann. Im Rahmen der klinischen Untersuchung des Bauches schließlich wird eine Krepitation im Bereich des Rippenbogens als Hinweis auf Rippenfrakturen und damit auf ein hier erlittenes erhebliches Trauma zu werten sein, so daß auch bei primär negativem Sonogramm oder negativer Lavage dies Anlaß zu einer sorgfältigen Verlaufsbeobachtung sein muß, um nicht von der sekundären Organruptur mit Massenblutung (infolge eines Leber- oder Milzhämatoms) überrascht zu werden.

Schließlich muß die *Wertigkeit von Begleitverletzungen* für die Gesamtsituation abgeschätzt werden. So kann bei Wirbel- oder Beckenfrakturen wegen des kaum abschätzbaren, oft mehrere Liter betragenden Blutverlusts in die Weichteile eine u. U. gleichzeitig vorliegende intraabdominelle Blutung leicht übersehen werden. Eine Peritoneallavage zur Differentialdiagnose kann in solchen Fällen aber in die Irre führen. Meist ist sie schwach positiv und indiziert so eine vielleicht unnötige Laparotomie, die sogar lebensbedrohlich werden kann, wenn es bei akzidenteller intraoperativer Eröffnung des retroperitonealen Hämatoms zur

Tabelle 2. Fragestellung an die einzelnen Maßnahmen der Anamnese und der klinischen Untersuchung des Abdomens, sowie Wertigkeit in Abhängigkeit von der jeweiligen Gesamtgefährdung

Fragestellung		Wertigkeit der Untersuchungen		
		Vitale Gefährdung	Akute Gefährdung	Fragliche Gefährdung im weiteren Verlauf
Anamnese	Spontanschmerz	+	+	+ +
	Unfallhergang	+	+	+ +
	Vorerkrankung	Ø	Ø	+ +
	Voroperation	Ø	Ø	+ +
Inspektion	Perforierte Verletzung	+ +	+ +	+ +
	Prellmarken:			
	Ausdehnung, Lokalisation	+	+	+ +
	Urin, Hämaturie	Ø	+	+ +
	Transanale Blutung	Ø	Ø	+
Palpation	Abwehrspannung	+ ?	+ +	+ +
	Schmerz	+	+	+ +
	Resistenz	Ø	Ø	+
	Rektale Untersuchung	Ø	Ø	+ +
Perkussion		Ø	Ø	Ø
Auskultation	Atonie	Ø	Ø	+
Bauchumfangsmessung		Generell beim Trauma wertlos		
Sonographie	Freie Flüssigkeit	+ +	+ +	+ +
	intraparenchym./sub-kaps. Organläsionen	+	+ +	+ +
Lavage	Freie Flüssigkeit	+ +	+ +	+ +
	Amylase	Ø	+	+ +
Blutchemie	Hb, Hk, Leuko, Transaminasen, Amylase	Øª	+	+ +
Thoraxröntgen	Thoraxbegleitverletzung,	+ +	+ +	+ +
	freie Luft,	Ø	+	+ +
	Zwerchfellverletzung	+	+	+ +
Abdomenröntgen	leer	Ø	+	+ +
	Gastrografin	Ø	Ø	+ +

Nota bene: Bei vitaler Gefährdung dürfen alle apparativen Untersuchungen nur bei erheblicher Unsicherheit der klinischen Diagnose und wenn die Untersuchung ohne nennenswerten Zeitverlust möglich ist, durchgeführt werden

[a] Werte nicht in notwendiger Zeit verfügbar

unstillbaren Blutung aus den spongiösen Knochenfragmenten kommt. Auch kann das retroperitoneale Hämatom beim Legen des Lavagekatheters angestochen werden, und erst diese iatrogen gesetzte Blutung macht die Laparotomie tatsächlich nötig. Gerade beim im Körperstammbereich polytraumatisierten Patienten ist deshalb die Durchführung einer zumindest orientierenden Ultraschalluntersuchung des Abdomens sinnvoll, da die genannten Komplikationen hier nicht auftreten können.

Niemals dürfen multiple oder besonders schwere, die Aufmerksamkeit auf sich ziehende Extremitätenverletzungen den Blick für die Gesamtsituation verstellen. Sie sind vielmehr als Indiz für ein besonders schweres Trauma zu werten, bei dem es darauf ankommt, durch Analyse von Stärke, Art und Richtung der einwirkenden Kräfte die Wahrscheinlichkeit einer intraabdominellen Verletzung abzuschätzen.

Einen kurzen Überblick, wie sehr ein- und dieselbe Ursache mehr oder weniger abhängig vom Zufall und von lokalen Gegebenheiten einmal eine vital bedrohliche, das andere Mal aber nur eine fragliche Gefährdung darstellt, gibt Tabelle 1.

Einen Versuch, die adäquaten diagnostischen Maßnahmen je nach klinischer Einschätzung der Dringlichkeit tabellarisch aufzulisten, stellt Tabelle 2 dar. Es muß allerdings ausdrücklich betont werden, daß niemals alle Aspekte, z. B. eines schweren Polytraumas, schematisch charakterisierbar sind, sondern stets auch noch spezielle individuelle Gegebenheiten berücksichtigt werden müssen.

Muß der Patient umgehend laparatomiert werden?

Die sofortige Laparotomie zur *Blutstillung* ist nötig, wenn bei nachgewiesener intraabdomineller Blutansammlung trotz adäquater Volumenzufuhr ein nicht kompensierbarer Schockzustand besteht. Unmittelbar zur Revision der Bauchhöhle entschließen muß man sich auch bei *Pfählungs- und Schußverletzungen* des Abdomens. Zu beachten ist dabei, daß die verletzten Organe nicht in der gedachten Verbindungslinie zwischen Ein- und Ausschuß bzw. Projektilsitz zu liegen brauchen, sondern durch die Ablenkung des Projektils an Grenzflächen sowie durch die Verschieblichkeit intraabdomineller Organe Verletzungen auch scheinbar entfernt vom Schußkanal vorkommen können. Im unteren Thorax- bzw. im Oberbauchbereich ist stets an die Möglichkeit der Zweihöhlenverletzung zu denken. So kann z. B. bei zu tiefem Zielen auf das Herz in suizidaler Absicht das Geschoß folgende Organe durchschlagen: vordere Thoraxwand, Herzspitze tangential, Zwerchfell, Magen und/oder linke Kolonflexur, Pankreas und/oder Milz, ggf. Zwerchfell und hintere Thoraxwand [5]. Dabei wird leicht vergessen, an die Möglichkeit intraabdomineller Mitverletzungen von linker Kolonflexur und Magen zu denken.

Sehr unterschiedlich sind die Meinungen bezüglich der Indikation zur Laparotomie bei *Stichverletzungen*. Einerseits wird über gute Ergebnisse aus Kliniken berichtet, die die Indikation zur Laparo-

tomie vom tatsächlichen Nachweis einer Eröffnung der Bauchhöhle, also einer Perforation des Peritoneum parietale abhängig machen. Dies kann (selten) röntgenologisch durch Instillation von Kontrastmittel in den Stichkanal erfolgen, wobei sich dann das Kontrastmittel entweder diffus zwischen den Darmschlingen oder – etwa bei Flanken- oder Rückenstichen – direkt im Darmlumen verteilen kann, oder es wird eine lokale Revision des Stichkanals durchgeführt [2]. Man muß sich aber bei einem solchen Vorgehen bewußt sein, daß durch die Verschiebung der Bauchdeckenschichten eine falsche Sicherheit vorgetäuscht werden kann. Deshalb fordern manche Autoren bei allen Stichverletzungen im Bauchbereich grundsätzlich eine Laparotomie [6]. Angesichts der relativen Seltenheit von Messerstichverletzungen im europäischen Krankengut neigen auch wir zu letzterer Ansicht. Andererseits gibt es Kliniken, die bei einem Krankengut von mehreren Tausend solcher Verletzter über wesentlich größere Erfahrungen verfügen und ausgehend von der Tatsache, daß in etwa 30 % selbst der perforierenden Bauchdeckenstiche keine intraabdominelle Verletzung erfolgt, empfehlen, die Indikation zur Laparotomie ausschließlich von einer klinischen Verlaufsbeobachtung oder einer positiven Bauchlavage abhängig zu machen [1] (s. Kap. 22).

Eine lückenlose intensive Verlaufsbeobachtung ist allerdings die unabdingbare Voraussetzung für die nichtoperative Therapie bei Stichverletzungen.

Eine relativ dringliche Operationsindikation stellen Zwerchfellrupturen mit intrathorakaler Verlagerung abdomineller Organe dar, z. B. auf der linken Seite von Magen, Milz und Kolon. Abgesehen von begleitenden Blutungen oder Organverletzungen durch Ruptur, die u. U. versorgt werden müssen, sowie der Gefahr einer Inkarzeration oder Strangulation mit späteren Gefahren läßt sich der Bruchinhalt im frischen Stadium von abdominell her leicht reponieren und der Zwerchfellriß meist ebenso leicht primär vernähen. Vor der iatrogenen Verletzung intrathorakal dislozierter Bauchorgane durch Punktion oder Drainage eines begleitenden Hämatothorax schützt am ehesten ein Vorgehen, bei dem die Thoraxdrainageschläuche stets ohne Trokar und erst nach orientierender digitaler Austastung der Pleurahöhle in der Umgebung der Eröffnungsstelle vorgeschoben werden. Steht genügend Zeit zur Verfügung, ist vorher die eingehende Differentialdiagnostik einer basalen Thoraxverschattung durch Sonographie und Gastrografinpassage sinnvoll.

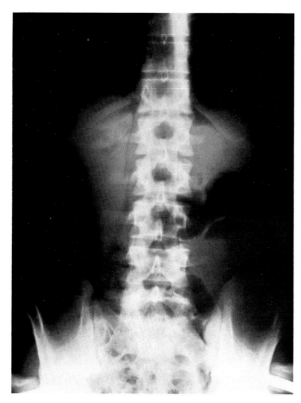

Abb. 1. 19jähriger Patient 2 h nach stumpfcm Bauchtrauma (Kniestoß beim Fußballspiel) mit Luftansammlung retroperitoneal. Operative Diagnose: retroperitoneale Duodenalruptur

Während sich der Verdacht auf eine Zwerchfellruptur meist mehr oder weniger zufällig aus dem sowieso routinemäßig angefertigten Thoraxröntgen ergibt, besteht für die Früherkennung einer Perforation des Magen-Darm-Trakts infolge Wandruptur durch stumpfes Bauchtrauma eine gewisse diagnostische Lücke. Vor allem eine retroperitoneale Luftansammlung kann sowohl durch Sonographie als auch Peritoneallavage dem Nachweis entgehen, so daß auf die einfache Abdomenleeraufnahme (Abb. 1) nicht gänzlich verzichtet werden sollte. Für eine Ausschlußdiagnose gedeckter Verletzungen ist allerdings eine Röntgenuntersuchung mit Kontrastmittel (Gastrografin) nötig.

Muß der Patient weiter stationär überwacht werden?

Für diese verantwortungsvolle Entscheidung spielen die Anamnese, die Analyse des Unfallhergangs

und der klinische Untersuchungsbefund – Inspektion, Palpation, Schmerzanalyse – oft die größte Rolle. Einen vollständigen „Fragenkatalog" für alle Situationen aufstellen zu wollen, ist unmöglich. Verschiedenste Aspekte können von Wichtigkeit sein, so etwa das Vorliegen einer Splenomegalie infolge einer hämatologischen Systemerkrankung mit dem erhöhten Risiko einer zweizeitigen Milzruptur oder einer Gerinnungsstörung mit der erhöhten Gefahr z. B. eines Darmwandhämatoms schon bei einem Bagatelltrauma, das zwar nicht unmittelbar als Blutverlust, aber später als Ursache eines Obstruktionsileus relevant wird. Andererseits kann auch schon die Schwere des Traumas (Überrolltwerden, Sturz aus großer Höhe) allein eine sorgfältige stationäre Beobachtung rechtfertigen. Dasselbe gilt, wenn die Inspektion (bei Stichverletzung stets auch des Rückens wegen der Möglichkeit einer Kolonperforation) Prellmarken oder Gurtstrangulationszeichen besonders über den parenchymatösen Organen zeigt oder wenn dort palpatorisch oder röntgenologisch dislozierte Rippeneinzel- oder -serienfrakturen nachweisbar sind. Schließlich wird man auch alle Patienten, bei denen eine Peritoneallavage oder eine lokale Revision eines Stichkanals vorgenommen wurde, wegen der bekannten Fehlermöglichkeiten dieser Verfahren mindestens 3–5 Tage stationär überwachen wollen.

Natürlich nur unter streng stationären Bedingungen darf die konservative Behandlung der Milzruptur bei Kindern durchgeführt werden, die heute zweifelsfrei ihre Indikation hat [3, 7]. In der Regel wird dabei eine zweiwöchige Beobachtungszeit ausreichen. Der Sinn der stationären Beobachtung besteht vor allem in der Möglichkeit zur nach Stunden bis Tagen wiederholten eingehenden klinischen Untersuchung, jetzt unter Berücksichtigung der Bauchdeckenspannung, die beim bewußtlosen Patienten mit Schädel-Hirn-Trauma oft nicht verwertbar ist, der Peristaltik, die allerdings durch retroperitoneale Hämatome oder Querschnittslähmung verfälscht sein kann, sowie aller anderer bekannter Hinweise auf die Entwicklung eines akuten Abdomens. Zu seinem Vollbild darf es allerdings unter dem ebenfalls wiederholt notwendigen Einsatz apparativ-technischer Diagnosemöglichkeiten wie Sonographie, Röntgen und Computertomographie nicht kommen.

Die Intervalle der Kontrolluntersuchungen sind von der Dynamik der drohenden Komplikationen, z. B. einerseits der zu befürchtenden starken Blutung, andererseits der langamen Pseudozystenentwicklung, abhängig zu machen. Der Untersucher sollte möglichst immer derselbe sein und die Befunde nach einem vorgegebenen Schema auf einem speziellen Protokollbogen dokumentieren.

Man muß sich allerdings stets bewußt sein, daß eine zweizeitige Milz- oder Leberruptur oder die Ausbildung einer Pankreaspseudozyste nach Pankreasruptur viel später eintreten können als die einem zwischenzeitlich beschwerdefreien Patienten zumutbare Beobachtungszeit ist, die in der Regel nur einige wenige Tage wird betragen können.

Wertigkeit der Erstuntersuchungsmaßnahmen

Hinsichtlich der diagnostischen und therapeutischen Wertigkeit der im Rahmen von Anamnese und klinischer Erstuntersuchung durchzuführenden Maßnahmen kann zusammengefaßt folgendes festgestellt werden:

Indikation zur Sofortlaparotomie

Klinische Untersuchungsbefunde, die Signalcharakter haben hinsichtlich einer akuten Bedrohung und eine Indikation zur Sofortlaparotomie ableiten lassen, sind:
- massiv gespanntes Abdomen mit Abwehrspannung und Druckschmerz,
- nicht beherrschbarer hypovolämischer Schock bei extraabdominal ausgeschlossener oder unwahrscheinlicher Blutung,
- perforierende Bauchwandverletzung.

Indikation zu weiterführender Diagnostik

Die Indikation zur Weiterführung der Diagnostik mit speziellen Untersuchungsmethoden, z. B. bildgebenden Verfahren, ist immer dann gegeben, wenn
- unklare, nicht vital bedrohliche oder schwer einzuordnende klinische Befunde erhoben werden,
- bei blander klinischer Befundung pathologische, nicht klinische Untersuchungsergebnisse (z. B. Blutchemie) nachgewiesen werden,
- Unsicherheiten bezüglich einer negativen Befundung bei nicht selbst durchgeführter Laparotomie bestehen. Bei Aufnahme von Patienten mit auswärts durchgeführter Mini- oder Probe-

laparotomie oder Lavagekatheter ist an die Möglichkeit einer falsch-negativen Befundung zu denken.

Diagnostische Maßnahmen ohne oder von geringer Relevanz

Folgende Maßnahmen sind für die Beurteilung eines traumatisierten Abdomens unbedeutend, da sie weder bei Vorhandensein zu einer Operationsindikation führen noch bei Fehlen gegen eine Operationsindikation sprechen:
- Perkussion und Auskultation des Abdomens,
- Bauchumfangsmessung.

Folgende Kriterien sind für die Beurteilung von untergeordneter Bedeutung, da sie nur im positiven Fall bzw. bei pathologischer Ausprägung verwertbar sind:
- Prellmarken,
- Bewertung der frühen posttraumatischen Hämoglobinbestimmung,
- Bewertung der frühen posttraumatischen Kreislaufparameter, insbesondere des Schockindex, da er auch bei Patienten mit schwerem Schock wegen des über lange Zeit bei kompensiertem Kreislauf im Normbereich liegen kann.

Literatur

1. Chapman Lee W, Uddo SF, Nauce FC (1984) Surgical judgement in the management of abdominal stab wounds. Ann Surg 5:549–553
2. Feliciano DV, Bitondo CG, Steed G, Mattox KL, Busch SM, Jordan GL (1984) 500 open taps or lavages in patients with abdominal stab wounds. Presented at the 36th Annual Meeting of the Southwestern Surgical Congress, Honolulu, Hawaii, April 21–28, 1984
3. Grantzow R, Holzschneider AM (1984) Nichtoperative Therapie der Milzruptur. Symposion orthotope und heterotope Milzerhaltung, 21./22. September 1984, Frankfurt/Main
4. Kern E, Klaue P (1975) Diagnose und Operationsindikation beim stumpfen Bauchtrauma. Dtsch Med Wochenschr 100:660–664
5. Nolte WJ, Borst H-G (1970) Suicidale Zweihöhlenverletzung. Chirurg 41:521–522
6. Pichlmayr R, Grotelüschen B. Springer, Berlin Heidelberg New York (1978) Bauchtrauma. In: Chirurgische Therapie. S 556–558
7. Zucker K, Browns K, Rossmann D, Hemingway D, Saik R (1984) Nonoperative management of splenic trauma. Arch Surg 119:400

4 Peritoneallavage

J. Witte und E. Pratschke

Diagnostisches Ziel beim stumpfen Bauchtrauma ist der Ausschluß intra- sowie retroperitonealer Verletzungen. Die diagnostischen Maßnahmen müssen gerade beim polytraumatisierten Patienten rasch, schonend und aussagekräftig sein [27]. An diesen drei Kriterien sind alle diagnostischen Verfahren, auch die komplizierten apparativen zu messen. Massive intraperitoneale Blutungen müssen dringlich operativ versorgt werden, unnötige Laparotomien können dagegen gerade beim Polytrauma eine erhebliche zusätzliche Belastung darstellen und die Behandlung anderer Unfallfolgen (Thoraxtrauma, Schädel-Hirn-Verletzungen) verzögern.

Die zentrale Rolle der diagnostischen Peritoneallavage beim stumpfen Bauchtrauma, insbesondere bei polytraumatisierten Patienten, wird durch das Schema in Abb. 1 dargestellt. Die Bauchhöhlenpunktion und Lavage ist seit ihrer Einführung durch Root et al. [21] zu einer uner-

läßlichen Untersuchung geworden, weil sie die Forderung nach einer raschen, schonenden und aussagekräftigen Diagnostik beim stumpfen Bauchtrauma erfüllt.

Indikation

Der initiale Einsatz einer diagnostischen Peritoneallavage ist bei folgenden Verletzungsmustern indiziert:
- stumpfes Bauchtrauma,
- Bewußtseinstrübung (Schädel-Hirn-Trauma, Alkoholabusus mit Begleitverletzungen ohne sicheren Ausschluß eines stumpfen Bauchtraumas),
- polytraumatisierter Patient mit unklarem abdominellem Befund,
- Rippenbogenrandfrakturen.

Diesen Indikationen stehen folgende Kontraindikationen gegenüber:
- eine klinisch eindeutige massive intraperitoneale Blutung bzw. andere Abdominalverletzung,
- multiple vorausgegangene Laparotomien [27],
- eine Schwangerschaft.

Technik

Material

Neben einem sterilen Abdecktuch, sterilen Handschuhen, ggf. Lokalanästhesie wird ein feines Skalpell zur Implantation eines Peritoneallavagekatheters aus Polyäthylen benötigt; der Katheter ist mit einem Mandrin geschient und zeigt seitlich zahlreiche Löcher. Bewährt haben sich die steril verpackten, zum einmaligen Verbrauch angebotenen Peritoneallavagekatheter vom Typ Baxter[1] oder Vygon[2].

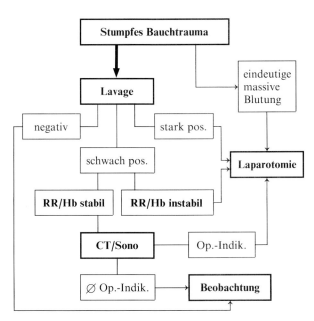

Abb. 1. Diagnostisches Vorgehen beim stumpfen Bauchtrauma. (Modifiziert nach [18])

---

[1] Laboratori Don Baxter, SpA. Trieste (Italien).
[2] Vygon, F-95440 Ecouen (Frankreich).

Punktion und peritoneale Lavage

Die Harnblase wird katheterisiert und das Haut-
areal unterhalb des Bauchnabels rasiert, desinfiziert und steril abgedeckt.

2–3 cm unterhalb des Nabels wird (beim wachen
Patienten in Lokalanästhesie) eine etwa 0,5 cm
lange Hautstichinzision durchgeführt und der Katheter, dessen Mandrin vorn als Stilett geschliffen
ist, durch die Linea alba sowie das Peritoneum
vorsichtig intraperitoneal plaziert, wobei beim
Durchtritt durch das Peritoneum ein leichter Wi-
derstand gespürt wird. Der Mandrin wird sofort
um einige Zentimeter zurückgezogen, und der jetzt
flexible Katheter kann unter gleichzeitiger Retrak-
tion des Mandrins schräg in den Douglas-Raum
vorgeschoben werden. Der Katheter wird an der
Hauteintrittsstelle fixiert und ein einfaches Infusionsbesteck angeschlossen. Bei einer Unterbauch-
laparotomienarbe kann mit der Einstichstelle nach
rechts oder links pararektal ausgewichen werden.
Jetzt müssen über das Infusionsbesteck 500 ml (bei
Kindern) bzw. 1 000 ml (bei Erwachsenen) Ringer-
Lösung rasch einlaufen.

Die leere Infusionsflasche wird danach auf den
Boden gestellt, um über eine einfache Heberdrai-
nage etwa 80–90 % der Spülflüssigkeit wieder ablaufen zu lassen.

Ergebnis – Beurteilung der Peritoneallavage

Da bereits 8 Blutstropfen genügen, um den Inhalt
einer 1 000-ml-Ringer-Infusionsflasche schwach
rosa zu färben [27], ist die Evaluierung des Spüler-
gebnisses durch einen einfachen Test wichtig. Für
die Erfassung bzw. den Ausschluß eines Hämoperitoneums hat sich der von Olsen et al. [18] beschriebene „qualitativ-kolometrische Test" bewährt, mit dem 3 Befunde unterschieden werden
können:

a) Stark positiv: Die Spülflüssigkeit ist so stark
   blutig verfärbt, daß Druckschrift durch den In-
   fusionsschlauch nicht mehr gelesen werden
   kann.
b) Schwach positiv: Durch die hellrot bis rosa ver-
   färbte Flüssigkeit können Druckschriftbuchsta-
   ben gerade noch gelesen werden.
c) Negativ: Druckschrift ist durch völlig klare
   Spülflüssigkeit gut leserlich.

Zusätzliche Befunde können bei selteneren Verletzungen darin bestehen, daß z. B. über eine bereits liegende Thoraxdrainage abfließende Spül-

flüssigkeit für eine Zwerchfellruptur spricht. Ist
eine Fehlpunktion der Harnblase mit Sicherheit
ausgeschlossen, so zeigt über den Blasenkatheter
ablaufende Spülflüssigkeit eine Blasenverletzung
an [16]. Verschiedene amerikanische Autoren [3,
4, 6] steuern die Operationsindikation durch die
Anzahl der Erythrozyten in der Spülflüssigkeit;
werden in der zurückfließenden Spülflüssigkeit weniger als 100 000 Erythrozyten/mm^3 gezählt, besteht keine Operationsindikation. In diesen Fällen
soll eine regelmäßige Wiederholung der Lavage
etwa alle 4 h oder bei Veränderungen des klinischen Bildes vorgenommen werden.

Eine trübe Spülflüssigkeit stellt immer eine Indikation zur Laparotomie dar, da sie für eine Eröffnung des Gastrointestinaltrakts spricht [16]. Eine
peritoneale Leukozytose über 10 000 mm^3 ist für
viszerale Verletzungen pathognomonisch, besonders wenn die Lavage erst mehrere Stunden nach
dem Unfall erfolgt (Literatur bei [5]).

In allen Fällen, bei denen die Lavage nicht zur
sofortigen Laparotomie führt, sollte die Spülflüssigkeit im Labor auf Leukozyten, Bakterien, Amylase und Fasern im Segment untersucht werden [16, 18, 27], um Dünndarmrupturen und Pankreasläsionen (Amylasewerte über 200 mU/ml
Spülflüssigkeit) erfassen zu können.

Fehlerquellen

Bei der Applikation des Peritoneallavagekatheters
kann freie Luft in das Abdomen gelangen, die eine
Interpretation später radiologisch nachgewiesener
Luftsicheln nicht mehr erlaubt. Es sollte darum
bei Patienten mit isoliertem stumpfem Bauchtrauma möglichst vor Anlage einer Peritoneallavage eine Abdomenübersicht im Stehen durchgeführt werden; beim polytraumatisierten Patienten
wird diese Forderung in der Praxis meist nicht rea-
lisierbar sein.

Zur Vermeidung von Fehlpunktionen einer gefüllten Harnblase sollte diese unmittelbar vor der
Peritoneallavage durch Dauerkatheter entleert
werden.

Beim Einführen des Peritoneallavagekatheters
muß sichergestellt sein, daß der gesamte perforierte Anteil des Katheters in die freie Bauchhöhle
geschoben wird, um das Einfließen von Spülflüssigkeit in die Bauchwand zu vermeiden, da eine
eventuelle Blutbeimischung aus der Inzisions-
wunde zu einem falsch-positiven Ergebnis führt.

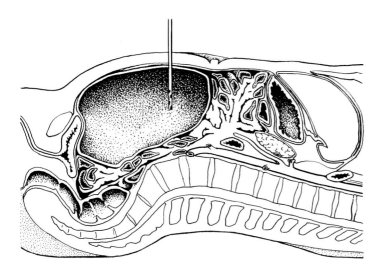

Abb. 2. Falsch-positive Peritoneallavage. Direkte Punktion eines ausgedehnten Retroperitonealhämatoms bei Beckenfraktur. (Nach [17])

Ausgedehnte Beckenfrakturen mit ausgedehnten retroperitonealen Hämatomen können bei direkter Punktion ebenfalls zu falsch-positivem Peritoneallavageergebnis führen (Abb. 2).

Andererseits können ausgedehnte Zwerchfellrupturen mit Verlagerung verletzter Intraabdominalorgane gelegentlich zu einem falsch-negativen Ergebnis führen (Abb. 3).

Ein schwerer Fehler ist die Spülung mit zu kleinen Flüssigkeitsmengen, vergleichbar mit der einfachen Punktion ohne Lavage, für die Fehlerquoten bis zu 80 % angegeben werden [16].

Grenzen der Peritoneallavage

Den genannten Vorteilen der Peritoneallavage sind methodisch bedingte Grenzen gesetzt bei retroperitonealen Duodenalverletzungen sowie subkapsulären Leber- und Milzhämatomen [9, 16, 25, 29]. Pankreasverletzungen lassen sich erst über den laborchemischen Nachweis von Amylase in der Spülflüssigkeit erfassen; allerdings werden frische Pankreasverletzungen auch sonographisch nur schwer bis gar nicht erfaßt [13] und sind am besten durch die Computertomographie zu diagnostizieren [7].

Für Verletzungen der Hohlorgane behalten Abdomenübersichtsaufnahme bei intraperitoneal freier Luft bzw. Gastrografinschluck (retroperitoneale Duodenalruptur) unverändert ihren Wert, da diese Verletzungen im Rahmen der Sofortdiagnostik weder für bildgebende Verfahren noch durch die Peritoneallavage zu erfassen sind.

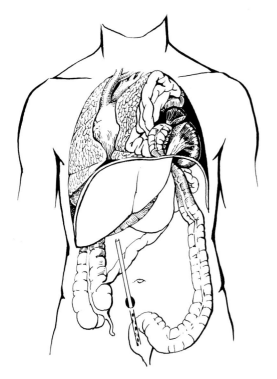

Abb. 3. Falsch-negative Peritoneallavage. Intrathorakale Milzblutung bei Zwerchfellruptur. (Nach [17])

Verletzungen von Intraperitonealorganen (Kolon, Rektum) oder großer Gefäße (Beckenstrombahn) sind meist durch technische Fehler beim Einführen des Katheters (deshalb sofortiges Zurückziehen des Mandrins nach Passieren des Peritoneums!) bedingt und können ebenfalls falschnegative bzw. falsch-positive Befunde hervorrufen.

Tabelle 1. Ergebnisse der diagnostischen Peritoneallavage wegen Verdachtes auf stumpfes Bauchtrauma (Literaturübersicht und eigenes Krankengut, n = 335, 1. 1. 1978–31. 12. 1983)

Autor	Unter-suchte Patienten (n)	Methode	Korrekte Inter-pretation [%]	Falsch-positiv [%]	Falsch-negativ [%]	Kommentar
Alyono et al. [1]	1884	Geschlossen	98,4	0	3,4	4,7% (n = 87) Korrekte Inter-pretation durch wiederholte Lavage
Belgerden et al. [2]	268	Offen	91,4	7,8	0,7	Nur Kinder untersucht
Brotman et al. [3]	2172	Offen	97,6	2,3	0,3	Falsch-negative Lavage kann durch Belassen des Katheters mit wieder-holten Spülungen vermieden werden
Cox u. Dunham [4]	?	Offen	?	1978:21,6 1979: 4,7 1980: 4,0 1981: 2,0	?	1978: Offene mediane Lavage (von 266 Laparotomien 21,6% unnötig 1981: 2,0% falsch-positiv nach offener linksparaumbilikaler Lavage
Du Priest et al. [6]	135	Offen	95,5	4,5	∅	135 Patienten (Kinder und Erwachsene) in Folge
Klaue [16]	455	Geschlossen	99,3	0,4	0,2	Zusammenstellung über Ursachen falscher Ergebnisse
Pachter u. Hofstetter [19]	105 105	Offen Geschlossen	98,1 91,4	1,9 8,6	∅ ∅	Einzige randomisierte Studie: Keine Komplikationen bei offener, aber 5,7% bei geschlossener Lavage
Scheele u. Wagner [22]	830	Geschlossen	Bei positiver Lavage:98,0 bei negativer Lavage:99,5	2,0 (d. pos. Lavage)	0,5 (d. neg. Lavage)	2,8% Komplikationen durch Fehlpunktion
Schriefers u. Gerometta [23]	3492	Offen/ Geschlossen	98,6	0,7	0,7	Sammelstatistik 0,5% Komplikationen durch Punktionen
Eigenes Krankengut 1.1.78–31.12.83	335	Geschlossen	97,6	1,2	1,2	Komplikationen durch Fehl-punktionen in 1,2% der Fälle

Eigenes Krankengut

Im Zeitraum vom 1. 1. 1978–31. 12. 1983 wurde an der Chirurgischen Klinik und Poliklinik der Universität München im Klinikum Großhadern bei 335 Patienten eine diagnostische Peritonealla-vage wegen Verdachts auf ein stumpfes Bauch-trauma durchgeführt. Bei der überwiegenden Mehrheit der Patienten (n = 323) erfolgte die Peri-toneallavage im Rahmen der Sofortdiagnostik bei polytraumatisierten Patienten, nur 12 Patienten wurden wegen eines isolierten stumpfen Bauch-

traumas gespült (Tabelle 1). Eine korrekte Inter-pretation der Ergebnisse gelang in 97,6% der Fälle (n = 327). Falsch-positive (n = 4) bzw. falsch-nega-tive (n = 4) Beurteilungen fanden sich in jeweils 1,2%. Falsch-positive Ergebnisse waren Folge von anpunktierten, ausgedehnten retroperitonealen Hämatomen bei Beckenfrakturen ohne Blut in der freien Bauchhöhle (n = 2), Fehlpunktion eines pe-ripheren Mesenterialasts bei sonst fehlender intra-peritonealer Blutung (n = 1) sowie eines blutenden Serosaeinrisses (n = 1), der zur Laparotomieindi-kation führte. Die falsch-negativen Ergebnisse waren durch falsche Katheterlage in der Bauchwand bei ausgeprägt adipösen Patienten (n = 1) sowie Punktion von Hohlorganen, Kolon, Rektum (n = 3) verursacht. Falsch-negative Peritoneallavageergebnisse sind somit in unserem Krankengut wesentlich verantwortlich für die Komplikationsrate von 1,2 % (Punktion von Kolon, Rektum, Mesenterialgefäß) und waren immer auf technische Fehler beim Einlegen des Peritoneallavagekatheters zurückzuführen.

Diskussion

Zur sofortigen Erfassung vital bedrohlicher intraperitonealer Blutungen wird weitgehend die diagnostische Peritoneallavage propagiert, wobei amerikanische Autoren für eine Verbesserung der Ergebnisinterpretation durch Einsatz der offenen Lavage („Minilaparotomie") plädieren. Cox u. Dunham [4] berichten, daß die falsch-positiven Ergebnisse nach offener Lavage durch Modifikation des Zugangs von median nach links paraumbilikal auf 2 % gesunken sind. Pachter u. Hofstetter [19] haben aufgrund der Ergebnisse ihrer randomisierten Studie die geschlossene Peritoneallavage zugunsten der offenen verlassen, da sie nach offener Lavage keine, bei geschlossener jedoch 5,7 % Komplikationen beobachteten. Im deutschsprachigen Raum wird trotz dieser Angaben die geschlossene Lavage bevorzugt [5, 12, 16, 17, 21, 22]. Nur Belgerden et al. [2] plädiert bei Kindern für den Einsatz der offenen Peritoneallavage, gibt jedoch bei diesem Vorgehen 7,8 % falsch-positive Ergebnisse an. Eine Vielzahl von Autoren spricht sich in jüngerer Zeit für den primären Einsatz alternativer diagnostischer Verfahren unter Verzicht auf die Peritoneallavage aus. Von den invasiven Methoden kann die Angiographie [28] bei negativer Lavage sinnvoll eingesetzt werden, insbesondere wenn eine Indikation zur Embolisierung stark blutender Gefäße, z. B. bei Beckenfrakturen vorliegt [16]. Die vereinzelt propagierte Notfallaparoskopie bei stumpfen Bauchtraumen [10, 14, 30] wird ihren Stellenwert bei schwierigen Fällen behalten. Sie sollte jedoch keinesfalls an erster Stelle in der Notfalldiagnostik stehen, sondern Fällen mit schwach-positiver Lavage vorbehalten bleiben, die im weiteren Verlauf keine deutliche Verbesserung des klinischen Befundes zeigen [15]. Von den nichtinvasiven diagnostischen Maßnahmen hat sich in großen amerikanischen Zentren bei stumpfen Bauchtraumen der systematische primäre Einsatz der Computertomographie als Alternative zur Peritoneallavage bewährt [7]. Ähnlich positive Erfahrungen werden in der deutschsprachigen Literatur mit der Sonographie im Rahmen der Sofortdiagnostik beschrieben [12, 13, 24, 25]. Mit zunehmender Verbreitung von Sonographie und Computertomographie wird langfristig die Indikation zur diagnostischen Peritoneallavage beim stumpfen Bauchtrauma zurückgedrängt. Voraussetzung hierfür ist jedoch, daß für die Sonographie und Computertomographie rund um die Uhr kompetente Untersucher zur Verfügung stehen.

An unserer Klinik verloren wir 2 polytraumatisierte Patienten während der Diagnostik begleitender Schädel-Hirn-Verletzungen an einer Milzruptur im hämorrhagischen Schock, obwohl sie mit abgeschlossener und unauffälliger Sonographiediagnostik eingewiesen wurden. Weiterhin kann bei langdauernden Simultanoperationen (z. B. Schädel-Hirn-Trauma mit begleitenden Thorax- oder Extremitätenverletzungen) die Peritoneallavage frühzeitig eine zweizeitige Organruptur im Abdomen anzeigen; denn unter diesen Bedingungen können moderne bildgebende Verfahren nicht zum Einsatz kommen. Auch hat die Sonographie (wie die Peritoneallavage) nur eine eingeschränkte bis keine Aussagekraft bei Verletzungen von Zwerchfell, Pankreas und anderen Retroperitonealorganen, hier ist die Computertomographie (mit Ausnahme der Zwerchfellruptur) überlegen.

Für Verletzungen der Hohlorgane behalten im Rahmen der Sofortdiagnostik die Abdomenübersichtsaufnahme (intraperitoneal freie Luft) bzw. die Gastrografinschluck (z. B. retroperitoneale Duodenalruptur) unverändert ihren Wert, da diese Verletzungen weder für bildgebende Verfahren noch die diagnostische Peritoneallavage zu erfassen sind.

Die Peritoneallavage erfüllt die eingangs genannten Kriterien nach rascher, schonender und aussagekräftiger Diagnostik umfassend zum Ausschluß vital bedrohlicher intraperitonealer Blutungen. Die Methode ist ubiquitär einsetzbar, einfach durchzuführen (Ergebnis innerhalb von 15 min) und in ihrer Beurteilung im Gegensatz zu bildgebenden Verfahren weitgehend untersucherunabhängig. Die Befürwortung oder Ablehnung einer sofortigen Laparotomie ist bei systematischem Einsatz der diagnostischen Peritoneallavage bedeutend sicherer möglich, so daß die Peritoneallavage in jedem Fall von erschwerter Diagnostik nach stumpfem Bauchtrauma die Maßnahme der

Tabelle 2. Therapeutische Konsequenzen der Peritoneallavage bei intraabdomineller Blutung

Lavage	Klinischer Befund	Konsequenz
Stark positiv	Eindeutig akut lebensbedrohlich	Notfallmäßige Laparotomie
Schwach positiv	Hochgradig verdächtig nicht akut lebensbedrohlich	
Schwach positiv	Verdächtig klinisch stabil	Kontrollspülungen, Verlaufsbeobachtungen, weitere Spezialuntersuchungen (Sonographie, i. v.-Urogramm, Computertomographie, Angiographie etc.)
Negativ	Nicht erkennbar oder nicht eindeutig	Beobachtung auf Wachstation mit Wiederholung der Sono- bzw. Computertomographie nach 6–12 h

Wahl darstellt. Unter Einbeziehung des klinischen Befundes kann das Ergebnis einer diagnostischen Peritoneallavage (Tabelle 2) zur Empfehlung therapeutischer Konsequenzen bzw. ergänzender Untersuchungen dienen.

Literatur

1. Alyono D, Morrow CE, Perry JF (1982) Reappraisal of diagnostic peritoneal lavage criteria for operation in penetrating and blunt trauma. Surgery 92:751
2. Belgerden S, Emre A, Alper A, Caka'ci E, Emre S, Domirke K (1982) Peritonealspülung im Kindesalter. Zentralbl Chir 107:1301
3. Brotman S, Shatrey CH, Cowley RA (1981) False negative peritoneal lavage. Am Surg 47:309
4. Cox EF, Dunham CM (1983) A safe technique for diagnostic peritoneal lavage. J Trauma 23:152
5. Doutre LP (1981) Diagnostische Peritoneallavage. In: Allgöwer M, Harder F, Hollender LF, Peiper HJ, Siewert JR (Hrsg) Chirurgische Gastroenterologie, Bd 1. Springer, Berlin Heidelberg New York, S 95
6. Du Priest RW, Rodriguez A, Shatney CH (1982) Peritoneallavage in children and adolescents with blunt abdominal trauma. Am Surg 48:460
7. Federle MP, Cross RA, Jeffrey RB, Trunkey DD (1982) Computed tomography in blunt abdominal trauma. Arch Surg 117:645
8. Fischer RP, Beverlin BC, Engrav LM, Benjamin CI, Perry JF (1978) Diagnostic peritoneal lavage. Am J Surg 136:701
9. Freeark R (1982) The abdomen in the patients with multiple injuries. Can J Surg 25:178
10. Fuchs E, Bechtler H, Merkel R, Franke D, Henning K, Schöffner W (1978) Die Notfall-Laparoskopie in der Unfallchirurgie. Unfallheilkunde 81:601
11. Gruenberg JC, Brown RS, Talbert JG, Tate JS, Obied FN (1982) The diagnostic usefulness of peritoneal lavage in penetrating trauma: A prospective evaluation and comparison with blunt trauma. Am Surg 48:402
12. Halbfass HJ, Farthmann EH (1982) Das stumpfe Bauchtrauma. Radiologe 22:99
13. Hauenstein KH, Wimmer B, Billmann P, Noeldge G, Zavisic D (1982) Die Rolle der Sonographie beim stumpfen Bauchtrauma. Radiologe 22:106
14. Höllwarth M (1982) Die Laparoskopie beim stumpfen Bauchtrauma im Kindesalter. Zentralbl Chir 107:167
15. Klaue P (1979) Entgegnung zur Arbeit Fuchs et al. (1978). Unfallheilkunde 82:175
16. Klaue P (1980) Die diagnostische Punktion und Spülung des Abdomens beim stumpfen Bauchtrauma. Zentralbl Chir 107:281
17. Klaue P (1983) Die Bedeutung der Lavage nach Beckenverletzungen. Langenbecks Arch Chir 361:185
18. Olsen WP, Redmann HC, Hildreth DH (1972) Quantitative peritoneal lavage in blunt abdominal trauma. Arch Surg 104:536
19. Pachter HL, Hofstetter SR (1981) Open and percutaneous paracentesis and lavage for abdominal trauma: A randomized prospective study. Arch Surg 116:318
20. Rodriguez A, Du Priest RW, Shatney CH (1982) Recognition of intra-abdominal injury in blunt trauma victims. A prospective study comparing physical examination with peritoneal lavage. Am Surg 48:457
21. Root HL, Hauser CW, Lafave JW, Mendiola RP (1965) Diagnostic peritoneal lavage. Surgery 57:633
22. Scheele J, Wagner W (1981) Stellenwert der Peritonealspülung in der Diagnostik des stumpfen Bauchtraumas. MMW 123:876
23. Schriefers KH, Gerometta P (1981) Stumpfe und offene Bauchverletzungen. Langebecks Arch Chir 355:353
24. Schulz RD, Willi U (1983) Ultraschalldiagnostik nach stumpfen Bauchverletzungen im Kindesalter. Ultraschall Med 4:154
25. Soderstrom CA, Du Priest RW, Cowley RA (1980) Pitfalls of peritoneal lavage in blunt abdominal trauma. Surg Gynecol Obstet 151:513
26. Tiling TH (1981) Die Ultraschalluntersuchung beim stumpfen Bauchtrauma. Hefte Unfallheilkd 153: 378–382
27. Trede M, Versting KH (1978) Abdominalverletzungen beim Polytrauma. Chirurg 49:672
28. Ward RE, Miller P, Clark DG, Benmenachem J, Duke JH (1981) Angiography and peritoneal lavage in blunt abdominal trauma. J Trauma 21:848
29. Weil PH (1983) Management of retroperitoneal trauma. Curr Probl Surg 20:539
30. Zimmermann HG (1981) Laparoskopie beim stumpfen Bauchtrauma. Unfallheilkd 153:375

5 Ultraschalldiagnostik

J.W. Maurer, A.H. Hölscher und Th. Tiling

Einleitung

Ultraschall wurde in der medizinischen Diagnostik erstmals im Jahre 1940 von Gohr und Wedekind sowie zur Durchschallung des Schädels von den Gebrüdern Dussik eingesetzt [10].

Das erste, nach dem Impuls-Echo-Verfahren arbeitende Gerät mit zweidimensionalem Bildaufbau kam 1966 in den Handel. Seit gut 10 Jahren sind Geräte mit Echtzeitdarstellung (Real-time-Verfahren) und Grauwertdarstellung der Bildpunkte in Gebrauch.

Durch die modernen Geräte mit qualitativ hochwertiger Bildauflösung ist die Sonographie für die gastroenterologische Diagnostik ein unentbehrliches Untersuchungsverfahren geworden. Nichtinvasivität und beliebig häufige Reproduzierbarkeit kennzeichnen dieses von schädlichen Nebenwirkungen freie Verfahren. Die Sonographie ist durch die Entwicklung immer kleinerer, kompakterer Geräte heutzutage als Screeningmethode anzusehen.

Physikalische Grundlagen

Ultraschall ist eine mechanische Energieform und breitet sich als Longitudinalwelle in elastischen, festen, flüssigen und gasförmigen Medien aus. Der Frequenzbereich liegt zwischen $20 \cdot 10^3$ und $1 \cdot 10^6$ Hertz jenseits der Wahrnehmungsgrenze für das menschliche Ohr.

An Grenzflächen von Medien verschiedener Schalleitungsfähigkeit (Impedanz) treten Beugung, Brechung und Reflexion von Schallwellen auf. Die Impedanz menschlicher und tierischer Gewebe verändert sich mit deren Elastizität und Viskosität, mit dem Gehalt an Kollagen und Wasser. Flüssige Strukturen wie Blut und Wasser lassen Ultraschall fast ungehindert passieren, an Knochen kommt es zu rund 70 % Reflexion der Energie, an Luft zur Totalreflexion.

Bei nach dem Impuls-Echo-Verfahren arbeitenden Schallköpfen werden Ultraschallenergieimpulse von 1–2 µs Dauer von einem piezoelektrischen Kristall ausgesendet. Die von den Gewebegrenzflächen reflektierte Energie wird nach einer von der Tiefe der Reflexionsschicht abhängigen Laufzeit vom Kristall in ein elektrisches Signal umgewandelt.

Die zweidimensionale Darstellung von Körperschnittebenen wird entweder durch rotierende Wandlersysteme oder durch sog. Linearwandler mit bis zu 64 hintereinander angeordneten Piezokristallen erreicht. Die Wandler werden nacheinander als Sender/Empfänger von der Geräteelektronik angesteuert. Bei Impulsfolgefrequenzen von ca. 1 kHz werden in der Sekunde 16 komplette Bilder erstellt. Hierdurch werden herzschlagsynchrone Pulsationen und Eigenbewegungen der Organe darstellbar („real-time"). Mit Hilfe der Grauwerttechnik werden die empfangenen Schallechos intensitätsabhängig als unterschiedlich helle Bildpunkte dargestellt.

Auflösungsvermögen und Eindringtiefe sind von der verwendeten Schallfrequenz unmittelbar abhängig. Bei den gebräuchlichen, niedrigsten Frequenzen liegt die Eindringtiefe bei ungefähr 20 cm.

Untersuchungstechnik

Praktische Durchführung

Für eine optimale Bildqualität ist eine korrekte Grundeinstellung des Sonographiegerätes erforderlich. Die Verstärkungscharakteristik und der sog. Tiefenausgleich werden am besten unter sonographischer Beobachtung der Leber justiert. Die Organkonturen und intrahepatischen Gefäße sollen scharf abgebildet werden; bei nicht zu großer Bildhärte soll gleichzeitig das charakteristische, kleinfleckige Echomuster des Parenchyms in ausreichend weitem Grauspektrum dargestellt sein. Einstellungen am Bildmonitor der Geräte sind erst sekundär vorzunehmen und bewirken keine Verbesserung der Bildauflösung.

Die Untersuchung erfolgt in der Akutdiagnostik bei Bauchverletzungen stets ohne spezielle Vorbereitung des Patienten. Verminderte Bildqualität infolge Magen- und Darmgasüberlagerung muß in Kauf genommen werden. Für die Elektivdiagnostik fordern wir eine Nüchternphase des Patienten von mindestens 12 h Dauer, stark blähende und fetthaltige Speisen sollten 24 h vor Untersuchungsbeginn gemieden werden. Zusätzlich können entblähende Medikamente verabreicht werden.

Die Untersuchung erfolgt routinemäßig in flacher Rückenlage des Patienten, bedarfsweise auch in rechter bzw. linker Schräg- oder Seitenlage. Zur Ankopplung des Schallkopfes (Transducers) wird ein Gel oder rückstandsfreies Öl verwendet, über Wundbezirken können sterilisierte Gele, besser aber bei tiefen Wundhöhlen sterile Ringer-Lösung aufgebracht bzw. eingefüllt werden.

Operationsfolien (Opsite) haben sich bei uns wegen der unvermeidbaren Qualitätseinbuße durch Lufteinschlüsse nicht bewährt.

Die Standarduntersuchung wird in drei verschiedenen räumlichen Positionen des Schallkopfes vorgenommen:

longitudinale Position – Sagittal- oder
                          Longitudinalschnitt,
quere Position   – Transversalschnitt,
koronare Position   – Horizontalschnitt.

Weitere Schrägschnitte sind bei entsprechender Formgebung und Topographie einzelner Organe notwendig. Bei Bauchtraumen führen wir den in Tabelle 1 aufgezeigten Untersuchungsgang durch.

Fehlinterpretationen der erhobenen Befunde sind bei gefülltem Magen bzw. bei leerer Harnblase möglich. In solchen Fällen führen wir die Magenentleerung mittels Sonde bzw. die Auffüllung der Blase über einen Katheter am besten unter sonographischer Beobachtung durch. Eine Wasserfüllung des Magens zur besseren Darstellung des Pankreas [9] hat sich nicht bewährt und ist bei Vorliegen eines Bauchtraumas ohnehin kontraindiziert.

Ultraschallgezielte Punktion

Im Anschluß an die routinemäßige Untersuchung kann zur Erlangung qualitativer Aussagen die ultraschallgezielte Punktion nachgewiesener Flüssigkeiten durchgeführt werden [34]. Im Real-time-Verfahren kann eine Punktionskanüle in Lokal-

Tabelle 1. Untersuchungstechnik beim Bauchtrauma

Schnittführung	Dargestellte Organe
Longitudinal, von median nach rechts lateral wandernd	Rechter und linker Leberlappen, Gallenblase, Pankreas, Aorta, V. cava inferior, A. mesenterica superior, rechte Niere, Diaphragma, Recessus hepatorenalis
Longitudinal, von median nach links lateral wandernd	Linker Leberlappen, Pankreas, Milz, linke Niere, Diaphragma
Oberbauch quer und schräg	Leber, Magen, Pankreas, große Gefäße, Duodenum
Subkostaler Schrägschnitt rechts	Leber, Leberpforte, Gallenblase, Diaphragma
Koronarschnitt rechts von kranial nach kaudal wandernd	Pleuraraum rechts, rechter Leberlappen, Gallenblase, rechte Niere und Retroperitoneum, Colon ascendens
Koronarschnitt links von kranial nach kaudal wandernd	Pleuraraum links, Milz, linke Niere, linkes Retroperitoneum, Colon descendens
Longitudinal median bzw. paramedian von kranial nach kaudal wandernd	Aorta, V. cava inferior, A. mesenterica superior
Suprapubisch längs und quer	Harnblase, Uterus, Prostata, Rektum, Douglas-Raum

anästhesie durch einen sterilisierten Punktionsschallkopf mit zentraler Bohrung bis in den interessierenden Bereich vorgeschoben werden. Die Kanülenspitze ist hierbei eindeutig an ihrem typischen Reflexmuster zu identifizieren. Farbe und Geruch der aspirierten Flüssigkeit geben evtl. erste Hinweise auf Verletzungen der Gallengänge oder des Darmtrakts. Laborchemisch ist die quantitative Bestimmung von Amylase und Bilirubin sinnvoll.

Befunddokumentation

Zur photographischen Dokumentation sind Sofortbildkameras (Polaroid), Mehrformat- (Multispot-) Kamerasysteme sowie elektronische Speichermedien in Gebrauch. An mobilen Ultraschalleinheiten findet man meist Polaroidkameras installiert. Sie bieten – bei allerdings hohen Einzelbildkosten – den Vorteil einfacher Handhabung, Mobilität, sofortiger Bildverfügbarkeit und eines relativ niedrigen Anschaffungspreises. Die photographische Befunddokumentation ist, insbesondere bei alleinigem Einsatz der Sonographie, obligatorisch. Das Bilddokument muß Angaben über die Topographie des sonographischen Schnittes und ggf. eine entsprechende Beschriftung sonopathologischer Veränderungen enthalten.

Indikation

Die Sonographie wird bei abdominellen Erkrankungen heute als Screeningverfahren eingesetzt. Sie dient ferner zur Abklärung ungesicherter klinischer Befunde sowie zur Verlaufskontrolle gastroenterologischer Krankheitsbilder [9]. Auch in der apparativen Akutdiagnostik bei Bauchverletzungen kommt der Sonographie mittlerweile die erste Stelle zu [3, 4, 8, 13, 15, 34, 35, 38, 40].

Infolge der bei Bauchtraumen häufig schwierigen klinischen Diagnosefindung [7, 14, 21, 30, 35] kommen vermehrt apparative diagnostische Verfahren zum Einsatz. Zwangsläufig entstehen hierdurch Zeitverzögerungen bis zur operativen Versorgung. Bei Patienten ohne meßbaren Blutdruck muß wegen der Bedrohlichkeit der Situation oft gänzlich auf weitere Diagnostik verzichtet und die sofortige Operationsindikation gestellt werden. In solchen Fällen kann innerhalb Minutenfrist sonographisch entschieden werden, ob eine Massenblutung intrapleural, intraabdominell oder retroperitoneal vorliegt. Perikardiale Flüssigkeitsansammlungen (Herztamponaden) werden ebenfalls erkannt.

Die Sonographie kann überall mit geringstem Zeitaufwand und simultan zur anästhesiologischen Erstversorgung durchgeführt werden und ist darin allen anderen Methoden überlegen. Besteht beim (noch) kreislaufstabilen Patienten die Dringlichkeit zur Durchführung eines Computertomogramms oder z. B. einer neurochirurgischen Operation, kann durch sonographische Abklärung der Bauchorgane mit hoher Wahrscheinlichkeit verhindert werden, daß der Patient in eine unklare Schocksituation gerät.

Wer sollte die Ultraschalluntersuchung durchführen?

Erfolgreicher Einsatz apparativer Untersuchungsmethoden setzt immer eine gezielte Fragestellung voraus. Eine zur Abklärung „unklarer abdomineller Beschwerden" veranlaßte Ultraschalluntersuchung wird den Untersucher zu einer Gesamtexploration der Bauchorgane veranlassen und seine Aufmerksamkeit von gewissen Details und Charakteristika, nach denen bei abdominellen Traumen gefahndet werden muß, ablenken. Die sonographische Untersuchung reduziert sich bei Vorliegen eines Bauchtraumas auf die Erkennung von Organeinblutungen und den Nachweis freier intraperitonealer bzw. interpleuraler Flüssigkeitsansammlungen.

Demnach sollte der Untersucher die klinischen Fragestellungen kennen [43]. Er muß neben der Beherrschung der Methodik Kenntnisse über Verletzungsmechanismen, Verletzungshäufigkeit der Organe und bestimmte Kombinationsverletzungsmuster besitzen. Ein ausreichendes Training und eigenverantwortliches Arbeiten in der täglichen Routinesonographie sind Voraussetzung, um den Ansprüchen der Akutdiagnostik an Genauigkeit und Treffsicherheit genügen zu können.

Die Ultraschalldiagnostik kann bereits im Schockraum simultan zur Akutversorgung durchgeführt werden. Es wird keine Zeit für organisatorische Dinge (z. B. Telefonate, Transport des Patienten zum CT, Umlagerung des Patienten etc.) verloren. In unseren Augen ist es optimal, wenn die Sonographie von einem Mitglied des Ärzteteams beherrscht wird, das die Erstdiagnostik durchführt und im Anschluß die Erstversorgung des Verunglückten leitet. Deshalb sollte der sonographische Part von einem erfahrenen Chirurgen übernommen werden.

Sonopathologie beim Bauchtrauma

Die Sonographie muß beim stumpfen Bauchtrauma im wesentlichen 2 Fragen beantworten:
- Bestehen Flüssigkeitsansammlungen in der freien Bauchhöhle (Pleurahöhle) oder findet sich Flüssigkeit im Organparenchym bzw. Weichteil als Ausdruck der Einblutung?
- Bestehen Konturunterbrechungen der Oberfläche bzw. im parenchymalen Echomuster der Organe als Zeichen von Rupturen?

Flüssigkeiten lassen sich sonographisch hervorragend von soliden bzw. semisoliden Strukturen als relativ echoarme oder echoleere Massen unterscheiden [19]. Infolge der geringen Schallenergieabsorption findet sich in der Projektion weiter in der Tiefe eine relative Schallverstärkung. Bei prolongierten Blutungsepisoden bzw. bei nicht mehr ganz frischen Hämatomen kommt es in den Flüssigkeitszonen zur Ausbildung von Binnenechos durch Proteinaggregation bzw. Koagulation [6, 19, 44]. Eine weitere Intensivierung der Echos findet sich mit zunehmender Organisation der Hämatome. Intensitätsabnahme und Schichtungsphänomene der Echos sind Ausdruck von Hämatomverflüssigung bzw. posttraumatischer Zystenbildung mit sedimentiertem, nekrotischem Gewebe.

Parenchymatöse Organe erkennt man im Sonogramm an einem kleinfleckigen, homogenen Echomuster und ihrer durch die anatomische Form bedingten typischen Kontur. Faserreiche Gewebe wie intraparenchymale Gefäße, Wandbereiche der Hohlorgane etc. erkennt man an ihrer hohen Echointensität.

Peritonealkavum

Der sonographische Nachweis sog. freier intraperitonealer (extraluminaler) Flüssigkeiten ist einerseits ein primäres Verletzungszeichen großer Blutgefäße (z. B. Mesenterialwurzeleinriß) oder der Hohlorgane (z. B. Darm-, Harnblasenrupturen), andererseits sekundäres Zeichen einer Ruptur parenchymatöser Organe. Bei Parenchymrissen kann der Nachweis freier Flüssigkeit mitunter das alleinige diagnostische Kriterium sein, da die Rißbildungen nicht in allen Fällen entdeckt werden können.

Lokalisierte freie Flüssigkeitsansammlungen werden ab einer Menge von 30 ml sichtbar [4, 35]; größere, diffus verteilte Flüssigkeitsansammlungen werden ab einem Volumen von 200 ml sicher erkannt [12, 15, 39]. Die Verteilung freier Flüssigkeiten erfolgt nach einem typischen, der Anatomie des Peritonealkavums entsprechenden Muster [27].

Nach kleinsten Flüssigkeitsansammlungen wird an den beiden in Rückenlage des Patienten tiefsten Stellen der Peritonealhöhle gesucht:
- zwischen Unterfläche des rechten Leberlappens und dem rechten, oberen Nierenpol im Recessus hepatorenalis („Morrison's pouch"),
- retrovesikal in der Excavatio rectovesicalis (Douglas) bzw. rectouterina und supravesikal.

Rückschlüsse auf die zugrundeliegenden Organverletzungen sind in solchen Fällen eher spekulativ; Blutungen lienalen Ursprungs werden nicht selten zuerst im Recessus hepatorenalis gefunden. Bei Zunahme der Blutung dehnt sich diese über die dorsalen Anteile des rechten Leberlappens bis in das Subphrenium aus, schließlich kommt es zu einer Umspülung der Leber und Abdrängung des Organs von der ventralen Bauchwand. Ferner besteht über das rechte Paracolicum eine Kommunikation zum Unterbauch oder vice versa bei einer Blutungsquelle im Darm- oder Beckenbereich. Bei exzessiven Blutungen ist die Leber gänzlich von rechter Niere und Duodenum abgedrängt, Darmschlingen schwimmen an fingerförmigen Mesenterialausläufern sitzend auf der Flüssigkeit (Abb. 1).

Weitere Ausbreitungsmöglichkeiten bestehen zwischen rechtem und linkem Oberbauch und umgekehrt. Sitzt die Blutungsquelle im linken oberen Quadranten, stellt sie sich zunächst perilienal am unteren Pol der Milz (Abb. 2) sowie zwischen Milz und linker Niere dar. Zunehmende Volumina dehnen sich nach kranial in das linke Subphrenium und in den rechten Oberbauch aus. Ein direkter

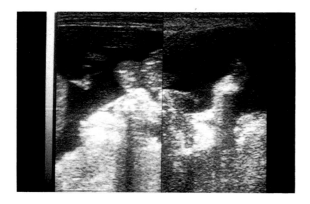

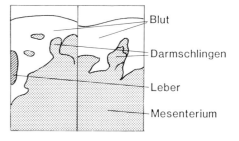

Abb. 1. Längsschnitt des Mittelbauchs. Auf einem ausgedehnten Hämaskos schwimmende, an fingerförmigen Ausläufern des Mesenteriums sitzende Darmschlingen

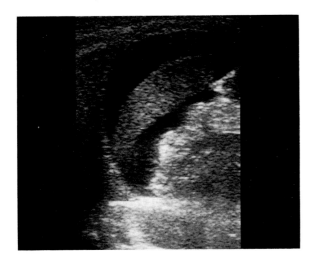

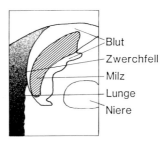

Blut
Zwerchfell
Milz
Lunge
Niere

Abb. 2. Interkostalschnitt links. Blutung mit Umspülung des unteren Milzpols. Man erkennt den bogenförmigen Reflex des Zwerchfells, eine Milzruptur ist nicht erkennbar. Intraoperativ wurde ein Einriß der Mesenterialwurzel gefunden

Flüssigkeitsstrom nach kaudal wird durch das Lig. phrenicocolicum verhindert.

Bei peritonealen Massenblutungen können diese auch zu einer Entfaltung und Darstellung der Bursa omentalis führen.

Fehlermöglichkeiten: Generell besteht eine Verwechslungsmöglichkeit zwischen extra- und intraluminalen intraperitonealen Flüssigkeitsansammlungen. Zum Beispiel kann ein gefüllter Magen bei horizontaler Schnittführung eine medial vom kranialen Milzpol gelegene subphrenische Flüssigkeitsansammlung vortäuschen. Erst die Abbildung des typischen mehrschichtigen Reflexmusters der Magenwand läßt Irrtümer vermeiden.

Supra- und retrovesikal gelegene Flüssigkeiten können bei leerer Harnblase mit dieser verwechselt werden. Folgende Kriterien kennzeichnen intraluminal gelegene Flüssigkeiten [36]:
– Peristaltikbewegungen,
– Nachweis von Schleimhautfalten,
– Änderung von Umriß sowie Binnenechomuster des Flüssigkeitsbezirks bei Luftinsufflation bzw. Flüssigkeitsinstillation (Magen, Rektum, Blase).

Die exakte Differentialdiagnose zwischen supra- und infradiaphragmalen Blutungen sollte durch koronare Schnittführungen mit guter Darstellbarkeit des Zwerchfells gelingen.

Selbstverständlich kann die Sonographie nicht zwischen einer freien Blutung und einem vorbestehenden Aszites differenzieren. Auf die sonographischen Kriterien einer Leberzirrhose (kleine echodichte Leber mit Abrundung des Unterrands, Splenomegalie, ggf. Pfortaderdilatation) darf man sich bei bauchtraumatisierten Patienten nicht verlassen. Hier leistet die ultraschallgezielte Peritonealpunktion wertvolle Hilfe.

Parenchymatöse Organe

Milz, Leber und Nieren sind sonographisch gut beurteilbare Organe. Parenchymeinblutungen, subkapsuläre Hämatome und Rupturen können meist zuverlässig diagnostiziert werden [1, 2, 5, 11, 16, 17, 20, 22, 31, 42].

Intralienale sowie intrahepatische Hämatome stellen sich als unregelmäßig begrenzte, echofreie bzw. echoarme Bezirke dar. Mitunter kommt es zu Verformungen der Organkontur oder zur Organvergrößerung. Bei Verlaufskontrolluntersuchungen beobachtet man meist mit zunehmender Organisation der Hämatome ihre Verkleinerung, die Form wird ovalär oder sphärisch. Mitunter findet sich auch eine Verflüssigung und die Entwicklung vollkommen glatt begrenzter posttraumatischer Zysten.

Subkapsuläre Hämatome sind echoarme, streng parallel mit den Organkonturen verlaufende Randsäume (Abb. 3). Sie finden sich fokal, kommen aber auch als generalisierte Unterblutungen ausgedehnter Kapselbereiche vor. Eine scharfe Abgrenzung zum Parenchym ist oft nicht vorhanden. Durch kurzfristige, sonographische Verlaufskontrollen intraparenchymaler und subkapsulärer Blutungen bei hinsichtlich der Vitalfunktionen stabilen Patienten ist nicht selten eine abwartende Haltung bezüglich der Operationsindikation möglich. In diesen Fällen müssen freie Blutungen sicher ausgeschlossen sein. Der Nachweis einer zu-

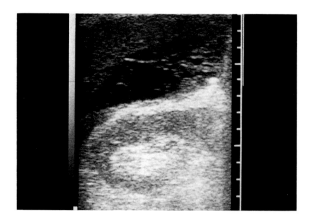

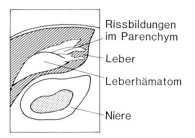

Abb. 3. Koronarschnitt der rechten Flanke. Ausgedehntes subkapsuläres Leberhämatom mit erkennbaren Rißbildungen im Organparenchym

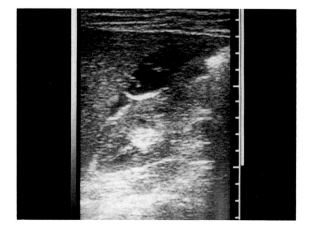

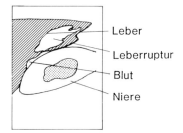

Abb. 4. Koronarschnitt der rechten Flanke. Ruptur an der Unterkante des rechten Leberlappens mit 2 erkennbaren Rissen. Kleine Blutansammlung im Recessus hepatorenalis

sätzlichen freien Blutung muß an eine Kapselruptur denken lassen und führt zur operativen Intervention.

Eine exakte Organdiagnose ist bei Vorliegen freier Flüssigkeiten in ca. 50% der Fälle nicht zu stellen [34]. Organverletzung und freie Flüssigkeit sind nicht obligat im selben Abdominalquadranten lokalisiert. Erstes Anzeichen einer Milzruptur kann z. B. ein kleiner, subhepatischer Flüssigkeitssaum sein. Die intraperitoneale Ausbreitung von Flüssigkeiten ist lageabhängig [27, 33, 36, 43, 46]. Wir haben Mehrfachrupturen der Milz beobachtet, die sonographisch lediglich durch ein „scheckiges" Echomuster infolge Vergröberung des normalerweise kleinfleckigen Musters imponierten.

Dennoch ist die Darstellung von Rupturlinien möglich. Bei blutumspülten Organen zeigen sich Zerreißungen als Stufenbildungen der Oberflächenkontur oder gar als klaffende Spaltenbildungen (Abb. 4 und 5). Ein sicheres Zeichen ist der Nachweis von im Blut flottierenden Organteilen.

Deformierungen und diffuse Organvergrößerungen sind allein keine sicheren Verletzungszeichen.

Die Ultraschallabbildung des Pankreas ist bereits beim optimal vorbereiteten Patienten schwierig. Im typischen, leicht schräg nach links kranial gerichteten Transversalschnitt ist das Organ nicht immer darstellbar. Eindeutige sonographische Kriterien für traumatische Pankreasläsionen in der Akutdiagnostik sind nicht beschrieben. Als Ausdruck traumatischer Veränderungen findet man diffuse, unregelmäßig begrenzte, ödematöse Organveränderungen [38] sowie begleitende retroperitoneale Hämatome. Bei Berstung des Organs über der Wirbelsäule sind Einblutungen in die Bursa omentalis denkbar, die sich als retrogastrale, freie Flüssigkeit darstellen lassen. Sich nach einem Trauma ausbildende Pankreaspseudozysten sind mittels Ultraschall gut diagnostizierbar [24, 41].

Fehlermöglichkeiten: Subkapsuläre und freie Blutungen können verwechselt werden. Subkapsuläre

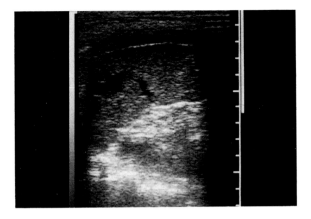

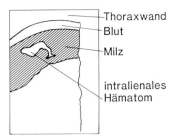

Abb. 5. Interkostalschnitt links. Etwa 2·1 cm großes intralienales Hämatom mit zweizeitiger Ruptur. Zwischen Thoraxwand und Milz der freien Blutung entsprechender echoarmer Flüssigkeitssaum

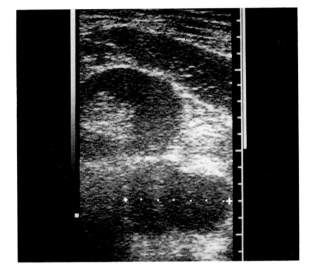

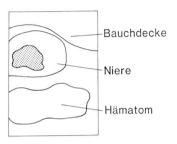

Abb. 6. Schrägschnitt des rechten Unterbauches. Dorsomedial des rechten kaudalen Nierenpols gelegenes retroperitoneales Hämatom (6,4 cm Durchmesser)

Blutungen sind in ihrer Form immer an die Organkontur gebunden.

Die Befundinterpretation ist bei älteren Parenchymeinblutungen schwierig. Infolge der Blutgerinnung können bereits nach 10–20 min Rupturstellen der Organe mit echogebenden Blutkoagula angefüllt sein. Eine Einblutung kann vom Echomuster des Parenchyms in solchen Fällen häufig nicht mehr unterschieden werden.

In Organisation befindliche intraparenchymale Hämatome können ohne Kenntnis der Anamnese u. U. mit soliden Raumforderungen verwechselt werden. Ohne Kenntnis des Erstbefundes ist bei Verlaufskontrollen die Unterscheidung von Zysten kongenitaler und traumatischer Genese nicht mehr möglich. Zur Differenzierung von Abszessen ist meist die klinische Symptomatik in die differentialdiagnostischen Überlegungen mit einzubeziehen.

Retroperitonealraum

Traumatische Veränderungen an den Nieren sind intraparenchymale und subkapsuläre Hämatome sowie Rupturen [1, 20]. Bei posttraumatischen Zuständen achte man aber auch auf Harnstauungszeichen, bedingt durch Hämatomdruck auf die Ureteren.

Hämatome entstehen durch Verletzungen retroperitoneal gelegener Organe oder der dort gelegenen Gefäße. Bei perirenaler Lokalisation werden sie am häufigsten am unteren Nierenpol entdeckt (Abb. 6). Blutungen im anterioren pararenalen Raum stammen von Läsionen des Pankreas, des Duodenums oder von Gefäßästen des Truncus coeliacus [28]. Große Hämatome breiten sich entlang der Psoasmuskulatur bis in das kleine Becken aus [25]. Die Ankoppelung des Transducers erfolgt kranial in koronarer, kaudal in ventrolateraler und für das Becken in suprapubisch querer Schnittführung.

Auf das Bild rupturierter Aneurysmen der Bauchaorta soll nicht eingegangen werden.

Fehlermöglichkeiten: Die häufigsten Probleme entstehen durch Fehlinterpretation kongenitaler Formvarianten und Ptosis der Nieren. Flüssigkeitsgefüllte, retroperitoneal gelegene Duodenal- und Kolonabschnitte können zur Verwechslung mit Hämatomen Anlaß geben. Blutungen an den oberen Nierenpolen müssen von subkapsulären Milz- und Leberhämatomen unterschieden werden.

Hohlorgane

Der Beweis von Rupturen der Gallen- und Harnblase sowie des Dünn- und Dickdarms gelingt in den allermeisten Fällen nicht mit der Sonographie. Eine Ausschlußdiagnostik ist jedoch u. U. möglich. Das Vorliegen von Rupturen der Gallen- und Harnblase wird im allgemeinen verneint, wenn die Darstellung dieser Organe im Sonogramm gelingt. Zystographisch finden sich Kontrastmittelaustritte aus rupturierten Harnblasen manchmal erst nach kompletter Blasenausdehnung unter Applikation erhöhter Füllungsdrücke. Die sonographische Darstellung einer gefüllten Harnblase ist demnach kein Ausschlußkriterium für eine Ruptur des Organs.

Die gleiche Argumentation scheint für die Gallenblasenruptur Gültigkeit zu besitzen. Sty et al. [37] beobachteten bei einem Patienten mit Gallenblasenruptur nicht traumatischer Genese eine gut gefüllte Gallenblase mit einer kleinen, perivesikalen Ansammlung freier Flüssigkeit.

Die sonographische Diagnose einer Darmruptur ist ebenfalls eine Rarität. Der Nachweis freier Luft ist sonographisch prinzipiell möglich [32]. Er erfolgt mittels der typischen Schallauslöschung im Bereich der parenchymatösen Oberbauchorgane. Die Umverteilung intraabdomineller freier Luft nimmt nach Umlagerung des Patienten bis zu 10 min in Anspruch [7]. Die Praktikabilität dieses Verfahrens wird hierdurch erheblich eingeschränkt.

Pleuraraum und Diaphragma

Aufgrund der engen Nachbarschaft beider Interpleural- sowie des Perikardialraumes zum Oberbauch werden diese bei der Untersuchung routinemäßig mit erfaßt.

Der Interpleuralspalt ist im koronaren Längsschnitt normalerweise nicht sichtbar, kranial von Leber und Milz zeigt sich eine Totalreflexion des Ultraschalls durch das lufthaltige Lungenparenchym. Bei Ergüssen und Blutungen wird er als triangulärer Flüssigkeitssaum – begrenzt durch Thoraxwand, Diaphragma und Lunge – dargestellt (Abb. 7). Bei größeren Flüssigkeitsansammlungen erkennt man häufig flottierende kollabierte

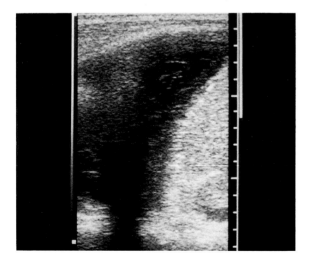

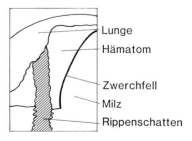

Abb. 7. Interkostalschnitt links. Hämatothorax mit stellenweiser Verdichtung der Echosignale infolge partieller Blutkoagulation. Die Milz ist infolge der relativen Schallverstärkung überstrahlt

Lungenanteile in einem für parenchymatöse Organe typischen kleinfleckigen Echomuster.

Perikardergüsse und -einblutungen werden im subkostalen Querschnitt mit kraniodorsaler Kippung des Transducers darstellbar, sie liegen zwischen V. cava inferior, rechtem Hemidiaphragma und dem (an den Herzaktionen nicht zu verkennenden) rechten Atrium bzw. Herzventrikel. Die weitere Exploration wird anterior und parasternal durch einen Interkostalschnitt im 3. ICR vorgenommen.

Bei 216 Patienten mit stumpfem Bauchtrauma diagnostizierten wir in einem Fall sonographisch eine linksseitige Zwerchfellruptur. Sonographisch sind große Anteile des rechten (kostal, zentral und lumbal) sowie häufig die kostalen und zentralen Bezirke des linken Hemidiaphragmas beurteilbar. Bei Flüssigkeitsansammlungen im linken oberen Abdominalquadranten wird das linke Zwerchfell ausgezeichnet erkennbar. Bei supra- und infradiaphragmalen Blutungen zeichnet sich das Zwerchfell als bogenförmiges, dichtes Echoband ab [46]. Rupturen werden an der Unterbrechung des Echobandes erkannt [45]. In unserem Fall fand sich ein stummelförmiger kostaler Zwerchfellteil mit atemsynchroner Beweglichkeit im Hämatom.

Fehlermöglichkeiten: Verwechslungen zwischen Interpleural- und oberen Quadrantenblutungen im Abdomen entstehen häufiger bei querer, transversaler Schnittführung. In Zweifelsfällen bringen Horizontal- oder Longitudinalschnitte mit Darstellung des Zwerchfells eindeutige Klärung. Bei Zweihöhlenblutungen auf derselben Körperseite entstehen meist keine differentialdiagnostischen Probleme.

Die auf die parenchymatösen Oberbauchorgane projizierte Schallschattenzone der Rippen sollte nicht mit Einblutungen verwechselt werden.

Bauchdecke

Durch stumpfes Trauma verursachte Einblutungen in die Bauchdecken imponieren klinisch häufig unter dem Bild eines akuten Abdomens mit ausgeprägter Schmerzhaftigkeit und Peritonismus. Bei sonst fehlenden Symptomen kommt ihrer Erkennung besondere Bedeutung zu.

Größere Einblutungen sind unregelmäßig begrenzt und finden sich in der Subkutis sowie der flachen Bauchmuskulatur [33]. Rektusscheidenhämatome haben im Longitudinalschnitt eine charakteristische Spindelform, im Transversalschnitt ovoide Gestalt [18, 23]. Bei Einblutung hinter die Rektusmuskulatur beobachtet man ggf. eine Vorwölbung von Fascia transversalis und Peritoneum in das Peritonealkavum.

Fehlermöglichkeiten: Solide Tumoren, Hernien und Abszesse müssen differentialdiagnostisch von Einblutungen abgegrenzt werden (Anamnese). Hämatome können durch Schallschatten infolge schlechter Transduceranankopplung, z. B. über Narben, vorgetäuscht werden.

Sonographische Verlaufskontrolluntersuchungen

Die Sonographie wird routinemäßig zur Verlaufskontrolle pathologischer Veränderungen nach Bauchtrauma eingesetzt. Die Untersuchungen sind beliebig häufig ohne große Belastung für den Patienten am Bett durchführbar.

Engmaschige Verlaufskontrollen sind für Patienten mit schwerem Schock und sonographisch negativem Primärbefund zu fordern. Wir erkannten in einigen Fällen Blutungen erst nach Kreislaufrekompensation durch Volumengabe. Wir führen mittlerweile bei solchen Patienten eine erste

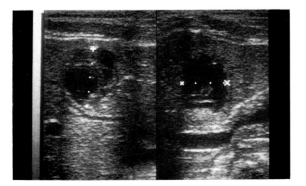
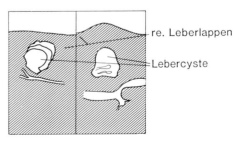

Abb. 8. Schrägschnitt subkostal rechts (*linke Bildhälfte*) und Längsschnitt durch den rechten Leberlappen. Etwa 3,2·4 cm große Zyste nach Messerstich

Kontrolle unmittelbar nach Abschluß der konventionellen Röntgendiagnostik durch. Die Indikation zu Folgeuntersuchungen machen wir vom klinischen Verlauf abhängig.

Durch Verlaufskontrollen können zweizeitige Organrupturen sicher erkannt werden. Bei kleinen Organeinblutungen ist deshalb eine abwartende Haltung bezüglich der Operationsindikation vertretbar geworden. Durch die quantitative Erfassung von Hämatomen mittels elektronischer Längen- und Umfangsmessungen sowie Planimetrie am Bildschirm werden Zu- und Abnahme von Blutungen abschätzbar. Die Organisation von Hämatomen, deren Resorption, aber auch regressive Veränderungen, wie die Entwicklung posttraumatischer Zysten (Abb. 8) sind sonographisch erfaßbar [24, 29, 41, 44]. Postoperative Komplikationen wie persistierende Blutungen, Nachblutungen und Abszedierungen [26] können frühzeitig diagnostiziert werden. Eine wertvolle Hilfe ist hierbei die ultraschallgezielte Punktionstechnik.

Ergebnisse der Sonographie

Von 1978 bis Mai 1983 waren an der Chirurgischen Universitätsklinik Göttingen 381 Patienten mit einem stumpfen Bauchtrauma im Rahmen einer prospektiven Studie sonographisch untersucht worden. Die Befunde wurden von 5 Untersuchern unterschiedlichen Ausbildungsstands erhoben. In 71 % der Fälle fand sich kein sonopathologischer Befund, in 29 % waren Blutungen und Organverletzungen gefunden worden (Tabelle 2).

Freie Blutungen fanden sich mit fast gleicher Inzidenz im Abdomen und Retroperitonealraum. Der Thorax war erst ab 1982 routinemäßig in die Untersuchung mit einbezogen worden.

Tabelle 2. Blutungslokalisation bei 381 Patienten mit einem stumpfen oder vermuteten stumpfen Bauchtrauma im Rahmen eines Polytraumas

Diagnose	n	[%]
Unauffälliger Befund	271	71
Freie Blutung – Abdomen	37	10
Freie Blutung – Thorax	6	2
Retroperitoneale Blutung	32	8
Weichteileinblutung	4	1
Organverletzung	31	8

Über die Art und Lokalisation der Organ- und Weichteilverletzungen gibt Tabelle 3 Auskunft.

Organeinblutungen in Leber und Niere standen im Vordergrund. Es fanden sich lediglich 4 subkapsuläre Milzhämatome, da bei Nachweis einer freien Blutung nicht mehr nach der Blutungsquelle gefahndet worden war. Die Richtigkeit der Diagnosen wurde durch die intraoperativen Befunde belegt, in allen anderen Fällen konnte sie durch Röntgen- oder laborchemische Untersuchungen sowie durch den klinischen Verlauf bestätigt werden. Bei 10 retroperitonealen Blutungen und 1 Weichteileinblutung war keine weiterführende Diagnostik erfolgt, so daß die Diagnosen nicht bestätigt werden konnten.

Bei 107 Patienten führten wir im Anschluß an die Ultraschalluntersuchung eine diagnostische Peritoneallavage durch (Tabelle 4).

Die Zahl der Falschbefunde liegt für beide Untersuchungsverfahren in der gleichen Größenordnung.

An der Chirurgischen Klinik der Technischen Universität München waren vom 1. 06. 1982 bis Mitte 1984 insgesamt 216 Patienten wegen eines stumpfen Bauchtraumas oder des Verdachts auf ein stumpfes Bauchtrauma sonographiert worden. Die Auswertung der Befunde erfolgte retrospektiv.

Tabelle 3. Anzahl und Lokalisation der Organ- und Weichteileinblutungen

Diagnose	n	Bestätigt durch			Nicht bestätigt
Niereneinblutung, -ruptur	10	Op. 5	Hämaturie	5	
Intrahepatische Blutung	10	Op. 4	Transaminasen	6	
Subkapsuläres Milzhämatom	4	Op. 2			2
Retroperitonealblutung	31	Op.	+ CT + Röntgen	21	10
Pankreaseinblutung	3	Op. 1	Amylase	2	
Pankreaspseudozyste	3	Op. 2	CT	1	
Duodenalverletzung	1	Op. 1			
Aortenruptur	1	Op. 1			
Zwerchfellruptur	1	Op. 1			
Weichteileinblutungen	4	Op. 2	Klinik	1	1

Tabelle 4. Treffsicherheit des Ultraschalls und der Lavage bei 107 Patienten

	Lavage		Ultraschall	
	[%]	n	[%]	n
Falsch-positiv	1,9	2	1,9	2
Falsch-negativ	2,8	3	4,7	5
Falsch gesamt	4,7	5	6,6	7

Tabelle 5. Sonographische Befunde bei 57 Patienten mit stumpfem Bauchtrauma

Befund	n	Durch Operation bestätigt	Keine Operation erforderlich
Freie Blutung im Abdomen	29	29	
Lebereinblutung bzw. Ruptur	7	5	
Subkapsuläres Leberhämatom	5	2	
Milzeinblutung bzw. -ruptur	4	3	
Subkapsuläres Milzhämatom	4	3	
Retroperitonealblutung	6		6
Rektusscheidenhämatom	4		4
Bauchdeckeneinblutung	2		2
Darmruptur	1	1	
Aortenaneurysma	1	1	
Blasenruptur	1	0	
Zwerchfellruptur	1	1	
Hämatothorax	3	3	

In 147 Fällen (59%) war durch die 6 Untersucher kein pathologischer Befund erhoben worden. Bei 19 Patienten (9%) wurden vom Unfallmechanismus unabhängige Veränderungen bzw. Erkrankungen der Bauchorgane gefunden (u. a. 4mal Gallensteine, 2mal Nierensteine, 3mal Lebervergrößerungen, 1mal Aszites, 1mal Ileus, 1mal Gravidität). 12mal (6%) konnten sich die Untersucher nicht eindeutig festlegen. Eine operative Intervention war in keinem dieser Fälle notwendig geworden. 57 Patienten (26%) zeigten im Sonogramm eindeutige, durch das Trauma hervorgerufene Befunde (Tabelle 5).

In allen Fällen mit Einblutungen in das Retroperitoneum bzw. die Bauchdecken und Rektusscheiden war kein operativer Eingriff erforderlich geworden. In 3 Fällen war ein Hämatothorax drainiert worden.

Insgesamt waren 31 operative Interventionen aufgrund der sonographischen Befunde erfolgt. In allen Fällen lagen relevante Verletzungen der Bauchorgane vor. Die sonographisch beschriebene Darm- und Zwerchfellruptur sowie das Aortenaneurysma konnten durch die Operation bestätigt

Tabelle 6. Häufigkeit der Organverletzungen bei 31 laparotomierten Patienten nach stumpfem Bauchtrauma

Organ	n
Milz	21
Leber	9
Mesenterium	1
Darm	1
Zwerchfell	2
Aorta abdominalis	1
Gallenblase	1

werden. Mit Ausnahme des Patienten mit einem Aneurysma der Bauchaorta lagen immer freie intraabdominelle Blutungen vor. Diskrepanzen ergaben sich in der sonographischen Beurteilung von Verletzungen der parenchymatösen Organe (Tabelle 6).

Die Sensitivität des Ultraschalls bei der Erkennung freier intraperitonealer Blutungen liegt für unsere Patientengruppe bei 98%. Eine exakte Organdiagnose konnte in vielen Fällen nicht gestellt werden. Dies ist allerdings nicht durch methodische Mängel begründet. In den meisten Fällen wurde bei Erkennung einer eindeutigen, freien Blutung auf eine eingehende Exploration der Organsysteme – nicht zuletzt wegen der gebotenen raschen Versorgung der Verletzten – verzichtet.

Im Münchener Patientengut war sonographisch 1 falsch-positiver Befund einer Harnblasenruptur erhoben worden (0,5%), insgesamt fanden sich aber 4 falsch-negative Befunde (1,9%).

Schlußfolgerungen

Bei Patienten mit Bauchverletzungen ist hinsichtlich Diagnostik und Therapie Eile geboten, da mit zunehmender Verzögerung der operativen Versorgung die Letalität stark ansteigt [7, 14, 21, 30]. Die Abdominallavage ist auch heute noch die gebräuchlichste Methode zur Erkennung intraabdomineller Blutungen (s. Kap. 4). Die Sonographie als Konkurrenzverfahren gewinnt bei nahezu gleicher Treffsicherheit in der Erkennung freier intraabdomineller Blutungen zunehmend an Bedeutung. Die Sensitivität für den sonographisch geführten Blutungsnachweis liegt bei 95% [2, 8, 13, 40]. Blutungen werden ab einem Volumen von 200 ml sicher diagnostiziert [12]; in vielen Fällen werden bereits wesentlich geringere Blutmengen erkannt. Die Ultraschalldiagnostik besitzt gegenüber der Lavage den Vorteil der Nichtinvasivität. Intraabdominelle Verletzungen treten bei der Lavage in bis zu 6% der Fälle auf [13].

Organeinblutungen und subkapsuläre Hämatome werden häufig durch die Sonographie nachgewiesen, die Abdominallavage versagt hier. Die Spezifität für die Diagnostik von Organverletzungen ohne freie Begleitblutung liegt in unserem Münchener Krankengut um 50%. In der Literatur findet man unterschiedliche Angaben. Asher et al. [2] beschreiben eine hohe Sensitivität des Ultraschalls für die Erkennung von Milzrupturen, bei 70 Patienten fanden sie lediglich ein falsch-negatives sowie 4 falsch-positive Ergebnisse. Bei der Wertung muß jedoch bedacht werden, daß eine Blutungsdiagnostik bei allen Patienten bereits mittels Lavage erfolgt war, die in 63 Fällen den Hinweis auf eine schwache Blutung ergeben hatte. Halbfass et al. [13] gelang eine richtige Organdiagnose bei Patienten mit freier Flüssigkeit im Abdomen nur in knapp 50% der Fälle. Bei 25 Patienten ohne freie intraabdominelle Blutung konnten sie nur 22mal das verletzte Organ bestimmen. Nach anderen Mitteilungen [3, 4, 34] läßt sich eine Organdiagnose im Sonogramm nicht oder nur selten stellen. Der Nachweis einer intraperitonealen Blutung ist für die Indikation zur Operation völlig ausreichend, trotzdem sollte immer nach einer Organverletzung gefahndet werden. Zahlreiche Kasuistiken belegen, daß die Sonographie zur Erkennung von Organverletzungen hervorragend geeignet ist [1, 5, 11, 16–18, 20, 22, 23, 25, 31, 42, 45].

Sonographie und Computertomographie ergänzen sich bei der Diagnostik von Bauchverletzungen. Sie haben bis auf spezielle Fragestellungen die technisch aufwendigen und zeitraubenden Angiographie- und Szintigraphieverfahren verdrängt. Die Computertomographie kann wegen ihrer Sensitivität für die Erkennung freier Blutungen, von Organeinblutungen und -rupturen zwar ebenfalls Screeningverfahren dienen, nachteilig sind jedoch die längeren Untersuchungszeiten von 20–30 min, die Immobilität sowie die hohen Anschaffungs-, Unterhaltungs- und Untersuchungskosten. Auf die Applikation von Kontrastmitteln kann meist nicht verzichtet werden. Bei der Erkennung von Pankreasverletzungen und der Untersuchung von Patienten mit meteoristisch geblähtem Abdomen ist die Computertomographie der Sonographie eindeutig überlegen.

Die Vorteile der Sonographie sind im folgenden nochmals zusammengefaßt:

– schnelle Durchführbarkeit,
– hohe Treffsicherheit bei freier Blutung,
– Organdiagnostik,
– beliebige Reproduzierbarkeit,
– Nichtinvasivität,
– Mobilität,
– nicht belastend,
– keine bekannten Nebenwirkungen,
– geringe Kosten.

Trotz der vielen Vorteile wird sich der Untersucher bei mehrdeutigen Befunden auch anderer Diagnoseverfahren bedienen. Der sonographische Befund wird aber auch in diesen Fällen richtungsgebend sein. In der Hand des Erfahrenen ist die Sonographie ein rascher Wegweiser zur gezielten Therapie.

Literatur

1. Afschrift M, de Sy W, Voet D, Nachtegaele P, Robbrecht E (1982) Fractured kidney and retroperitoneal hematoma diagnosed by ultrasound. J Clin Ultrasound 10:335–336
2. Asher WM, Parvin S, Virgilio RW, Haber K (1976) Echographic evaluation of splenic injury after blunt trauma. Radiology 118:411–415
3. Aufschnaiter M, Kofler H (1982) Sonographie beim stumpfen Bauch- und Thoraxtrauma. In: Kratochwil A, Reinold E (Hrsg) Ultraschalldiagnostik 1981: Dreiländer-Treffen. Thieme, Stuttgart New York, S 87–88
4. Aufschnaiter M, Kofler H (1983) Sonographische Akutdiagnostik beim Polytrauma. Aktuel Traumatol 13:55–57
5. Ayala LA, Williams LF, Widrich WC (1974) Occult rupture of the spleen: The chronic form of splenic rupture. Ann Surg 179:472–478
6. Cunningham JJ, Wooten W, Cunningham MA (1976) Gray scale echography of soluble protein and protein aggregate fluid collections (in vitro study). J Clin Ultrasound 4:417–419
7. Delany HM, Jason RS (1981) Abdominal trauma. Surgical and radiological diagnosis. Springer, Berlin Heidelberg New York
8. Eggemann F, Waldthaler A (1982) Das stumpfe Bauchtrauma: Diagnostik durch Real-time-Sonographie. In: Kratochwil A, Reinold E (Hrsg) Ultraschalldiagnostik 1981: Dreiländer-Treffen. Thieme, Stuttgart New York, S 83–84
9. Frisius H (1981) Abdominale Ultraschalldiagnostik (Sonographie). In: Allgöwer M, Harder F, Hollender LF, Peiper H-J, Siewert JR (Hrsg) Chirurgische Gastroenterologie, Bd 1. Springer, Berlin Heidelberg New York, S 43–52
10. Frommhold H, Koischwitz D (1982) Sonographie des Abdomens. Thieme, Stuttgart New York
11. Geissl G (1979) Milzruptur-Milzhämatom. MMW 121:78
12. Goldberg BB, Clearfield HR, Goodman GA, Morales JO (1973) Ultrasonic determination of ascites. Arch Intern Med 131:217–220

13. Halbfass HJ, Wimmer B, Hauenstein K, Zavisic D (1981) Ultraschall-Diagnostik des stumpfen Bauchtraumas. Fortschr Med 99:1681–1685
14. Hamelmann H, Nitschke J (1971) Intraperitoneale Blutungen nach stumpfen Bauchtraumen. Chirurg 42:433–437
15. Hauenstein K, Billmann P, Wimmer B, Nöldge S (1982) Die Wertigkeit der Sonographie beim stumpfen Bauchtrauma. In: Kratochwil A, Reinold E (Hrsg) Ultraschalldiagnostik 1981: Dreiländer-Treffen. Thieme, Stuttgart New York, S 85–86
16. Hünig R (1972) Ultraschall-Diagnose von Leberrupturen. Langenbecks Arch Chir 331:227–238
17. Jaschke W, van Kaick G (1978) Echographische Diagnostik des subkapsulären Milzhämatoms. ROEFO 129:435–437
18. Kaftori JK, Rosenberger A, Pollack S, Fish JH (1977) Rectus sheath hematoma: Ultrasonographic diagnosis. AJR 128:283–285
19. Kaplan GN, Sanders RC (1975) B-scan ultrasound in the management of patients with occult abdominal hematomas. J Clin Ultrasound 1:5–13
20. Kay CJ, Rosenfield AT, Armm M (1980) Gray-scale ultrasonography in the evaluation of renal trauma. Radiology 134:461–466
21. Klaue P, Kern E (1976) Diagnostik beim stumpfen Bauchtrauma. Z Unfallheilkd 79:333–339
22. Kristensen JK, Buemann B, Kühl E (1971) Ultrasonic scanning in the diagnosis of splenic haematomas. Acta Chir Scand 137:653–657
23. Lee PWR, Bark M, Macfie J, Pratt D (1977) The ultrasound diagnosis of rectus sheath haematoma. Br J Surg 64:633–634
24. Leopold GR (1972) Pancreatic echography: A new dimension in the diagnosis of pseudocyst. Radiology 104:365–369
25. Leopold GR, Asher WM (1972) Diagnosis of extraorgan retroperitoneal space lesions by B-scan ultrasonography. Radiology 103:133–138
26. Maklad NF, Doust BD, Baum JK (1974) Ultrasonic diagnosis of postoperative intra-abdominal abscess. Radiology 113:417–422
27. Meyers MA (1970) The spread and localization of acute intraperitoneal effusions. Radiology 95:547–554
28. Meyers MA, Whalen JP, Peelle K, Berne AS (1972) Radiologic features of extraperitoneal effusions. Radiology 104:249–257
29. Moeller DA, Rogers JV, Allan NK, Mack LA (1983) Ultrasound appearance of a traumatic hepatic artery-portal vein fistula. J Clin Ultrasound 11:237–239
30. Peiper H-J, Peitsch W (1976) Das stumpfe Oberbauchtrauma. Z Unfallheilkd 79:341–347
31. Ponhold W (1978) Der Einsatz der Sonographie bei traumatischer Gallenblasen- und Leberruptur: Ein Fallbericht. Wien Klin Wochenschr 90:803–806
32. Reising KD, Seitz KH, Bosse-Reuben J, Rettenmaier G (1982) Sonografischer Nachweis von freier Luft in der Bauchhöhle. In: Kratochwil A, Reinold E (Hrsg) Ultraschalldiagnostik 1981: Dreiländer-Treffen. Thieme, Stuttgart New York, S 89–91
33. Sarti DA, Sample WF (eds) (1980) Diagnostic ultrasound (Text and cases). Nijhoff, The Hague Boston London
34. Schwerk WB, Braun B (1981) Ultraschalltomographie und gezielte Peritonealpunktion bei verzögerter traumatischer Milzblutung. ROEFO 134:296–300
35. Siewert JR, Maurer JW (1985) Bauchverletzungen. In: Lange M, Hipp E (Hrsg) Lehrbuch der Orthopädie und Traumatologie, Bd III. Enke, Stuttgart
36. Skolnik LM (1981) Real-time ultrasound imaging in the abdomen. Springer, Berlin Heidelberg New York
37. Sty JR, Starshak RJ, Gorenstein L (1983) Gallbladder perforation in a case of Kawasaki disease: Image correlation. J Clin Ultrasound 11:381–384
38. Tiling T (1981) Die Ultraschalluntersuchung beim stumpfen Bauchtrauma. Hefte Unfallheilkd 153:378–382
39. Tiling T, Lücke F, Kaiser G (1980) Die Wertigkeit des Ultraschalls beim stumpfen Bauchtrauma. Unfallmed Tagungen Gewerblichen Berufsgenossenschaften 40:103–107
40. Tiling T, Schmid A, Maurer J, Kaiser G (1984) Wertigkeit der Ultraschalldiagnostik beim stumpfen Bauchtrauma. Hefte Unfallheilkd 163:79
41. Vallon AG, Lees WR, Cotton PB (1979) Grey-scale ultrasonographie and endoscopic pankreatography after pancreatic trauma. Br J Surg 66:169–172
42. Viscomi GN, Gonzalez R, Taylor KJW, Crade M (1980) Ultrasonic evaluation of hepatic and splenic trauma. Arch Surg 115:320–321
43. Weill FS (1982) Ultrasonography of digestive diseases. Mosby, St Louis Toronto London
44. Wicks JD, Silver TM, Bree RL (1978) Gray scale features of hematomas: An ultrasonic spectrum. AJR 131:977–980
45. Worthen NJ, Worthen WF (1982) Disruption of the diaphragmatic echoes: A sonographic sign of diaphragmatic disease. J Clin Ultrasound 10:43–45
46. Yeh H-C, Wolf BS (1977) Ultrasonography in ascites. Radiology 124:783–790

6 Röntgendiagnostik des stumpfen Bauchtraumas

S. Feuerbach

Verletzungen der Organe im kleinen Becken und Abdomen werden besonders häufig bei polytraumatisierten Patienten beobachtet [4]. Die oft langsame Entwicklung klinischer Symptome, eine Schocksymptomatik oder die Kombination mit einem Schädel-Hirn-Trauma können die korrekte Diagnostik innerer Blutungen oder Organverletzungen erschweren. Da diese Traumafolgen sofortige therapeutische Maßnahmen erfordern, wird eine schnelle, zuverlässige und nach Prioritäten ausgerichtete Diagnostik benötigt. Die Computertomographie bietet als nichtinvasive Methode eine überlagerungsfreie Darstellung aller anatomischen Strukturen zwischen Symphyse und Zwerchfell und gestattet in einem Untersuchungsgang die gleichzeitige Abklärung von Schädel-Hirn-Traumen. Sie hat deshalb heute in der Diagnostik abdomineller Verletzungsfolgen besonders bei polytraumatisierten Patienten eine überragende Bedeutung [1–5, 7, 8, 10]. Im folgenden soll die Röntgensymptomatik abdomineller Verletzungsfolgen im Computertomogramm geschildert und ihre Möglichkeiten und Grenzen in der Diagnostik des traumatisierten Abdomens dargestellt werden.

Leberverletzungen

Leberrupturen sind als Diskontinuität des Leberparenchyms einfach erkennbar (Abb. 1), können sich jedoch bei sehr geringer Dehiszenz dem direkten Nachweis entziehen. *Subkapsuläre Leberhämatome* (Abb. 2) äußern sich als konvex-konkave oder bikonvexe, scharf begrenzte Flüssigkeitsansammlungen am Leberrand und sind bei bikonvexem Charakter nicht immer eindeutig von einer intraperitonealen Blutansammlung zu unterscheiden. *Intrahepatische Hämatome* (Abb. 3) imponieren als unregelmäßig begrenzte, hypodense Areale im Leberparenchym.

Um bei isodensen Hämatomen eine Differenzierung gegenüber dem normalen Leberparenchym zu ermöglichen, wird die Untersuchung nach i. v.-Applikation eines wasserlöslichen Kontrastmittels durchgeführt, da im Hämatom im Gegensatz zum Leberparenchym kein Dichteanstieg beobachtet wird [3, 4].

Während das Ausmaß der Leberparenchymverletzung computertomographisch gut beurteilbar ist, sind Rupturen der intrahepatischen Gefäße

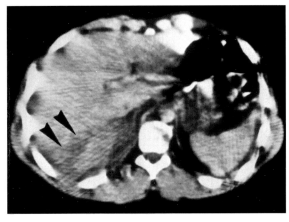

Abb. 1. Keilförmige Konturunterbrechung (➤) im rechten dorsalen Leberlappen: Leberruptur

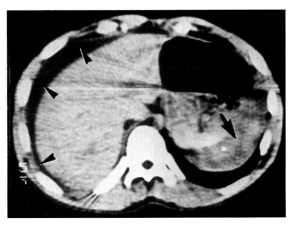

Abb. 2. Perihepatischer Flüssigkeitssaum (➤) nach stumpfem Bauchtrauma als Ausdruck einer intraperitonealen Blutansammlung oder eines subkapsulären Leberhämatoms bei gleichzeitiger Milzruptur (➜), operativ verifiziert

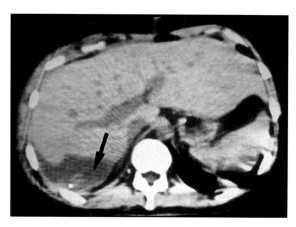

Abb. 3. Posttraumatisch hypodenses Areal am rechten dorsalen Leberrand: Hämatom (→), kein direkter Nachweis des Einrisses

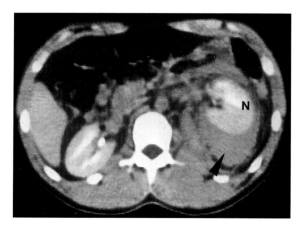

Abb. 4. Ventralverlagerung der linken Niere (N) durch ein ausgedehntes, posttraumatisches subkapsuläres Hämatom (➤)

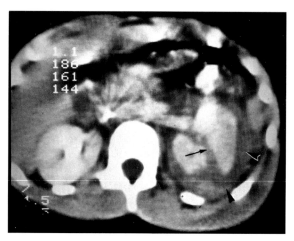

Abb. 5. Nierenruptur (→) links mit ausgedehntem perirenalem Hämatom (➤)

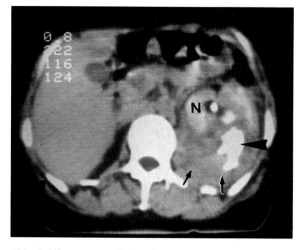

Abb. 6. Nierenruptur links mit Kontrastmittelaustritt (➤) bei Ruptur des Hohlsystems, ausgedehntes perirenales Hämatom (→) mit Ventralverlagerung der fragmentierten Niere (N)

nicht direkt darstellbar und müssen im Zweifelsfall angiographisch nachgewiesen werden.

Bei Verlaufskontrollen wird eine Dichteabnahme der Hämatome bis zur Verflüssigung beobachtet [3], wobei eine Differenzierung gegenüber einer Gallenpseudozyste infolge gleicher Dichte und Morphologie nicht gelingt. Die Infektion eines Hämatoms, Seroms oder Bilioms ist computertomographisch zu diagnostizieren, wenn die typischen Symptome einer Abszeßbildung [6] wie ringförmige, verstärkte Kontrastaufnahme oder Gasbläschen als Ausdruck der Präsenz gasbildender Erreger nachgewiesen werden. Das Fehlen dieser typischen Symptomatik schließt jedoch eine Abszedierung nicht aus, so daß im Zweifelsfall die Klärung durch eine CT- oder ultraschallgezielte Punktion erfolgen muß.

Nierenverletzungen

Die computertomographischen Symptome eines Nierentraumas entsprechen denen der Leberverletzung. So äußern sich *subkapsuläre Nierenhämatome* als hypo- oder isodense, perirenale Raumforderung (Abb. 4). Eine scharfe Begrenzung des Hämatoms weist auf eine intakte Kapsel hin, während bei Kapselrupturen Blutaustritte in den para- und perirenalen Raum beobachtet werden. *Rupturen der Niere* sind durch Nachweis der Parenchymunterbrechung am Rand bzw. im Inneren meist leicht zu erkennen (Abb. 5). Eine Beteiligung des Nieren-

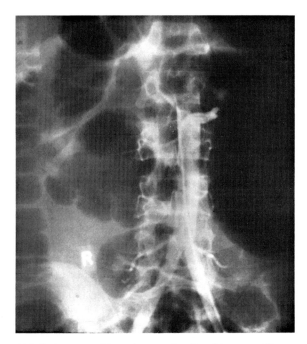

Abb. 7. Aortographie nach stumpfem Bauchtrauma: Nierenarterienabriß links

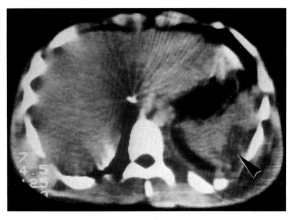

Abb. 9. Milzruptur mit Deformierung der Milz und intralienalem Hämatom (➤)

phisch sicher erkennbar sind, sind Rupturen der A. renalis nur angiographisch diagnostizierbar (Abb. 7 und 8). Indirekte Hinweise auf eine Nierenarterienruptur liefert die Computertomographie, wenn ausgedehnte, retroperitoneale Hämatome in der Nierenstielregion und die fehlende oder unvollständige Kontrastierung der betroffenen Niere nach Kontrastmittelgabe auf einen Gefäßabriß hinweisen.

Milzverletzungen

Milzrupturen sind im CT leicht zu erkennen, wenn sie mit einer Parenchymzerstörung einhergehen (Abb. 9). Gelegentlich erscheinen sie jedoch lediglich als subkapsuläres, hypodenses Hämatom. Weiterhin werden isolierte, intraliene Hämatome ohne erkennbare Kapselverletzung beobachtet.

Als Residuum intralienaler Hämatome werden mitunter bei Verlaufskontrollen Milzzysten, die sich im CT gut darstellen, angetroffen.

Rupturen der Milzhilusgefäße sind nur angiographisch direkt beweisbar, häufig wird als Hinweis auf eine Blutung in die Bauchhöhle eine intraperitoneale Blutansammlung beobachtet [7].

Pankreasverletzungen

Pankreasrupturen wurden im eigenen Krankengut bislang nicht beobachtet, als Nachweisverfahren bietet sich auch hier die Computertomographie mit überlagerungsfreier Darstellung der Pankreas-

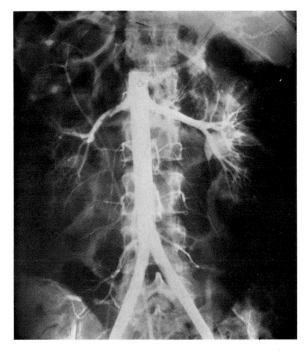

Abb. 8. Aortographie nach stumpfem Bauchtrauma: rechtsseitige Intimadissektion der A. renalis

hohlsystems wird durch einen Kontrastmittelaustritt nachgewiesen (Abb. 6).

Während somit Verletzungen des Nierenparenchyms und des Hohlsystems computertomogra-

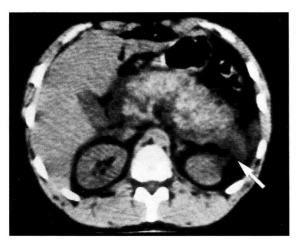

Abb. 10. 26jähriger Patient, stumpfes Bauchtrauma vor 14 Tagen: posttraumatische Pankreatitis mit Organschwellung und Exsudation in den vorderen pararenalen Raum (◄)

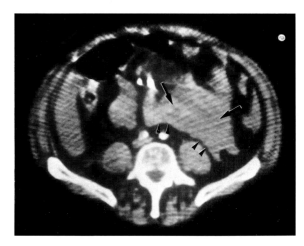

Abb. 12. Intraperitoneale Blutansammlung (◄) nach stumpfem Bauchtrauma, zum Retroperitonealraum durch die Fascia transversalis scharf begrenzt (➤)

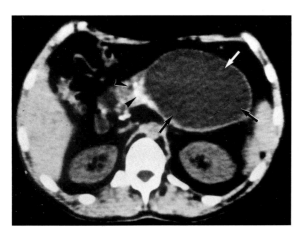

Abb. 11. Stumpfes Bauchtrauma mit Aufprall des Abdomens gegen das Lenkrad vor 8 Wochen, tastbarer Tumor im Oberbauch: posttraumatische Pankreaspseudozyste (◄), Pankreasverkalkungen (➤)

region an [7]. Die Symptomatik besteht im Nachweis einer Konturunterbrechung des Parenchyms und einem peripankreatischen Hämatom [7].

Häufig beobachtet werden im weiteren Verlauf die posttraumatische Pankreatitis und Pseudozysten.

Die *posttraumatische Pankreatitis* ist morphologisch im Computertomogramm nicht von einer Entzündung anderer Ätiologie zu unterscheiden. Typische Symptome [6, 9] sind die ödematöse Schwellung des Organs mit verminderten Dichtewerten sowie eine Exsudation in die peripankreatischen Faszienräume (Abb. 10).

Pankreaspseudozysten nach stumpfem Bauchtrauma äußern sich als kapsulär begrenzte Flüssigkeitsansammlung ohne Veränderung des Zysteninhalts nach intravenöser Kontrastmittelapplikation (Abb. 11).

Posttraumatische Fisteln und *Phlegmonen* in der Pankreasregion sind eindeutig zuzuordnen, wenn die typischen, bereits geschilderten Abszeßsymptome [6] vorliegen, jedoch nicht von einem peripankreatischen Hämatom unterscheidbar, wenn sich die entzündlichen Veränderungen ausschließlich als Flüssigkeitsansammlung äußern. Der notfallmäßige Einsatz der ERPC zum Nachweis einer Ruptur ist nur bei unklaren CT-Befunden gerechtfertigt [7].

Gefäßverletzungen

Die dominierende Untersuchung zur Feststellung von Gefäßverletzungen ist die Angiographie.

Die CT gestattet eine Differenzierung zwischen intra- und retroperitonealen Blutansammlungen, da die Fascia transversalis durch ihr anliegende Flüssigkeiten als scharfe Grenzlinie sichtbar wird (Abb. 12). Eine direkte Abbildung der Blutungsquelle ist jedoch nur durch die Angiographie möglich.

Bei zuvor durchgeführter Lavage ist im CT eine Differenzierung zwischen Spülflüssigkeit und Blut in der Regel nicht mehr möglich.

Tabelle 1. Einsatz der verschiedenen radiologischen Methoden zur Abklärung abdomineller Verletzungsfolgen beim stumpfen Bauchtrauma

Verletzungsart	CT	Angiographie	Abdomenübersicht	Andere Methoden
Leberruptur	+	(+)	−	−
Milzruptur	+	(+)	−	−
Nierenruptur	+	(+)	−	−
Gefäßruptur	−	+	−	−
Pankreasverletzung	+	−	−	(ERCP)
Hohlorganperforation	−	−	+	−
Blasenruptur	(+)	−	−	Zystographie
Subkapsuläre Organhämatome, Weichteilhämatome	+	−	−	−

+   Methode der Wahl
(+) Nachweis möglich, kein primärer Einsatz
−   Ungeeignet

Verletzungen der Beckenorgane

Blasenrupturen sind durch den Kontrastmittelaustritt nach transurethraler Kontrastmittelinstillation sicher zu erkennen, wobei Kontrastmittelansammlungen zwischen Darmschlingen auf eine transperitoneale Blasenruptur hinweisen.

Während *Hämatome* in der Becken- und Glutäalmuskulatur computertomographisch als muskelisodense Raumforderungen direkt nachzuweisen sind, können Gefäßabrisse der Iliakalgefäße und ihrer Äste nur angiographisch lokalisiert werden.

Verletzungen von Hohlorganen

Die *Perforation von Hohlorganen,* insbesondere des Darms, wird nach wie vor mit dem Nachweis einer extraluminalen Luftansammlung mittels Abdomenübersichtsaufnahme diagnostiziert. Darüber hinaus können mit der Abdomenübersichtsaufnahme knöcherne Verletzungsfolgen erkannt werden, sie liefert weiterhin indirekte Hinweise auf eine Blutung oder Organruptur beim Nachweis von Flüssigkeitsansammlungen im Bauchraum oder von Organvergrößerungen.

Schlußfolgerung

Die *Computertomographie* hat in der röntgenologischen Abklärung stumpfer Bauchtraumen überragende Bedeutung. Organrupturen, Organhämatome sowie peri- und subkapsuläre Hämatome sind sicher zu identifizieren. Alle Organe des Beckens und Abdomens werden in einem Untersuchungsgang mit geringem Zeitaufwand erfaßt, zur Abklärung eines Schädel-Hirn-Traumas bei polytraumatisierten Patienten ist eine Umlagerung nicht notwendig, der zusätzliche Zeitaufwand gering. Ebenso können komplizierte Beckenfrakturen gleichzeitig ohne Umlagerung exakt beurteilt werden.

Ist eine direkte Darstellung der Blutungsquelle notwendig, ist nach wie vor die *selektive Angiographie* der vermuteten Gefäßprovinz erforderlich.

Perforationen von Hohlorganen sollten zunächst mit der einfachen *Abdomenübersichtsaufnahme* abgeklärt werden.

Die unterschiedliche Wertigkeit der geschilderten radiologischen Nachweisverfahren zur Abklärung der verschiedenen abdominellen Verletzungen beim stumpfen Bauchtrauma sind in Tabelle 1 zusammengefaßt.

Literatur

1. Braedel HU, Rzehak L, Schindler E, Polsky MS, Döhring W (198) Computertomographische Untersuchungen bei Nierenverletzungen. ROEFO 132/1:49–54
2. Federle MP, Goldberg HI, Kaiser JA, Moss AA, Jeffrey RB Jr, Mall JC (1981) Evaluation of abdominal trauma by computed tomography. Radiology 138:637–644
3. Feuerbach S, Gullotta U, Reiser M, Allgayer B, Ingianni G (1981) Computertomographische Symptomatologie des Becken- und Bauchtraumas. ROEFO 134/3:293–296
4. Feuerbach S, Reiser M, Rust M, Ingianni G (1982) Computertomographie des Beckens und Abdomens beim Polytrauma. Intensivbehandlung 7/1:1–6
5. Haertel M, Fuchs WA (1979) Computertomographie nach stumpfem Abdominaltrauma. ROEFO 131/5:487–492
6. Haertel M, Tillmann U, Fuchs WA (1979) Die akute Pankreatitis im Computertomogramm. ROEFO 130/5:525–530
7. Hübener KH, Schmidt WGH (1979) Die computertomographische Diagnostik von Abszessbildungen. ROEFO 130/1:53–57
8. Jeffrey RB Jr, Federle MP, Crass RA (1983) Computed tomography of pancreatic trauma. Radiology 147:491–494
9. Kuhn JP, Berger PE (1981) Computed tomography in the evaluation of blunt abdominal trauma in children. Radiol Clin North Am 19:503–513
10. Pistolesi GF, Marzoli GP, Colosso PO, Pederzoli P, Procucci C (1978) Computed tomography in surgical pancreatic emergencies. J Comput Assist Tomogr 2:165–169
11. Toombs BD, Lester RG, Ben-Menachem Y, Sandler CM (1981) Computed tomography in blunt abdominal trauma. Radiol Clin North Am 19:17–35

7 Diagnostische Laparotomie

K.E. FREDE

Neue diagnostische Techniken wie Peritoneallavage, Sonographie und Computertomographie haben zweifellos in den letzten Jahren ihre Bewährungsprobe bei der Beurteilung des Bauchtraumas bestanden. Allerdings verbietet die Akutsituation mitunter die Ausschöpfung aller diagnostischer Möglichkeiten, will man nicht das Risiko eingehen, wertvolle Zeit bis zum Einsatz einer gezielten Therapie sinnlos verstreichen zu lassen.

Trotz aussagekräftiger apparativer Diagnostik behält deshalb die *diagnostische Laparotomie* ihren festen Stellenwert im Management des Bauchtraumas. Die Frage nach Indikation und Zeitpunkt der diagnostischen Laparotomie muß sich dabei an der *vitalen Gefährdung* durch das Abdominaltrauma und am *Verletzungsmuster* orientieren. Wichtigste Kriterien sind Unfallanamnese und Befunde der klinischen Erstuntersuchung.

Beim *Verletzungsmuster* ist zwischen dem isolierten Abdominaltrauma und dem Polytrauma mit abdominaler Beteiligung zu unterscheiden, ferner zwischen der stumpfen und der penetrierenden Verletzung. Besteht gleichzeitig ein Schädel-Hirn-Trauma mit Bewußtlosigkeit, ist eine klinische Beurteilung des Abdomens kaum mehr möglich. Dadurch wird die Behandlung des Polytraumatisierten viel schwieriger. Fehlende Koordination mit mangelnder Absprache der Kompetenzen verschiedener klinischer Fachrichtungen wirken sich in dieser Phase der Erstversorgung für den Schwerverletzten fatal aus. Ein erfahrener Kliniker muß das Ruder in der Hand halten und die Reihenfolge diagnostischer und therapeutischer Maßnahmen taktisch geschickt aufeinander abstimmen. Es hat sich bewährt, diese schwierige Aufgabe dem Allgemeinchirurgen zu übertragen. Ein *mehrstufiger Behandlungsplan* (Abb. 1) dient ihm dabei als Entscheidungshilfe.

Bei vitaler Gefährdung werden in einer *ersten Reanimationsphase* die Funktionen von Atmung und Kreislauf notfallmäßig wiederhergestellt. Intubation und Beatmung, intravasaler Volumenersatz und Korrektur der metabolischen Azidose stehen am Anfang aller therapeutischer Bemühungen. Drohende Verblutung ins Abdomen zwingt in dieser Phase zur sofortigen Laparotomie *(erste Operationsphase)* und hat Priorität vor allen übrigen diagnostisch-therapeutischen Maßnahmen. Besteht keine unmittelbare Vitalgefährdung, wird während einer *Stabilisierungsphase,* in der das Hauptaugenmerk Kreislauf, Lunge und Gerinnungssystem gilt, die Diagnostik unter Ausschöpfung der modernen bildgebenden Verfahren vorangetrieben und gegebenenfalls in einer *zweiten Operationsphase* die chirurgische Versorgung vorgenommen [11].

Grad der unmittelbaren Gefährdung, Art und Muster der Verletzung ergeben zusammen die Indikation zur explorativen Laparotomie:

- *Sofortlaparotomie* ohne zeitliche Verzögerung durch diagnostische Maßnahmen bei vitaler Gefährdung – meist wegen massiven Blutverlusts – und bei penetrierenden symptomatischen Verletzungen (1. Operationsphase);
- *dringliche Laparotomie* nach vorausgegangener Diagnostik und nach Kreislaufstabilisation, sobald sich aus Klinik, Hämodynamik, Labor und gezielter Diagnostik Hinweise auf eine intraabdominale Blutung oder eine Organperforation bzw. -ruptur ergeben (2. Operationsphase).

Die Festlegung der Prioritäten kann gelegentlich problematisch werden, wenn z. B. die Verlegung eines Patienten mit zusätzlichem Schädel-Hirn-

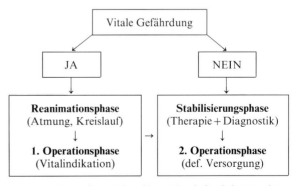

Abb. 1. Mehrstufiger Behandlungsplan beim Schwerverletzten

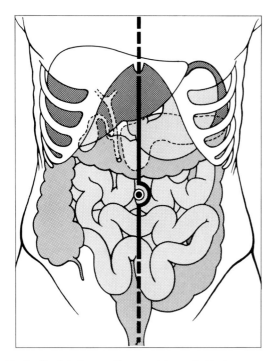

Abb. 2. Großzügige mediane Inzision mit Verlängerungs-möglichkeit nach proximal und distal. (Aus [8])

Trauma in ein Schwerpunktkrankenhaus erwogen werden muß. Oft scheint primär die zerebrale Symptomatik zu dominieren, die intraabdominale Blutung wird nicht erkannt oder in ihrem Ausmaß unterschätzt. Leider kommt es immer wieder vor – selbst nach raschem und schonendem Transport mit Helikopter –, daß sich bereits bis zur Ankunft im Zentrum ein manifester, gelegentlich therapieresistenter Schockzustand entwickelt hat. Ergibt die spätere Obduktion eine Milzruptur und keine wesentliche zerebrale Pathologie, steht fest, daß die gewählte Taktik falsch war: Auch das kleine Krankenhaus darf sich bei begründetem Verdacht auf intraabdominale Blutung vor der explorativen Laparotomie nicht scheuen, selbst dann, wenn ein Schädel-Hirn-Trauma angenommen werden muß. Falls erforderlich, kann die Verlegung parallel zum operativen Vorgehen geplant und unmittelbar im Anschluß an den blutstillenden Eingriff ohne Zeitverlust durchgeführt werden.

Ist die Indikation zur Sofortlaparotomie gegeben, lagern wir den Patienten in *normaler Rückenlage*. Muß mit Begleitverletzungen des Rektums gerechnet werden, empfiehlt sich eine Lagerung mit gespreizten Beinen und mit der Möglichkeit, in *Steinschnittlage* überzugehen. Erfordert es die Situation, kann bei dieser Lagerung durch einen

kombinierten abdominoperinealen Zugang ungehindert operiert und wirksam pararektal drainiert werden. Mit einem zweiten Operationsteam läßt sich dabei wertvolle Zeit gewinnen.

In der Notfallsituation muß die Eröffnung des Abdomens a) rasch erfolgen, b) eine gute Übersicht der gesamten Bauchhöhle gewähren und c) erweiterungsfähig sein. Diesen Bedingungen wird nur die großzügige *mediane Inzision* (Abb. 2) gerecht. Sie läßt sich nach distal bis zur Symphyse verlängern. Gegen den Thorax kann sie durch mediane Sternumlängsspaltung oder durch links- bzw. rechtsseitige Thorakotomie erweitert werden. Gewarnt sei vor der pararektalen und transrektalen Inzision oder Schrägschnitten. Eine übersichtliche und zwanglose Revision aller intraabdominalen und retroperitonealen Organe ist bei diesen Inzisionen kaum möglich. Bei Schnitterweiterung sind die Voraussetzungen für eine ungestörte Wundheilung besonders ungünstig.

Beim *penetrierenden Bauchtrauma* überwiegen Verletzungen der Hohlorgane. Wie eine Sammelstatistik von Blaisdell [2] zeigt, stehen Dünndarmverletzungen mit einer Häufigkeit von 30% an erster Stelle, gefolgt von Verletzungen des Mesenteriums und des großen Netzes (18%), der Leber (16%) und des Kolons (9%). Die Klinik wird deshalb in der Regel von der frischen Peritonitis oder von der Blutung geprägt. Ist der verletzte Darm zum Zeitpunkt des Traumas gefüllt, ergießt sich sofort reichlich Darminhalt in die Bauchhöhle. Die Symptome der peritonealen Reizung sind dann kaum zu übersehen. Bei Verletzungen des leeren Darmes hingegen kann die Symptomatik viel dezenter sein. Verletzungen retroperitonealer Darmanteile sind in den ersten Stunden klinisch kaum zu erkennen und entgehen nicht selten auch der abdominalen Revision.

Beim *stumpfen Bauchtrauma* stehen Verletzungen der parenchymatösen Organe – der Milz (25%), der Leber (15%), der Nieren (12%) – in der Häufigkeitsliste obenan. In 13% der Fälle ist mit einem retroperitonealen Hämatom zu rechnen [2]. Die Notfallsituation des stumpfen Abdominaltraumas wird deshalb meist von der massiven intraabdominalen oder retroperitonealen Blutung beherrscht.

Das *Vorgehen bei der abdominalen Revision* wird durch das Ausmaß des Hämoperitoneums bzw. des retroperitonealen Hämatoms diktiert. Ist die Übersicht durch reichlich Hämoperitoneum erschwert, werden die Bauchorgane in der Reihenfolge ihrer größten Verletzungswahrscheinlichkeit

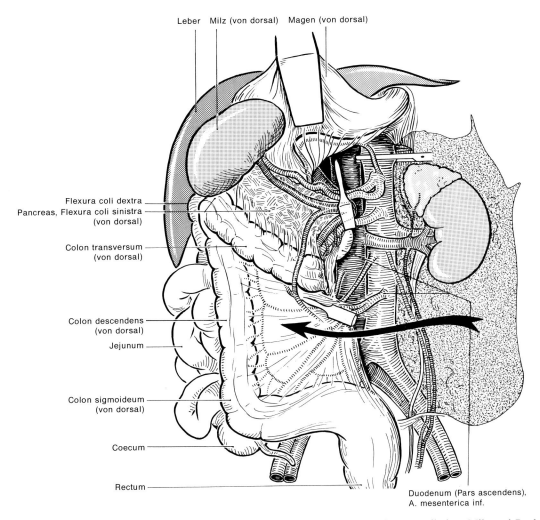

Leber Milz (von dorsal) Magen (von dorsal)

Flexura coli dextra
Pancreas, Flexura coli sinistra
(von dorsal)

Colon transversum
(von dorsal)

Colon descendens
(von dorsal)

Jejunum

Colon sigmoideum
(von dorsal)

Coecum

Rectum

Duodenum (Pars ascendens),
A. mesenterica inf.

Abb. 3. Zugang zur abdominalen Aorta durch En-bloc-Mobilisation von linkem Hemikolon, Milz und Pankreas. (Aus [4])

revidiert. Eine exakte präoperative klinische Untersuchung und „Spurensicherung" durch den Operateur macht sich jetzt bezahlt: Kontusionsmarken, Hämatome, Abdrücke von Sicherheitsgurten, Rippenfrakturen werden – je nachdem ob links- oder rechtsseitig lokalisiert – z. B. eine Milz- oder eine Leberverletzung vermuten lassen. Eine gezielte Revision auf das entsprechende Organ hin spart wertvolle Sekunden. Selbstverständlich ist der Operateur dadurch nicht von seiner Pflicht entbunden, auch die anderen Abdominalorgane auf Unversehrtheit zu überprüfen. So müssen Mesenteriumrisse – häufig Folge unsachgemäß angelegter Sicherheitsgurte – durch sorgfältige Revision immer ausgeschlossen werden. Gar nicht so selten bleiben Zusatzverletzungen nach Versorgung des Leber- oder Milztraumas unbeachtet und führen später zu Nachblutungen.

Bei Leberverletzungen mit stärkerer Blutung hat sich das Pringle-Manöver bewährt [7]. Dabei wird das Lig. hepatoduodenale mit einer weichen Klemme abgeklemmt. Dadurch wird die Übersicht bei der Versorgung einer Blutung aus dem Leberparenchym erheblich verbessert. Abklemmzeiten bis zu 30 min sind völlig ungefährlich. Läßt sich mit dem Pringle-Manöver keine ausreichende Blutstillung erzielen, muß an eine Mitverletzung der Lebervenen oder der retrohepatischen V. cava gedacht werden.

Die Mehrzahl der blutenden Verletzungen läßt sich in der Regel rasch beherrschen. Ist die intraabdominale Blutung hingegen dramatisch und die Blutungsquelle nicht ohne weiteres auffindbar, muß zur provisorischen Blutstillung die Aorta abgeklemmt werden, um Übersicht zu gewinnen. Dies kann auf 2 Wegen erfolgen.

Duodenum, Pancreas (von dorsal)

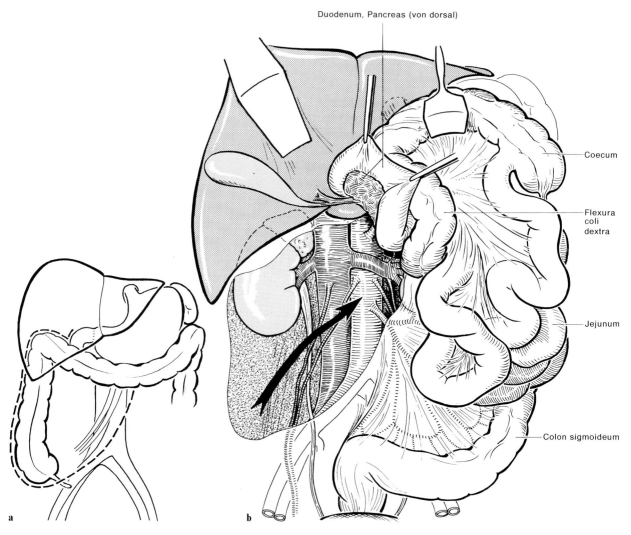

Coecum

Flexura
coli
dextra

Jejunum

Colon sigmoideum

a b

Abb. 4 a, b. Zugang zur V. cava. **a** Inzision des Peritoneums. **b** Mobilisation des rechten Hemikolons und des Duodenopankreas nach Kocher. (Aus [4])

a) In Höhe des Hiatus wird die *subdiaphragmale Aorta* zunächst gegen die Wirbelsäule komprimiert und das freie Blut aus dem Oberbauch abgesaugt. Nach Durchtrennen des Lig. triangulare läßt sich der linke Leberlappen nach rechts weghalten. In raschem Vorgehen werden das Lig. gastrophrenicum inzidiert und Ösophagus und Kardia nach links gezogen. Die Aorta wird zwischen den Zwerchfellpfeilern mit dem Finger umfahren und mit einer Gefäßklemme oder einem „snare" abgeklemmt. Bei schlecht gefüllter Aorta ist dieses Vorgehen jedoch nicht ganz einfach. Es ist deshalb sicherer, mit wenigen Handgriffen Milz, linke Kolonflexur, Pankreasschwanz und Magenfundus zu mobilisieren und en bloc nach medial umzuschlagen (Abb. 3). Nach Durchtrennung des linken Zwerchfellpfeilers kann die Aorta abgeklemmt werden. Durch anschließendes Ablösen des linken Hemikolons ist die gesamte abdominale Aorta mit ihren Hauptästen in kurzer Zeit dargestellt und auf Verletzung überprüfbar [1, 4].

b) Der 2. Weg zur Aorta führt über die Erweiterung der Laparotomie in den linken Hemithorax. Nach Durchtrennung des Lig. pulmonale und Inzision der Pleura wird die *supradiaphragmatische Aorta* umfahren und abgeklemmt. Dieser Weg empfiehlt sich bei ausgeprägtem Hämatom in Höhe des Hiatus.

Nach der Aortenabklemmung können die intraperitonealen Organe übersichtlich und in Ruhe revidiert und eventuelle Blutungsursachen organspezifisch versorgt werden.

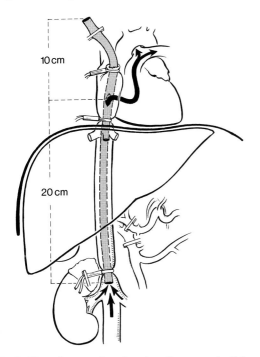

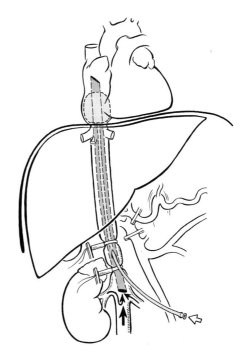

Abb. 5. Kavashunt. **a** Intrakavaler Shunt nach Schrock et al. [10]. Die V. cava ist oberhalb der Nierenvenen und intraperikardial mit „snares" geblockt, das Lig. hepatoduodenale abgeklemmt. Das Shuntblut fließt aus einer seitlichen Katheteröffnung in den rechten Vorhof

Abb. 5 b. Kavashunt ohne Thoraxeröffnung. Ein Trachealtubus wird durch eine Stichinzision in die V. cava eingeführt. Die Blockierung der V. cava erfolgt proximal durch Blähen des Ballons, distal durch 2 „snares". Abklemmen des Lig. hepatoduodenale. (Nach [5])

Schwierig ist die Entscheidung, ob ein *retroperitoneales Hämatom* eröffnet werden soll oder nicht. Seine häufigste Ursache beim stumpfen Bauchtrauma sind *Beckenfrakturen.* Diese kaudal gelegenen retroperitonealen Hämatome lassen wir – wenn immer möglich – unangetastet, da ihre Eröffnung zu kaum stillbaren, vorwiegend venösen Blutungen führen kann, die selbst nach Ligatur der A. iliaca interna nicht sistieren. In jedem Fall empfiehlt sich jedoch die unverzügliche Stabilisierung einer massiven Symphysensprengung mittels Plattenosteosynthese. Der Zugang ist durch die mediane Inzision bereits vorhanden und erfordert höchstens noch eine Verlängerung der Schnittführung nach distal. Retroperitoneale Blutungen aus zusätzlichen Frakturzonen im dorsalen Abschnitt des Beckenrings lassen sich durch Versorgung der Symphyse günstig beeinflussen. Die definitive osteosynthetische Versorgung solcher Beckenfrakturen kommt erst in Frage, wenn sich Kreislauf, Atmung und Gerinnung stabilisiert haben.

Im Gegensatz zum kaudalen Hämatom bei Beckenfrakturen muß das große *zentral oder in den Flanken* gelegene retroperitoneale Hämatom revidiert werden, um eine Verletzung der Aorta, der

V. cava, des Duodenum, des Pankreas und der Nieren auszuschließen. Dies gilt insbesondere für Stich- und Schußverletzungen.

Die *V. cava* läßt sich bis zum Leberhilus übersichtlich darstellen, indem das Peritoneum inzidiert, das rechte Hemikolon vollständig nach links herübergeschlagen und das Duodenopankreas ausgiebig nach Kocher mobilisiert werden (Abb. 4).

Bei massiver Blutung aus dem *retrohepatischen Kavaabschnitt* – fast immer kombiniert mit einer schweren Leberparenchymverletzung – kann die kritische Situation mit dem viel zitierten, aber selten praktizierten Kavashunt nach Schrock et al. [10] angegangen werden. Die Inzision wird durch Sternumlängsspaltung verlängert und der Kavakatheter durch das rechte Herzohr in die untere Vene eingeführt. Mit „snares" wird die V. cava intraperikardial und suprarenal abgeklemmt, gleichzeitig das Lig. hepatoduodenale mit einer weichen Klemme blockiert (Abb. 5a).

Auch ohne Thoraxeröffnung läßt sich ein Kavashunt installieren. Über eine Stichinzision in der V. cava proximal der Nierenvenen wird ein *Trachealtubus* nach proximal vorgeschoben und sein

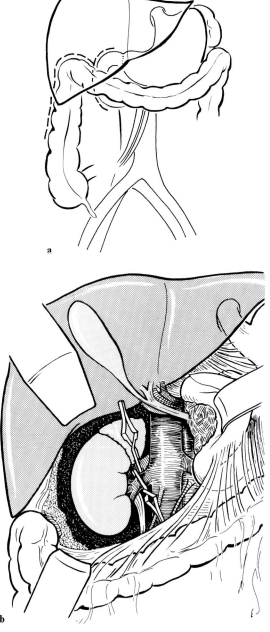

Abb. 6 a, b. Zugang zur rechten Niere durch Mobilisation der rechten Kolonflexur und Kocher-Manöver. (Aus [4])

Ballon vor dem rechten Vorhof gebläht. Die Drosselung des suprarenalen Kavaabschnitts erfolgt mit „snares" (Abb. 5 b).

Die Übersicht zur *rechten Niere* läßt sich rasch durch Mobilisation der rechten Kolonflexur und Kocher-Manöver herstellen (Abb. 6). Der Gefäßstiel der *linken Niere* wird am besten mediokolisch dargestellt [9].

Die Freilegung des *Pankreas* erfolgt durch großzügige Inzision des Lig. gastrocolicum mit vollständiger Eröffnung der Bursa omentalis. Die Darstellung von *Pankreaskopf und Duodenum* erfordert ein ausgedehntes Kocher-Manöver. Die retroperitoneale Duodenalverletzung ist leicht zu übersehen, wenn nicht speziell nach Gallefärbung, Wandhämatom und Fettgewebsnekrosen gesucht wird.

Während die massive Blutung zur *Sofortlaparotomie* zwingt, ist die zeitliche Variabilität bei der *dringlichen Laparotomie* durch den weiteren Verlauf geprägt. Gleichzeitig mit der Stabilisierung der Organfunktionen wird die Diagnostik vorangetrieben. Peritoneallavage, Sonographie, Computertomographie und Angiographie erweitern zwar das diagnostische Spektrum, können jedoch den sicheren Ausschluß einer Organverletzung nicht immer garantieren.

Wenn deshalb Art und Gewalt des Traumas sowie die klinische Beobachtung mit großer Wahrscheinlichkeit für die Verletzung eines inneren Organs sprechen, ist die *frühzeitige diagnostische Laparotomie* indiziert, auch wenn mit den verfügbaren diagnostischen Mitteln eine abdominale Organverletzung nicht nachgewiesen werden kann. Es gibt keine Statistiken, die beweisen, daß Traumapatienten an den direkten Folgen einer diagnostischen Laparotomie ohne intraabdominalen Befund sterben [3, 6]. Hingegen lehrt die tägliche Praxis immer wieder, daß eine verspätete Laparotomie den Tod des Patienten mitverschulden kann. Diese beiden Fakten gilt es gegeneinander abzuwägen. Beim Abdominaltrauma kann die klinische Erfahrung nicht hoch genug eingeschätzt werden. Die Worte aus dem Munde des Erfahrenen: „Nicht weiter diagnostizieren – laparotomieren!", sollten auch im Zeitalter modernster bildgebender Verfahren beherzigt werden!

Literatur

1. Allgöwer M (1977) Das Bauchtrauma: Verletzungen an Verdauungstrakt und retroperitonealen Organen. Helv Chir Acta 44:63–72
2. Blaisdell FW (1982) General assessment, resuscitation and exploration of penetrating and blunt abdominal trauma. In: Blaisdell FW, Trunkey DD (eds) Trauma management, vol I: Abdominal trauma. Thieme-Stratton, New York, pp 1–18
3. Forde KA, Ganepola GAP (1974) Is mandatory exploration for penetration abdominal trauma extinct? The

morbidity and mortality of negative exploration in a large municipal hospital. J Trauma 14:764–766

4. Harder F, Allgöwer M (1981) Spezielle chirurgische Prinzipien in der Behandlung des traumatisierten Abdomens. In: Allgöwer M, Harder F, Hollender LF, Peiper HJ, Siewert JR (Hrsg) Chirurgische Gastroenterologie. Springer, Berlin Heidelberg New York, S 229–241

5. Peiper HJ (1981) Lebertrauma. In: Allgöwer M, Harder F, Hollender LF, Peiper HJ, Siewert JR (Hrsg) Chirurgische Gastroenterologie. Springer, Berlin Heidelberg New York, S 950–955

6. Petersen SR, Sheldon GF (1979) Morbidity of a negative finding at laparotomy in abdominal trauma. Surg Gynecol Obstet 148:23–26

7. Pringle JH (1908) Notes on the arrest of hepatic hemorrhage due to trauma. Ann Surg 48:541–549

8. Rüedi T (1981) Zugangswege zur Bauchhöhle. In: Allgöwer M, Harder F, Hollender LF, Peiper HJ, Siewert JR (Hrsg) Chirurgische Gastroenterologie. Springer, Berlin Heidelberg New York, S 145–148

9. Rutishauser G (1980) Urogenitalverletzungen beim Polytraumatisierten. Hefte Unfallheilkd 148:210–215

10. Schrock T, Blaisdell FW, Matherson C (1968) Management of blunt trauma to the liver and hepatic veins. Arch Surg 96:698

11. Wolff G, Dittmann M, Frede KE (1978) Klinische Versorgung des Polytraumatisierten. Indikationsprioritäten und Therapieplan. Chirurg 49:737–744

8 Praktische Diagnostik beim stumpfen Bauchtrauma

J.R. SIEWERT

Auch beim stumpfen Bauchtrauma haben sich die ersten diagnostischen Überlegungen mit dem Patienten insgesamt zu befassen. Vor allem gilt es, Vitalgefährdungen rasch zu erfassen und sie ggf. zu therapieren. Folgende Fragen sollten deshalb zuerst abgeklärt werden (s. Abb. 1):

Besteht eine respiratorische Insuffizienz?

Beim geringsten Verdacht auf eine Ateminsuffizienz, d. h. noch vor Abklärung der Ursachen muß der Patient intubiert werden. In den meisten Fällen ist die Ateminsuffizienz mechanisch zu erklären und durch Intubation kausal zu behandeln. Erst danach sind weitere diagnostische Maßnahmen wie z. B. Thoraxröntgen erlaubt. Etwaige jetzt

sichtbar werdende Veränderungen (z. B. Pneumothorax, Hämatothorax etc.) sind in aller Regel durch Pleuradrainage zu therapieren oder zumindest zu stabilisieren (Technik der Pleuradrainage s. S. 72 ff.). Schwerere Parenchymveränderungen werden eine kontrollierte Beatmung notwendig machen.

Parallel dazu ist die zweite entscheidende Frage zu beantworten:

Besteht eine Kreislaufinstabilität?

Das heißt: Besteht eine so massive Blutung, daß der Kreislauf auch unter adäquater Volumensubstitution nicht zu stabilisieren ist? Bei geringstem Verdacht auf eine derartig massive Blutung müs-

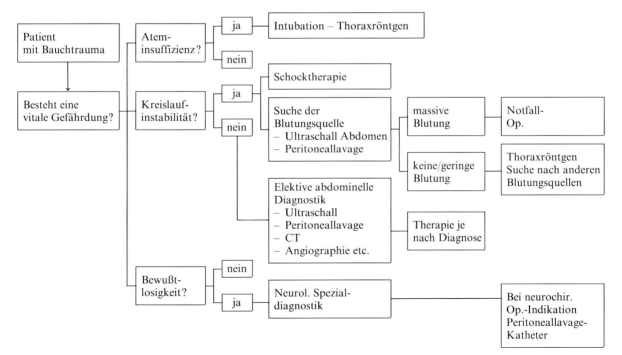

Abb. 1. Diagnostik beim stumpfen Bauchtrauma

sen großlumige venöse Zugänge gelegt werden, damit eine zügige Volumensubstitution bzw. Schocktherapie erfolgen kann. Persistiert die Kreislaufinstabilität, so ist der Patient vital gefährdet. Die Blutungsregion, d. h. die Körperhöhle, in der die Blutungsquelle zu suchen ist, muß so rasch wie möglich identifiziert werden. Häufigste Blutungsregion ist das Abdomen, seltener der Thorax. Es gilt also umgehend zu klären, ob im Abdomen eine massive Blutung stattfindet oder nicht.

Blutungsdiagnostik im Abdomen

Unter der Voraussetzung, daß ein Ultraschallgerät am Ort der Erstuntersuchung (chirurgische Ambulanz, Schockraum etc.) des Patienten zur Verfügung steht und ein in dieser Technik ausreichend erfahrener Arzt die Untersuchung durchführt, ist die *sonographische Untersuchung* die einfachste und sicherste Methode, die genannte Frage abzuklären. Derartig große Blutmengen, die notwendig sind, um eine Kreislaufinstabilität zu verursachen, können mit Sicherheit erkannt werden.

Nicht zuletzt aus diesen Überlegungen heraus ist unsere Forderung entstanden, daß die Ultraschalluntersuchung des Patienten mit Bauchtrauma am Ort der Erstuntersuchung des Patienten (in der Regel der chirurgischen Poliklinik) und durch einen Chirurgen (er hat die beste Vorstellung davon, was unter Berücksichtigung eines bestimmten Traumas an abdominellen Verletzungen zu erwarten ist) durchgeführt werden soll.

Ein großer Vorteil der Ultraschalluntersuchung ist weiterhin, daß auch die Pleurahöhlen mit beurteilbar sind und somit eine massive Blutung im Thorax im gleichen Untersuchungsgang erkannt werden kann.

Besteht keine Möglichkeit zur Ultraschalluntersuchung unter den genannten Bedingungen – muß der Patient zur Untersuchung z. B. erst in die Radiologie gebracht werden –, ist in der geschilderten Situation eine absolute Indikation zur *Peritoneallavage* gegeben (s. Kap. 4). Auch auf diese Weise ist ein Blutungsnachweis mit hoher Treffsicherheit zu erbringen.

Liegt eine massive, durch Volumensubstitution nicht zu kompensierende Blutung im Abdomen vor, so muß ohne jede weitere Verzögerung die *diagnostische Laparotomie* mit dem Ziel der Blutstillung erfolgen.

Die dritte Frage gilt dem Zentralnervensystem:

Besteht Bewußtlosigkeit?

Bei Bejahung dieser Frage muß nach Ausschluß einer vitalen Gefährdung in den zuvor genannten Bereichen eine nähere Abklärung des Schädels, am sichersten durch Computertomographie erfolgen. Soweit nicht bereits durch Ultraschalluntersuchung abgeklärt, sollte beim stumpfen Bauchtrauma die Gelegenheit der *computertomographischen Untersuchung* genutzt werden, auch die Bauchorgane darzustellen. Der über die Sonographie hinausgehende diagnostische Gewinn durch die Computertomographie ist allerdings gering (s. Kap. 6).

Praktische Konsequenzen

Die Situation hat sich somit in den ersten Minuten geklärt:
– der ateminsuffiziente Patient ist intubiert und ggf. beatmet;
– die Bauchsituation ist durch Ultraschall, ggf. durch Peritoneallavage orientierend abgeklärt;
– eine Röntgenaufnahme des Thorax, evtl. eine Ultraschalluntersuchung des Thorax, hat die thorakale Situation aufgezeigt.
Zwei Möglichkeiten sind nun denkbar:
a) Es besteht eine massive intraabdominelle Blutung, der Patient ist kreislaufinstabil. Dann ist die sofortige diagnostische Laparotomie indiziert, die Schocktherapie läuft parallel.
b) Eine massive Blutung ist ausgeschlossen, der Patient ist kreislaufstabil. Dann kann elektiv die weitere Diagnostik erfolgen mit dem Ziel, Verletzungen, die im weiteren Verlauf eine vitale Gefährdung darstellen könnten, zu entdecken und einer gezielten Therapie zuzuführen:
– Abklärung eines Schädel-Hirn-Traumas,
– Feindiagnostik des Abdomens durch Ultraschall oder Computertomographie, ggf. durch Angiographie,
– Labordiagnostik,
– Röntgendiagnostik des Skelettsystems etc.
Je nach Diagnose erfolgt dann die Therapie. Die Indikation wird unterschiedlich dringlich sein. Die kritischen Lücken der Aussagekraft von Ultraschall und Computertomographie (z. B. frische Ruptur parenchymatöser Organe, zum Zeitpunkt der Untersuchung noch ohne freie Blutung ect.) müssen beachtet werden, d. h. ein Patient mit einem gesicherten schweren stumpfen Bauchtrauma

(Anamnese, Fremdanamnese, Rückschlüsse aufgrund des Unfallhergangs) soll stationär überwacht werden. Der weitere Verlauf (klinisch, im Ultraschall, ggf. im CT) bestimmt die Länge der Überwachung. Besonderer Anlaß zur Vorsicht ist bei Patienten mit eingeschränkter Kooperationsfähigkeit gegeben.

Eine Sondersituation ist gegeben, wenn ein Patient mit stumpfem Bauchtrauma wegen eines gleichzeitig bestehenden Schädel-Hirn-Traumas neurochirurgisch versorgt werden muß. In dieser Situation ist das Abdomen sowohl der klinischen als auch der Ultraschalluntersuchung mehr oder minder entzogen. In diesen Fällen gibt ein Peritoneallavagekatheter die größte Sicherheit, d. h. durch ihn ist man in der Lage, eine verzögert einsetzende intraabdominelle Blutung rechtzeitig zu erkennen.

Mit Absicht ist die *klinische Untersuchung* bislang noch nicht erwähnt worden. Sie steht selbstverständlich unverändert an erster Stelle. Der erfahrene Untersucher wird wesentliche Diagnosen oder Verdachtsdiagnosen aus der klinisch-physikalischen Untersuchung ableiten können. Aber auch er kann sich insbesondere bei fehlender Kooperation des Patienten (Bewußtlosigkeit, Polytrauma etc.) täuschen. Der weniger Erfahrene wird sich noch häufiger täuschen lassen. Deswegen muß heute die Forderung nach objektiven Untersuchungsbefunden erhoben werden. Nur so kann das stumpfe Bauchtrauma zuverlässig diagnostiziert und seine Prognose verbessert werden.

Spezielle Therapie
intraabdomineller Verletzungen

9 Klassifikation, intraoperative Diagnostik und chirurgische Therapie der Zwerchfellruptur

M. Rossetti und H.F. Weiser

Seit der Erstbeschreibung einer traumatischen Zwerchfellruptur durch Ambrois Paré [36] im Jahr 1840 haben sich zahlreiche Autoren mit diesem Krankheitsbild, seiner Klassifikation, Pathogenese, Diagnostik und chirurgischen Therapie befaßt. 1853 beschrieb Bowditch [6] eine derartige Verletzung bei einem 17jährigen Mann und trug aus der damaligen Weltliteratur 88 vergleichbare Fälle zusammen. Erst 29 Jahre später berichtete Ricolfi [40] über die erste erfolgreiche Versorgung einer Zwerchfellstichverletzung sowie Walker [47] über den ersten transabdominalen Verschluß einer linksseitigen posttraumatischen Zwerchfellruptur.

Seither sind zahlreiche Patientenkollektive mit Zwerchfellverletzungen untersucht worden, um damit bessere Einblicke in die Pathogenese, Diagnostik und Therapie dieses Krankheitsbildes zu bekommen, das mit 5–10% der Fälle beim Abdominaltrauma und mit 3% der Fälle beim Thoraxtrauma immer wieder Anlaß zur Verkennung oder zu differentialdiagnostischen Fehldeutungen gibt [3, 5, 13, 17, 27, 31, 35, 51].

Definition

Die traumatische Zwerchfellruptur ist im Gegensatz zur traumatischen Zwerchfellhernie eine erworbene, komplette Durchtrennung des Diaphragmas einschließlich Peritoneum und Pleura parietalis. Die durch das abdominothorakale Druckgefälle auf die Bauchorgane ausgeübte Saugwirkung führt dabei zwangsläufig zu einem Eingeweideprolaps, sofern die Ruptur eine gewisse Mindestgröße aufweist [20, 23].

Wegen dieses Organprolapses durch die Zwerchfellücke wurde fälschlicherweise der Ausdruck „traumatische Zwerchfellhernie" in Analogie zur angeborenen Zwerchfellhernie geprägt, obwohl die in den Thorax prolabierten Organe nicht von einem peritonealen Bruchsack umgeben sind. Echte traumatische Zwerchfellhernien sind seltene Ausnahmefälle, die durch direkte, tangentiale Gewalteinwirkung durch Stich oder Schuß entstehen. Die Läsion des Diaphragmas umfaßt in diesen Fällen lediglich die Pleura parietalis und den muskulären oder sehnigen Anteil des Zwerchfells. Das Peritoneum parietale bleibt unverletzt. Diese inkomplette Durchtrennung der Gewebeschichten führt zu einer Hernia traumatica vera, wobei das intakte Peritoneum sekundär einen Bruchsack bildet [8, 13, 22, 48].

Klassifikation und Pathogenese

Bei der Beurteilung von traumatischen Zwerchfelldefekten sollte eine eindeutige und unmißverständliche Nomenklatur verwendet werden. Unter Berücksichtigung von Pathogenese und Symptomatik erscheint es sinnvoll, die traumatischen Zwerchfellrupturen zu unterteilen:
1. nach der zur Ruptur führenden Gewalteinwirkung in direkte und indirekte Rupturen;
2. nach dem klinischen Verlauf in akute und chronische bzw. zweizeitige Rupturen.

Als direkte Zwerchfellruptur bezeichnet man die durch penetrierende Einwirkung von außen entstehende, akute Zwerchfelläsion, die in jedem Fall mit einer kommunizierenden Zweihöhlenverletzung einhergeht [23]. Zu dieser Verletzung kommt es in der Regel durch Schuß, Stich oder Pfählung. Einen Sonderfall stellt die seltene Zwerchfelldurchspießung durch eine gebrochene Rippe dar.

Der Begriff der indirekten Zwerchfellruptur sollte nur dann gebraucht werden, wenn massive transabdominale bzw. transthorakale Kräfte im Rahmen eines stumpfen Bauch- oder Thoraxtraumas zur Zwerchfellruptur infolge intrakavitärer Druckspitzen führen [19, 39, 42, 51].

Aufgrund der Unspezifität der Symptome bzw. der Dominanz von Begleitverletzungen wird die akute Zwerchfellruptur in 60–70% der Fälle übersehen oder erst bei einer Laparotomie oder Thorakotomie als Zufallsbefund erkannt [27].

Da jahrelange symptomlose bzw. symptomarme Intervalle möglich sind, finden sich in der Literatur immer wieder Fallberichte über verschleppte oder zweizeitig auftretende Zwerchfellrupturen [7, 10, 16, 19, 28, 33, 37, 41]. Wahrscheinlich handelt es sich in diesen Fällen um alte Rupturen, die lediglich nach einem symptomfreien bzw. symptomarmen Intervall klinisch manifest und dann diagnostiziert werden. Zudem kann durch intraabdominelle Drucksteigerungen (Husten, Erbrechen, Defäkation, Schwangerschaft und Geburt) aus einer inkompletten eine komplette Zwerchfellruptur werden oder eine mehr oder minder konsolidierte Narbe kann bersten.

Auch ein durch Leber oder Milz zunächst abgedeckter kleiner Einriß kann sich vergrößern und einen Organprolaps ermöglichen. Eine Netzinterposition im Rupturspalt spielt dabei häufig die Rolle des Schrittmachers für den späteren Organprolaps in den Thorax [36].

Neben Art und Zeitpunkt des einwirkenden Traumas vervollständigen die Lokalisation der Läsion und die Rupturform die Klassifikation des Zwerchfelldefektes. Beim stumpfen Bauchtrauma ist die linke Zwerchfellhälfte im Verhältnis 4:1 bevorzugt betroffen [20].

Die rechte Hälfte wird kissenartig von der Leber geschützt, die intrakavitäre Druckspitzen nicht selten auf Kosten von Parenchymberstungen abfängt. Nach Angaben in der Literatur finden sich in 77,8–90,2% der Fälle linksseitige – und in 9,8–17,9% rechtsseitige Zwerchfellrupturen [1, 7, 20, 26]. Selten kommt es zu Mehrfacheinrissen der gleichen Zwerchfellhälfte (3,9%) oder zu doppelseitigen Zwerchfellrupturen (1,3–4,3%) [8, 15, 20]. Eine extreme Rarität stellt die zentrale oder Perikardruptur mit maximal 0,4% der Fälle dar (Tabelle 1).

In 80% der Fälle verläuft der Einriß im Zwerchfell radial im Bereich des Centrum tendineum oder am Übergang von diesem zur Pars muscularis. Die Randablösung des Diaphragmas am Rippenansatz ist mit 10% der Fälle deutlich seltener, aber ebenfalls als typische Rupturlokalisation v. a. als Folge einer alleinigen schweren Thoraxkompression zu betrachten. Atypisch verlaufende Zwerchfellrupturen, z. B. zentrale Perikardrupturen oder auch Mehrfachrupturen stellen, wie bereits erwähnt, Raritäten dar [7, 20, 26, 30, 32] (Abb. 1).

In biomechanischen Untersuchungen konnte nachgewiesen werden, daß das Zwerchfell als kontraktile, aktive Trennmembran zwischen zwei Körperhöhlen zwar in der Lage ist, langsam auftre-

Tabelle 1. Lokalisation akuter traumatischer Zwerchfellrupturen

Autor	Linkes Zwerchfell [%]	Rechtes Zwerchfell [%]	Beidseitig [%]	Zentral [%]
Hood [26]	77,8	17,9	4,3	–
Brooks [7]	90	10	–	–
Glinz [20]	84,2	14,1	1,3	–
Adamthwaite [1]	90,2	9,8	–	0,4

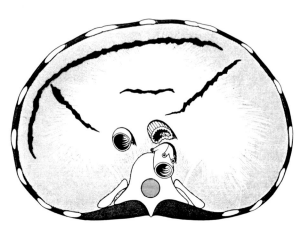

Abb. 1. Typische Lokalisation der Zwerchfellruptur durch stumpfe Gewalt. (Aus [20])

tende Druckunterschiede bis zu 100 mm Hg abzufangen, dagegen führen kurzfristige Druckspitzen bereits bei 50–70 mm Hg in Abhängigkeit von der Druckrichtung zu Zerreißungen des Diaphragmas. Einer gewaltsamen Thoraxkompression folgt in der Regel ein Abriß des Muskelansatzes im Bereich der Pars costalis und lumbalis, der sekundär durch Zurückschnellen der zusammengedrückten unteren Thoraxapertur entsteht. Eine plötzliche Abdominalkompression führt dagegen zu radiären Zwerchfellrupturen infolge kaudokranialer Druckexposition vornehmlich der linken Zwerchfellkuppe [13, 42, 51].

Klinik

Das klinische Bild der Zwerchfellruptur, mit der bei 1–7% aller polytraumatisierter Patienten zu rechnen ist, ist äußerst vielfältig und unspezifisch.

Tabelle 2. Begleitverletzungen bei akuten Zwerchfellrupturen (in %)

Begleitverletzungen	Hood [26]	Glinz [20]	Enke u. Zeidler [13]	Gay et al. [19]	Christophi [9]
Rippenfrakturen	25	73	25,5	17,8	53,9
Beckenfrakturen	22	50	–	12,6	36,5
Extremitätenfrakturen	53	38	66	13,7	69,8
Schädel-Hirn-Verletzungen	18	31	26,5	10,5	13
Wirbelfrakturen	–	12	–	–	11,1
Milz	25	38	24	23,2	57,1
Leber	9	42	10,5	3,2	26,9
Magen-Darm-Trakt	15	19	7,5	2,1	6,3
Nieren	4	19	1,5	1,1	–

Ausgedehnte Kontusionsmarken, v. a. im Bereich des Thorax sowie des Beckens, können bereits bei der Erstuntersuchung auf das mögliche Vorliegen einer Zwerchfellruptur hinweisen. Meist stehen beim schweren Polytrauma Begleitverletzungen von Kopf, Thorax, Abdomen, Extremitäten und Wirbelsäule sowie der dadurch bedingte Schock im Vordergrund [9, 11, 13, 19, 20, 26, 29, 39] (Tabelle 2).

Die Zwerchfelläsion wird in der Regel erst im Rahmen der Klinikdiagnostik offenkundig, kann aber auch infolge anderer im Vordergrund stehender vitaler Verletzungen des Patienten übersehen werden. Diese für die Versorgung polytraumatisierter, vital gefährdeter Patienten spezifische Problematik macht die Zwerchfellruptur so gefährlich.

Die Klinik der Zwerchfellruptur wird durch die Geschwindigkeit, Größe und Lokalisation des der Ruptur folgenden Organprolapses bestimmt. Auf der *linken* Seite können entsprechend dem abdominothorakalen Druckgefälle Magen, Kolon, Milz, Omentum und Dünndarmschlingen bis zum völligen Ausfüllen der linken Thoraxhöhle prolabieren und zur funktionellen Ausschaltung der Lunge führen; typisch ist der „Spannungspneumothorax" durch Torsion und Volvulus des Magens. Von der dramatischen Torsion und Organstrangulation bis hin zur einfachen Verlagerung mit leichter kardiorespiratorischer und digestiver Symptomatik können bei vorliegender Eventeration der Baucheingeweide in den Thorax alle klinischen Schweregrade vorkommen. Eine besondere Rolle spielt dabei die Neigung des verlagerten Magens zur Überblähung und Inkarzeration. Da der Hiatus oesophagus nur selten einreißt, verbleibt der gastroösophageale Übergang in seiner bindegewebigen Fixation. Fundus und Korpus werden verlagert, bis hin zum Bild des „Upside-down-stomach", der allerdings im Gegensatz zum Endsta-

dium der paraösophagealen Hernie keinen Bruchsack aufweist [34, 48].

Die Zwerchfellruptur rechts ist häufig mit einer Verletzung der Leber verbunden. Die daraus resultierende Blutung wird als freie Flüssigkeit im Abdomen oder als Hämatothorax in der rechten Pleura sichtbar. Weitere Begleitverletzungen bei rechtsseitigen akuten Zwerchfellrupturen sind mit 17–73% der Fälle Rippenserienfrakturen [41]. Bekannt ist auch die Kombination mit Beckenfrakturen (12–50%), d. h. die Diagnose einer ausgedehnten Beckenfraktur muß auch die Frage nach einer Zwerchfellverletzung aufwerfen und erfordert die Röntgenuntersuchung des Thorax [29] (Tabelle 2).

Ein seltenes Verletzungsbild mit eigener Symptomatik bildet die zentrale Perikardruptur, die nach Literaturangaben bei maximal 0,4% aller durch stumpfes Bauch- oder Thoraxtrauma verursachten Zwerchfellrupturen zu erwarten ist [1, 30, 32]. Die Perikardruptur führt zu einem Organprolaps in den Herzbeutel, der klinisch ähnlich wie eine Herzbeuteltamponade mit Bardyarrhythmie, oberer Einflußstauung und reduzierter kardialer Auswurfleistung imponieren kann.

Die Kombination von Zwerchfellruptur und Verletzungen intraabdominaler Organe ist häufig und bestimmend für die Wahl des operativen Zugangs. Bei der Operation von abdominellen Verletzungen kann sich die Diagnose der Zwerchfellruptur zufällig ergeben. Das Abtasten beider Zwerchfellkuppen gehört deshalb zur Routine jeder diagnostischen Laparotomie nach stumpfem Bauchtrauma.

Diagnostik

Die präoperative Diagnostik der Zwerchfellruptur stützt sich neben dem „Darandenken" und den indirekten klinischen Hinweisen wie einseitige Tympanie bzw. Dämpfung und/oder auskultatorisch nachweisbaren Darmgeräuschen über dem Thorax sowie kardiopulmonalen Insuffizienzzeichen auch heute vornehmlich auf die konventionelle Röntgenuntersuchung.

Charakteristische Befunde sind:

- Verschattungen im Thorax, die scharf begrenzt sind und nicht flüssigkeitsspezifisch auslaufen;
- scharf begrenzte, luftgefüllte Aufhellungszonen, insbesondere bei Vorliegen eines Hämatothorax;
- scheinbarer Zwerchfellhochstand mit nicht abgrenzbarer Zwerchfellkuppe und aufgehobener Zwerchfellbeweglichkeit.

Lassen Trauma und Begleitverletzungen Zeit für eine weiterführende Diagnostik, so können unklare Verschattungen und Luftansammlungen im Thorax durch Applikation von Gastrografin per Magensonde oder durch rektale Applikation röntgenologisch abgeklärt werden. Bei fehlender vitaler Gefährdung des Patienten kann mit Hilfe der Computertomographie im Querschnitt der thorakoabdominalen Region eine Unterbrechung der Zwerchfellkontur und eine pathologische Lage von Abdominalorganen lateral des Crus diaphragmaticum nachgewiesen werden [18, 25, 38].

Die Punktion röntgenologisch unklarer intrathorakaler Strukturen ist nicht ratsam, da durch diese Maßnahme infektiöses Material aus dem Intestinaltrakt in den Thorax verschleppt werden kann. Ebenfalls ungeeignet für die Akutdiagnostik ist die Anlage eines Pneumoperitoneums. Falschnegative Befunde können hier durch dislozierte Bauchorgane, die die Zwerchfellücke passager verschließen und so den Übertritt von Luft in den Thorax verhindern, vorgetäuscht werden. Zusätzlich besteht die Gefahr eines ausgedehnten Lungenkollapses oder einer Luftembolie [42].

In Einzelfällen kann die Peritoneallavage eine Zwerchfellruptur direkt aufdecken, und zwar dadurch, daß sich die im Rahmen der Lavage eingebrachte Flüssigkeit aus einer zuvor gelegten Pleuradrainage entleert [46]. Bei der Interpretation der Peritoneallavage muß man im Regelfall jedoch immer davon ausgehen, daß sie ausschließlich zur Erkennung relevanter intraabdominaler Blutungen dient. Nur im Blutungsfall darf sie mit 98% richtig-positiven Ergebnissen als zuverlässig gelten [21, 43].

Erhebliche Unsicherheit besteht bei schwach positiver Lavageflüssigkeit, wie sie bei alleiniger Zwerchfellruptur ohne Läsion parenchymatöser Organe denkbar ist. Im Einzelfall, z. B. bei isoliertem Einriß des Centrum tendineum fiele die Peritoneallavage negativ aus. Nachteilig ist zudem, daß es sich um eine invasive Methode handelt, bei der Komplikationsraten von 0–6% beschrieben werden [24]. Aufgrund dieser methodenspezifischen Probleme wurde die Peritoneallavage im Rahmen der Diagnostik stumpfer Bauchtraumen weitgehend von der Notfallsonographie verdrängt. Die Diagnose freier Flüssigkeit im Abdomen bzw. von Rupturen oder subkapsulären Hämatomen parenchymatöser Organe gelingt mit 96–98% richtigpositiver und 2,5–4% falsch-negativer Ergebnisse zuverlässig [24]. Speziell für die Diagnostik der Zwerchfellruptur kann die Sonographie des Abdomens jedoch nur in seltenen Fällen mit rechtsseitiger Zwerchfellruptur durch den intrathorakalen Nachweis von Leberparenchym und durch die Unterbrechung zwerchfelltypischer Echos hilfreich sein [38, 50].

Sofern keine Inkarzerationszeichen auftreten, können Verlagerungen von Bauchorganen nach Zwerchfellruptur lange Zeit symptomarm verlaufen. Dies ist besonders häufig der Fall, wenn sich der Prolaps langsam im Sinne einer verschleppten, z. B. beim beatmeten Patienten, oder als echte zweizeitige Ruptur entwickelt. Da das klinische Bild dieser Verlaufsform neben einer Reihe internistischer Krankheitsbilder auch dem einer Relaxatio diaphragmatica ähneln kann, ergeben sich besondere differentialdiagnostische Schwierigkeiten. In diesen Fällen leisten die Computertomographie, die kombinierte Leber-Milz-Szintigraphie, das Lungensequenzszintigramm oder die Zöliako- und Mesenterikographie wertvolle Dienste zur Differenzierung einer verschleppten Zwerchfellruptur mit intrathorakalem Organprolaps oder aber einer Relaxatio diaphragmatica [51].

Ein weiteres Problem stellt die Abgrenzung von Zwerchfellruptur mit sekundärem Organprolaps und Zwerchfellhernie dar. Da mit der Zunahme schwerer Verkehrsunfälle die stumpfen Zwerchfellrupturen mit nachfolgendem Prolaps von Abdominalorganen in den Thorax häufiger geworden sind, ist diese Frage nicht nur von differentialdiagnostisch-therapeutischer, sondern auch von gutachterlicher Bedeutung.

Die Begutachtung einer transdiaphragmalen Organverlagerung ist oft mit Schwierigkeiten verbunden. Zum einen muß die Frage entschieden werden, ob ein Prolaps vorliegt und nicht etwa eine echte Hernie, die kaum jemals traumatischer Natur ist. Zum anderen muß die Frage geklärt werden, ob der Prolaps durch einen traumatischen Zwerchfelldefekt und nicht etwa durch eine kongenitale oder dispositionelle Zwerchfellücke erfolgte. Die Differenzierung erfolgt durch eingehende Röntgenuntersuchung unter Berücksichtigung der anamnestischen Daten. In vielen Fällen kann diese Frage jedoch erst intra operationem entschieden werden (Bruchsacknachweis). Unbedingt sollte bei jeder Prolapsoperation ein Randanteil des Zwerchfelldefektes exzidiert und histologisch untersucht werden. Ein positiver Nachweis von Hämosiderinpigment spricht eindeutig für eine Blutung in diesem Bereich und damit für eine traumatische Genese.

Eine schematische Rentenfestsetzung läßt sich beim Zwerchfellprolaps nicht durchführen, da seine Erscheinungen zu wechselvoll sind. In die Beurteilung müssen insbesondere die funktionellen Auswirkungen des Prolapses auf das intestinale und das kardiorespiratorische System eingehen. Die derzeitigen Richtsätze werden mit einer MdE von 20–80 % je nach Ausdehnung des Organprolapses und der kardiopulmonalen Funktionsstörung angegeben [2, 14].

Chirurgische Therapie

Mit der Diagnose Zwerchfellruptur ist die Indikation zur Operation gegeben. Der Eingriff sollte auch bei verschleppten Rupturen möglichst bald nach Diagnosestellung vorgenommen werden, und zwar weniger wegen der Inkarzerationsgefahr, als v. a. wegen der stetig zunehmenden Beeinträchtigung der kardiopulmonalen Funktion bzw. der gastrointestinalen Passage.

In 80 % der Fälle erzwingt die Konstellation der Verletzungen die Laparotomie. Damit ist die Beurteilung und Versorgung intraabdominaler bzw. retroperitonealer Verletzungen sowie die Reposition prolabierter Eingeweideanteile aus dem Thorax in die Bauchhöhle mühelos durchführbar [48].

Es steht außer Frage, daß bei der frischen *linksseitigen* Zwerchfellruptur der Zugang in der Regel von abdominal erfolgen muß [20]. Eine Ausnahme besteht lediglich beim Vorliegen schwerer linksseitiger intrathorakaler Begleitverletzungen [45].

In der Regel ist jedoch die Mehrzahl der Thoraxverletzungen konservativ, d. h. durch intensivmedizinische Maßnahmen und Pleuradrainage sta-

bilisierbar (s. Kap. 10). Zu beachten ist dabei lediglich die Gefahr der Punktion und Drainage prolabierter und überblähter Magen-Darm-Anteile, die wie ein Spannungspneumothorax imponieren können.

Die Naht der frischen rechtsseitigen Ruptur ist vom Abdomen aus aufgrund der kissenartigen Abschirmung durch die Leber oft schwierig. Da jedoch die rechtsseitige Zwerchfellruptur häufig mit einer Parenchymläsion der Leber einhergeht, erfolgt auch hier die Versorgung des Defekts nach vorausgegangener Versorgung der Parenchymläsion von abdominal.

Die Reposition des prolabierten Bauchinhalts bereitet bei der frischen Ruptur operationstechnisch keine Schwierigkeiten. Bei der Eventeration mehrerer abdominaler Organe wird zunächst der Dünndarm, anschließend Kolon, Milz und zuletzt der Magen reponiert.

Der Zwerchfellverschluß erfolgt durch kräftige, nicht resorbierbare Einzelknopf- oder U-Nähte. Wir verwenden eine einreihige 2 × 0 Cardiofil Flaschenzugnaht. Der direkte Zwerchfellverschluß läßt sich bei der frischen Zwerchfellruptur unter Schonung der Äste des N. phrenicus immer bewerkstelligen. Nur selten sind bei älteren ausgedehnten Defekten plastische Deckungsverfahren erforderlich [44]. Bei randständigen Zwerchfellabrissen wird das Diaphragma durch tiefe perikostale Fixationsnähte an der Brustwand reinseriert. Begleitend zur Zwerchfellnaht wird in jedem Fall eine Thoraxdrainage eingelegt, um so die Wiederausdehnung der Lunge durch konsequente Nachbehandlung mittels Atemgymnastik und Drainage postoperativer intrathorakaler Flüssigkeitsansammlungen zu gewährleisten.

Bei alten Rupturen ist meist eine Thorakotomie angezeigt. Verwachsungen im Thorax lassen sich bei guter Lagerung und Relaxation ohne Gefahr lösen. Die rechtsseitige Ruptur tritt nur selten als chirurgisch relevante Spätruptur auf [20, 44, 49]. Die Nahttechnik ist im Gegensatz zur Versorgung akuter Rupturen zweireihig, bestehend aus peritonealer und pleuromuskulärer Nahtreihe. Gelingt die adaptierende Naht infolge Schrumpfung oder Atrophie des Zwerchfells nicht, wird ein plastischer Defektverschluß notwendig. Zweckmäßig ist eine gestielte Muskelplastik, je nach Lokalisation des Defekts mit M. latissimus dorsi oder M. transversus abdominis. Steht ausreichendes Muskelmaterial nicht zur Verfügung, erfolgt die Defektdeckung unter Verwendung von Dura oder alloplastischem Material, z. B. Teflonnetz [4]. Entsprechend der Akutversorgung muß auch bei diesen Fällen eine intraoperative Thoraxdrainage eingelegt und eine konsequente atemgymnastische Nachbehandlung durchgeführt werden.

Literatur

1. Adamthwaite DN (1983) Traumatic diaphragmatic hernia. Surg Ann 15:73–97
2. Barth JA (1976) Lininger-Molineus – Ärztliche Gutachten und Versorgungswesen, 9. Aufl. Mollowitz, Frankfurt/M
3. Baudrexl A (1979) Beitrag zur Problematik der veralteten Zwerchfellruptur. Zentralbl Chir 104:704–712
4. Baumgartl F, Kremer K, Schreiber HW (1969) Spezielle Chirurgie für die Praxis, Bd II T 1, Verdauungssystem I. Thieme, Stuttgart
5. Bergqvist D, Dahlgren S, Hedelin H (1978) Rupture of the diaphragm in patients wearing seatbelts. J Trauma 18/11:781–783
6. Bowditch HI (1853) Diaphragmatic hernia. Buffalo Med J 9:1–39, 65–94
7. Brooks JW (1978) Blunt traumatic rupture of the diaphragm. Ann Thorac Surg 26/3:199–203
8. Bryant LR, Schechter FG, Rees R, Albert MA (1978) Bilateral diaphragmatic rupture due to blunt trauma – a rare injury. J Trauma 18/4:280–282
9. Christophi C (1983) Diagnosis of traumatic diaphragmatic hernia: Analysis of 63 cases. J Trauma 18:781–86
10. Clarke WFB, Spencer H, Baugh K, Kassim E (1979) Rupture of the right hemi-diaphragm secondary to blunt trauma. West Indian Med J 28:189–195
11. Das PB (1977) Penetrating injury of the diaphragm with herniated colon leaking into the left pleural space. Int Surg 62/9:463–464
12. Dontigny L (1978) Managment of critical emergencies in chest trauma. Can J Surg 21/6:516–518
13. Encke A, Zeidler D (1977) Zwerchfellbrüche und traumatische Zwerchfellrupturen. Chirurg 49:155–161
14. Engel G, Meier zu Eissen J (1980) Die Begutachtung von traumatischem Zwerchfelldefekt und Zwerchfellprolaps. Lebensversicherungsmedizin 1:23–26
15. Enyu W (1980) Bilateral diaphragmatic hernia due to blunt trauma. Chin Med J [Engl] 93/12:823–826
16. Estrera AS, Platt MR, Mills LJ, Urschel HC (1980) Rupture of the right hemidiaphragm with liver herniation: Report of a case with extension of a tear of a previously undiagnosed ruptured right hemidiaphragm. J Trauma 20/2:174–176
17. Evans CJ, Simpson JA (1950) Fifty-seven cases of diaphragmatic hernia and eventration. Thorax 5:343–361
18. Fallazadeh H, Mays ET (1975) Disruption of the diaphragm by blunt trauma; New dimensions of diagnosis. Am Surg 337–341
19. Gay B, Arbogast R, Höcht B (1980) Erfahrungen bei der Behandlung frischer und veralteter traumatischer Zwerchfellrupturen. Unfallheilkd 83:146–152
20. Glinz W (1978) Thoraxverletzungen. Springer, Berlin Heidelberg New York, S 240–251
21. Glinz W (1979) Drainage und Lavage beim abdominalen Trauma. Helv Chir Acta 46:633–643
22. Grimes OF (1975) Traumatic injuries of the diaphragm. J Trauma 12:8–12
23. Gruber GB (1953) Nomenklatur der Zwerchfelldefekte. Bruns Beitr Chir 186:129
24. Halbfass HJ, Farthmann EH (1982) Das stumpfe Bauchtrauma. Radiologe 22:99–105
25. Heiberg E, Wolverson MK, Hurd RN (1980) CT recognition of traumatic rupture of the diaphragm. AJR 135:369–373
26. Hood M (1971) Traumatic diaphragmatic hernia. Ann Thorac Surg 12/3:311–324
27. Irmer W, Baumgartl F, Grewe HE, Zindler M (1967) Dringliche Thoraxchirurgie. Springer, Berlin Heidelberg New York
28. Jarrett F, Bernhardt LC (1978) Right-sided diaphragmatic injury. Rarity or overlooked diagnosis? Arch Surg 113:737–739
29. Kuntz RM (1979) Die kombinierte Harnblasen-Zwerchfell-Ruptur beim stumpfen Beckentrauma. Med Welt 30/24:945–949
30. Larrieu AJ, Wiener I, Alexander R, Wolma FJ (1980) Pericardiodiaphragmatic hernie. Am J Surg 139:436–440
31. Mattila S, Järvinen A, Mattila T, Ketonen P (1977) Traumatic diaphragmatic hernia. Acta Chir Scand 143:313–318
32. Meng RL, Straus A, Milloy F, Kittle CF, Langston H (1978) Intrapericardial diaphragmatic hernia in adults. Ann Surg 189/3:359–366
33. Mulder DS (1980) Chest trauma: Current concepts. Can J Surg 23/4:340–341
34. Müller-Färber J, Katthagen BD (1981) Die Zwerchfellruptur nach stumpfer Gewalteinwirkung. Unfallchirurgie 7:147–155
35. Nano M, Dei Poli M, Mossetti C, Maggi G (1980) Traumatic diaphragmatic hernias. Surg Gynecol Obstet 151:191–192
36. Paré A (1840) Œuvres complètes. Baillière, Paris. Baillière, II (95–96)
37. Pinter H, Reschauer R (1979) Problematik der nicht erkannten Zwerchfellruptur. Zentralbl Chir 104:1045–1047
38. Rao KG, Woodlief RM (1980) Grey scale ultrasonic demonstration of ruptured right hemidiaphragm Br J Radiol 53:812–814
39. Rauch J (1976) Zwerchfellrupturen als Begleitverletzungen bei stumpfen Bauch- und Thoraxtraumen. Zentralbl Chir 101/25:1558–1563
40. Ricolfi (1891) Verletzung des Thorax und Diaphragma. Bull. della soc. Lancisisana degli ospedali di Roma. Zentralbl Chir 18:246
41. Rossetti M (1977) Problematik der Zwerchfellruptur am Rande des Bauchtraumas. Acta Helv Chir 44:107
42. Saur K, Lutz W (1976) Die traumatische Zwerchfellruptur: Diagnostik, Behandlung, Spätergebnisse. Unfallheilkd 79:349–357
43. Scheele J, Wagner W (1981) Stellenwert der Peritonealspülung in der Diagnostik des stumpfen Bauchtraumas. MMW 123/21:876–882
44. Stolf NAG, Curi N, Aun F et al. (1975) Homologous dura mater used to close thoracic wall and diaphragmatic defects. Int Surg 61, 11/12:604–606

45. Tan GC, Hamilton SGL, Gibson P, Simpson JA (1973) Ruptured diaphragm: Experience in a major accident centre over a ten-year period. Aust J Surg 43/2:163–168

46. Thetter O, Altherr WF (1982) Zur diagnostischen Problematik der Zwerchfellruptur nach stumpfen Thoraxtraumen. Hefte Unfallheilkd 158:393–398

47. Walker EW (1900) Diaphragmatic hernia, with report of a case. Int J Surg 13:257–260

48. Wernitsch W, Kümmerle F (1975) Zur Klinik und Therapie traumatischer Zwerchfellrupturen und -defekte. Dtsch Med Wochenschr 100:255–259

49. Windheim K von (1979) Thoraxtrauma: Fehler bei der Erstversorgung; Folgen und Korrekturmöglichkeiten. Praxis Klin Pneumol 33:515–517

50. Worthen NJ, Worthen WF (1982) Disruption of the diaphragmatic echoes: A sonographic sign of diaphragmatic disease. J Clin Ultrasound 10:43–45

51. Zeidler D, Encke A (1979) Die traumatische Zwerchfellruptur. Praxis Klin Pneumol 33:469–472

10 Thorakale Begleitverletzungen beim stumpfen Bauchtrauma

H.W. Präuer und G. Schattenmann

Da stumpfe Bauchverletzungen selten isoliert, sondern meist im Rahmen eines Polytraumas beobachtet werden, sind thorakale Begleitverletzungen keine Seltenheit und je nach Schweregrad mit entscheidend für die Überlebenschance des Verletzten.

Während die intraabdominellen Organe der Gewalteinwirkung ungeschützt ausgesetzt und daher häufiger von schweren Verletzungen betroffen sind, bietet der knöcherne Thorax einen wirksamen Schutz für die im Brustraum gelegenen, die Vitalfunktionen aufrechterhaltenden Organe. Schwere intrathorakale Organverletzungen, die eine sofortige Thorakotomie erfordern, sind daher selten. Die Traumatisierung der Brustwand allein kann jedoch bereits mit ihren Auswirkungen auf das kardiorespiratorische System den Verletzten vital gefährden.

Im Vergleich zu dem oft schwer zu beurteilenden traumatisierten Abdomen läßt sich die Situation am Thorax durch die einfache klinische Untersuchung (Inspektion, Palpation, Auskultation), durch eine Röntgenthoraxaufnahme, die Kreislaufgrößen und eine Blutgasanalyse rasch erfassen und bei einiger Erfahrung meist exakt beurteilen [1]. Mit relativ einfachen Maßnahmen (Intubation und mechanische Ventilation mit erhöhtem Sauerstoffangebot, Freisaugen der Atemwege, Drainage der Brusthöhle und Schockbekämpfung) lassen sich die Vitalfunktionen meist rasch stabilisieren. Diese dringliche Primärversorgung muß nach Möglichkeit bereits am Unfallort durchgeführt werden, sie ist Voraussetzung für weiterführende diagnostische und therapeutische Maßnahmen und auch für einen gesicherten Transport (Tabelle 1).

Die Notwendigkeit zu speziellen bildgebenden Verfahren (Computertomographie, Angiographie) und zur Endoskopie kann je nach Dringlichkeit und Verfügbarkeit eine Verlegung des Patienten in eine Spezialklinik erfordern. Der diagnostische und indikatorische Stellenwert dieser Verfahren unterliegt dabei den Beurteilungskriterien: Invasivität, Sensitivität, Spezifität und Verfügbarkeit.

Tabelle 1. Diagnostik thorakaler Begleitverletzungen

Obligate Sofortdiagnostik	
Klinische Untersuchung	Äußere Verletzungszeichen
	Atemwege, Atemtechnik (instabiler Thorax)
	Belüftung (Fehlintubation?)
	Pneumothorax (Spannungspneu?)
	Hämatothorax
	Schock (RR, Puls, ZVD)
	Herzbeuteltamponade
Thoraxröntgenaufnahme	
Blutgasanalyse	
EKG	
Spezielle Diagnostik	
Computertomographie	Okkulter Hämato-/Pneumothorax, Aortenruptur, Herzbeuteltamponade
Bronchoskopie	Bronchusruptur, tracheobronchiale Blutung
Angiographie	Aortenruptur
Echokardiogramm	Perikarderguß, Herzbeuteltamponade
Ösophagographie	Ösophagusruptur

Die Computertomographie hat v. a. die Diagnostik der thorakalen Aortenruptur erheblich erleichtert und die Angiographie auf gezielte Fragestellungen beschränkt. Aber auch ein Hämatothorax und Pneumothorax, der auf der Summationsröntgenaufnahme im Liegen nicht immer eindeutig zur Darstellung kommt, läßt sich computertomographisch exakt nachweisen [2]. Die Bronchoskopie dient dem Nachweis oder Ausschluß tracheobronchialer Rupturen und der Lokalisation von intratrachealen oder intrabronchialen Blutungen. Bei starken Blutungen ist hierbei dem starren Bronchoskop der Vorzug zu geben.

Verletzungen der Brustwand

Rippenfrakturen sind die häufigsten Begleitverletzungen bei Polytraumatisierten; sie führen zur rein schmerzbedingten Hypoventilation mit den Folgen Atelektase, Sekretstau und Pneumonie, bei Serienfrakturen zur Instabilität der Brustwand mit primärer respiratorischer Insuffizienz. Pneumo- und Hämatothorax sind häufige Komplikationen. Die Diagnose kann in der Regel klinisch gestellt werden (Kompressionsschmerz, Krepitation, Instabilität der Brustwand mit paradoxen Atembewegungen, Hautemphysem), sie wird durch Röntgenaufnahmen bestätigt. Nicht selten entziehen sich jedoch Rippenfrakturen zunächst dem röntgenologischen Nachweis; bei den häufigen Frakturen an der Knorpel-Knochen-Grenze ist dies die Regel.

Isolierte Rippenfrakturen sind meist unproblematisch, sie können jedoch mit intrathorakalen Verletzungen einhergehen. Der Fraktur der ersten Rippe kommt besondere Bedeutung zu, da sie auf eine besonders starke Gewalteinwirkung hinweist und nicht selten mit einer Verletzung der A. subclavia und des Plexus brachialis kombiniert ist.

Rippenserienfrakturen, v. a. Serienstückfrakturen führen je nach Anzahl und Lokalisation zu einer mehr oder weniger ausgeprägten Instabilität des Thorax. Während bei dorsalen Frakturen durch die Schultergürtelmuskulatur eine gewisse Schienung erfolgt, ist das Ausmaß der Instabilität bei lateralen Serienstückfrakturen und bei parasternalen Rippenserienfrakturen besonders groß, v. a. wenn sie beidseitig auftreten.

Sternumfrakturen, meist gering dislozierte Querfrakturen, werden seltener beobachtet, sie sind jedoch als Indiz für eine starke Gewalteinwirkung zu werten und sollten Anlaß sein, intrathorakale

Begleitverletzungen (Herzkontusion) auszuschließen.

Komplikationen des Brustwandtraumas

Neben der schmerzbedingten Hypoventilation und der respiratorischen Insuffizienz bei instabiler Brustwand – der Zustand der Patienten verschlechtert sich bei inadäquater Behandlung rapide nach einigen Tagen – ist mit dem Auftreten eines Pneumo- und/oder Hämatothorax zu rechnen. Nicht selten entwickeln sich diese Komplikationen verzögert und können etwa beim Auftreten eines Spannungspneus höchst gefährliche Situationen heraufbeschwören. Die *Drainage der Brusthöhle* ist daher auch bei isolierten Rippenfrakturen obligat, und zwar
- bei allen beatmeten Patienten,
- bei Verletzten, die einer Intubationsnarkose unterzogen werden,
- besonders bei intubierten und beatmeten Patienten vor einem längeren Transport!

Therapie (Tabelle 2)

Die Behandlung von Rippenfrakturen (auch Sternumfrakturen) beim wachen, spontan atmenden und respiratorisch suffizienten Patienten erfordert eine ausreichende Analgesie (evtl. interkostale Leitungsanästhesie, Periduralanästhesie), Sekretolyse und intensive Atemtherapie, ggf. wiederholtes

Tabelle 2. Therapie der Rippenserienfraktur

Ohne respiratorische Insuffizienz (Pa O$_2$ mit Erhöhung des F$_1$O$_2$ nicht unter 60 mm Hg)	1. Analgesie	Morphinderivate, interkostale Leitungsanästhesie, evtl. Epiduralanästhesie über Katheter
	2. Pneumonieprophylaxe	Sekretolytika, Inhalationstherapie, Atemtherapie, aktives Abhusten, transglottisches und bronchoskopisches Absaugen, Antibiotika
	3. Drainage eines Hämato- oder Pneumothorax	
Mit respiratorischer Insuffizienz	1. bis 3.	
	4. Differenzierte Atemtherapie – CPAP-Atmung über Maske – nasotracheale Intubation und apparative Beatmung mit PEEP Tracheotomie nach 7–10 Tagen	
Instabile Thoraxwand	1. bis 4.	
	5. Eventuell operative Stabilisierung der Brustwand	

bronchoskopisches Absaugen zur Vermeidung von
Atelektasen, Sekretretention und Bronchopneu-
monie. Ein begleitender Pneumo- und Hämatothorax ist zu drainieren, lediglich beim Mantelpneu-
mothorax darf man sich abwartend verhalten. Das
Ausmaß der Traumatisierung der Brustwand bestimmt Art und Häufigkeit von Kontrolluntersuchungen (Blutgasanalysen, Röntgen), um sich an-
bahnende Komplikationen rechtzeitig zu erkennen.

Anders ist die Situation beim primär respiratorisch Insuffizienten, z. B. bei Instabilität der Brustwand, bei massiver Lungenkontusion, beim
Schädel-Hirn-Trauma. Den wesentlichen Teil der
Behandlung stellt hier die apparative *Langzeitbeatmung* mit positivem endexspiratorischen Druck
(PEEP) dar, wobei falls nötig, beide Brusthöhlen
prophylaktisch zu drainieren sind. In letzter Zeit
wird häufig die Forderung nach einer primären
operativen Stabilisierung der Brustwand laut zur
Vermeidung der apparativen Beatmung und zur
Frühmobilisierung des Verletzten. Zwar gibt es inzwischen brauchbare Osteosyntheseverfahren,
doch ist die *Indikation* selten gegeben, nämlich nur
dann,
- wenn wegen intrathorakaler Begleitverletzungen
  ohnehin thorakotomiert werden muß,
- wenn der instabile Thorax der einzige Grund
  für die respiratorische Insuffizienz und die
  Langzeitbeatmung ist.

Beim Polytraumatisierten, der aus anderen
Gründen beatmet werden muß (Schädel-Hirn-
Trauma, Lungenkontusion, postoperativ z. B.
nach größerer Laparotomie), bietet die operative
Stabilisierung der Brustwand keine Vorteile, die
einen zusätzlichen Eingriff rechtfertigen.

Pneumothorax

Dem traumatischen Pneumothorax kommt wie
dem Hämatothorax als typischer Begleitverletzung
primär Symptomcharakter zu, er kann jedoch
auch Hinweis für eine intrathorakale Organverletzung im engeren Sinn sein (z. B. Bronchusruptur).
Beim stumpfen Thoraxtrauma entsteht der Pneumothorax meist durch Verletzung der Pleura visceralis durch Rippenfragmente; tiefergehende Parenchymeinrisse mit größerem Luftleck sind selten.
Aber auch ohne Rippenfraktur (elastischer Thorax
bei Jugendlichen) können je nach Ausmaß der Gewalteinwirkung subpleurale Zysten platzen oder

auch Parenchymeinrisse (meist mit Lungenkontusion) entstehen und zum Pneumothorax führen.

Bei Mehrfachverletzten mit primärer oder postoperativ zu erwartender respiratorischer Insuffizienz ist die Indikation zur *Drainage* immer gegeben. Da meist ein Hämatothorax vorliegt (oder
zu erwarten ist), legen wir beim traumatischen
Pneumothorax immer eine untere, dorsal bis in
die Pleurakuppel hochgeführte Drainage im 4.
oder 5. ICR in der mittleren Axillarlinie ein, die
sowohl Luft als auch Flüssigkeit drainiert. Dehnt
sich bei korrekt liegender Drainage die kollabierte
Lunge nicht aus, so liegt häufig ein größerer Par-
enchymeinriß vor, selten hingegen eine tracheobronchiale Ruptur. Die Größe des Luftlecks läßt

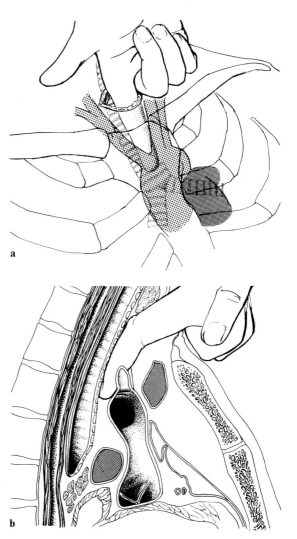

Abb. 1 a, b. Quere Inzision im Jugulum, Freilegen der Vor-
derwand der Trachea und stumpfe digitale Präparation entlang der Trachea bis zur Bifurkation (Vorgehen wie bei der
Mediastinoskopie!)

sich beim beatmeten Patienten durch Vergleich von Inspirations- und Exspirationsvolumen quantitativ erfassen; zur raschen Orientierung ist die Auskultation am Drainageschlauch ausreichend. Die Indikation zur Thorakotomie ist nur bei der bronchoskopisch zu sichernden Bronchusruptur sowie bei sehr ausgedehnten Parenchymeinrissen gegeben. Bei kleinen Lecks führt gelegentlich die Senkung des Sogs zu einer Verminderung des Luftverlustes und beschleunigt den Verschluß der Fistel. Die Dauersogbehandlung ist besonders beim beatmeten Patienten bis zum Verschluß des Lecks fortzusetzen. Bei längerer Drainagebehandlung ist ein lokaler Infekt meist unvermeidbar. Der Drain muß dann der spontanen Abstoßung überlassen werden, ein Pleuraempyem ist wegen der inzwischen eingetretenen pleuralen Verklebung nicht zu befürchten.

Beim traumatischen Pneumothorax findet man häufig ein *Hautemphysem,* seltener ein *Mediastinalemphysem.* Beide Phänomene sind Hinweise auf eine Verletzung der parietalen oder mediastinalen Pleura und haben primär nur Symptomwert. Die Spickung mit Nadeln sowie das Anbringen oberflächlicher Schnitte zur Beseitigung eines Hautemphysems ist ebenso überflüssig wie unwirksam. Lediglich das mediastinale Emphysem mit hämodynamisch relevanter Druckentwicklung (etwa bei einer tracheobronchialen Ruptur) erfordert eine Entlastung durch kollare Mediastinotomie (Vorgehen wie bei der Mediastinoskopie mit stumpfer Eröffnung des peritrachealen Raums, Abb. 1).

Hämatothorax

Bei der Beurteilung eines Hämatothorax kann von folgenden Erfahrungen ausgegangen werden: Das Ausmaß des Blutverlustes in die Brusthöhle korreliert nicht immer mit der Schwere der zugrundeliegenden Verletzung. Ein massiver Hämatothorax mit schwerem hämorrhagischem Schock kann durch relativ harmlose Verletzungen im Bereich der Brustwand (Äste von Interkostalarterien, oberflächliche Pleuragefäße) hervorgerufen werden. Durch die Fixierung an der starren Brustwand können sich diese Gefäße nicht retrahieren, und durch den intrapleuralen Unterdruck wird die Blutung weiter gefördert. Lungenparenchymverletzungen hingegen bluten allein schon wegen des niedrigeren Drucks im kleinen Kreislauf relativ wenig. Die gute Entfaltung der Lunge mit Anlie-

gen an der Brustwand ist hier die wirksamste blutstillende Maßnahme. Auch von einer Hyperoxygenierung mit Senkung des Drucks im Lungenkreislauf ist ein günstiger Effekt zu erwarten. Eingerissene Adhäsionsstränge, die ihre Blutversorgung aus dem systemischen Kreislauf beziehen, können hingegen zu profusen Blutungen führen.

Schwere intrathorakale Organverletzungen z. B. Zwerchfellruptur, Wirbelfrakturen, gedeckte Aortenruptur, gehen nicht selten mit einem wenig eindrucksvollen Begleithämatothorax einher.

Freie Rupturen der herznahen Gefäße sind in der Regel letal.

Therapie

Drainage: Nach Diagnosestellung (Röntgenaufnahmen, Probepunktion) muß die Brusthöhle interkostal mit einem Schlauch ausreichenden Kalibers drainiert und der Hämatothorax abgesaugt werden. Diese überall und notfalls auch ohne Röntgendiagnostik durchzuführende Maßnahme der Primärversorgung leitet nahtlos zur weiterführenden Diagnostik über, da erst nach Entleerung des Hämatothorax eine röntgenologische Beurteilung der intrathorakalen Organe möglich ist. Während über die Notwendigkeit, einen traumatischen Hämato-(Pneumo-)Thorax zu drainieren, keine Zweifel bestehen, ist die Technik der optimalen *Drainageplazierung* immer noch Gegenstand von Diskussionen [3]. Unabhängig vom jeweils favorisierten Verfahren ist allein entscheidend, daß ein ausreichend dicker Drain Verwendung findet und daß bei der Plazierung weitere Organverletzungen vermieden werden. An die Möglichkeit einer noch unerkannten Zwerchfellruptur muß immer gedacht werden. Die im Handel befindlichen, mit einer Trokar ausgerüsteten Drainagen sind bei entsprechender Erfahrung unproblematisch. In der Hand des Ungeübten, unter dem Streß der Notfallsituation und v. a. beim zu tiefen Einführen können sie jedoch zu gefährlichen Instrumenten werden.

Wir empfehlen folgendes Vorgehen: Beim Hämatothorax und beim traumatischen Pneumothorax legen wir eine untere Drainage (4. oder 5. ICR, mittlere Axillarlinie), deren Spitze in Richtung Pleurakuppel dirigiert wird. Nach Hautinzision (3–4 cm) werden die Weichteile mit der Präparierschere stumpf bis zur Interkostalmuskulatur auseinandergedrängt, die mit einer Klemme oder einer geschlossenen Schere durchstoßen wird. Die Lücke

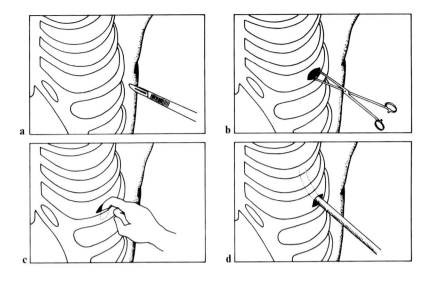

Abb. 2 a–d. Technik der interkostalen Drainage. **a** Hautinzision 4. oder 5. ICR mittlere Axillarlinie; **b** Stumpfe Präparation mit einer Schere oder Klemme, stumpfe Eröffnung der Brusthöhle und Erweiterung der Drainagestelle durch Spreizen; **c** Digitale Kontrolle des Drainagekanals; **d** Einführen des Drainagerohres

wird so weit vergrößert, daß ein palpierender Finger eingeführt werden kann. Nach orientierender Austastung werden die angrenzenden Rippen mit einer Klemme so weit gespreizt, daß der Drainageschlauch mühelos eingeführt werden kann (Abb. 2).

Thorakotomie: Bei anhaltender Blutung aus der Thoraxdrainage und bei fehlender Entfaltung der Lunge ist je nach Höhe des Blutverlustes sofort oder innerhalb weniger Stunden zu thorakotomieren. Die unmittelbar nach Legen der Drainage abgesaugte Blutmenge (>1500 ml) und die Blutungstendenz in den ersten Stunden sind wichtige Kriterien zur Entscheidungsbildung. Zwar kann auch nach Absaugen großer Blutmengen (>3000 ml) eine Blutung sistieren, i. allg. muß man jedoch bei primär hohem Blutverlust von einer größeren Gefäßverletzung ausgehen. Auch bei mäßiger, aber kontinuierlicher Blutung aus der Drainage (100–200 ml/h über längere Zeit) darf nach Ausschluß einer Gerinnungsstörung mit der Thorakotomie nicht gezögert werden.

Allgemein verbindliche Richtlinien lassen sich hier nicht aufstellen. Grenzfälle können den Chirurgen vor schwerwiegende Entscheidungen stellen, in die persönliche Erfahrung, genaue Verlaufsbeobachtung, die Gesamtsituation des Verletzten und nicht zuletzt auch die örtlichen operationstechnischen und intensivmedizinischen Möglichkeiten mit eingehen. Die rechtzeitig durchgeführte Thorakotomie zur Blutstillung belastet auch den Polytraumatisierten letztlich weniger als

abwartendes Verhalten unter laufendem Blutersatz.

Ebenfalls indiziert ist die Thorakotomie, wenn trotz korrekt liegender Drainage der Hämatothorax infolge Koagelbildung nicht mehr evakuiert werden kann und er zu einer wesentlichen Kompression der Lungen (evtl. Mediastinalverdrängung) geführt hat. Obwohl auch größere, nicht mehr mittels Drainage entfernbare Blutkoagula durch die hohe fibrinolytische Aktivität der Pleura resorbierbar sind, sollten sie bei respiratorisch wirksamer Kompression der Lunge möglichst früh ausgeräumt werden, um eine Sekundärinfektion und Verschwartung zu vermeiden. Bei längerem Zuwarten wird der dann doch erforderliche Eingriff technisch schwieriger und wird dann mit den inzwischen eingetretenen Verklebungen zur Frühdekortikation.

Organverletzungen im engeren Sinn

Lungenverletzungen

Wegen der Häufigkeit und des in der Anfangsphase schwer zu beurteilenden, nicht selten deletären Verlaufs, nimmt die *Lungenkontusion* eine zentrale Stellung in der Versorgung Polytraumatisierter ein. Durch die stumpfe Gewalteinwirkung – nicht selten besonders bei Jugendlichen ohne Rippenfrakturen – kommt es zu Parenchymblutungen, später bei der schweren Verlaufsform durch Permeabilitätsänderungen der Kapillarwand zum interstiellen und alveolären Ödem. Während sich bei der sog. einfachen Lungenkontusion die Blutungsherde ohne Beeinträchtigung der Respiration spontan zurückbilden, ist die schwere Lungenkontusion mit respiratorischer Insuffizienz verbunden. Man findet eine ausgeprägte arterielle Hypoxie bei intrapulmonalem Rechts-links-Shunt. Im Röntgenbild finden sich anfangs fleckförmige, z. T. konfluierende Herde, aber auch großflächige Infiltrate und diffuse Verschattungen, ohne daß daraus Schlüsse auf den weiteren Verlauf gezogen werden können.

Die Gefährlichkeit des Krankheitsbildes beruht darauf, daß anfangs harmlos erscheinende Veränderungen zur progressiven respiratorischen Insuffizienz führen können. Die Behandlung der unkomplizierten Kontusion beschränkt sich auf intensive Atemtherapie und prophylaktischen Einsatz von Antibiotika, erfordert aber engmaschige Blutgasanalysen und Röntgenkontrollen. Ein Begleithämato- oder -pneumothorax muß drainiert werden. Bei respiratorischer Insuffizienz ist die apparative Beatmung mit endexspiratorischem Überdruck (PEEP) indiziert. Der Einsatz von Kortikosteroiden in hohen Dosen soll einen günstigen Effekt haben, ferner wird die Aufrechterhaltung eines hohen intravasalen onkotischen Druckes gefordert [1].

Die Infektion des Kontusionsherdes führt zu abszedierenden Pneumonien, aus nekrotischen Bezirken kann sich eine Lungengangrän mit Intoxikation des Gesamtorganismus entwickeln. Die Drainage eines begleitenden Empyems sowie die Ausräumung nekrotischer Lungenpartien durch Kleinthorakotomie mit Rippenresektion kann in dieser Situation sehr wirkungsvoll sein und manchmal bei infaustem Verlauf die Wende herbeiführen. Die Forderung, umschriebene Kontusionsherde bei eingetretener respiratorischer Insuffizienz und Allgemeininfektion zur Beseitigung des Shunts und des Infektionsherdes zu resezieren, scheint plausibel. Der Eingriff ist jedoch bei Schwerstkranken mit Multiorganversagen riskant und der günstige Effekt nicht hinreichend belegt. Die prophylaktische Resektion vor eingetretener respiratorischer Insuffizienz ist wegen des häufig günstigen Spontanverlaufs auf keinen Fall vertretbar.

Lungenparenchymeinrisse

Diese heilen meist unter Drainage des begleitenden Hämatothorax und erfordern selten ein operatives Vorgehen, das nur bei stärkerer Blutung und großem Luftleck mit fehlender Entfaltung der Lunge trotz Saugbehandlung indiziert ist.

Wegen der guten Heilungstendenz sind Lungenresektionen zu vermeiden. Übernähung der Luftfistel, Versorgung evtl. vorhandener Gefäßläsionen und Klemmenresektionen sind ausreichend. Die zusätzliche Anwendung von Fibrinkleber kann in Einzelfällen hilfreich sein. Bei längerer Drainagebehandlung wegen eines persistierenden Luftlecks ist ein lokaler Infekt des Drainagekanals unvermeidbar. Das Drainrohr muß dann der spontanen Abstoßung durch Granulation überlassen werden. Ein Kollaps der Lunge oder eine fortgeleitete Infektion der Pleurahöhle ist wegen der in diesem Stadium meist eingetretenen Verklebung nicht zu befürchten. Einem chronischen, sich spontan nicht schließenden Luftleck kann eine Bronchusfistel zugrunde liegen, die mit einem elektiven Eingriff in der Spätphase zu versorgen ist (direkter Fistelverschluß, Resektion der betroffenen Lungenpartien, selten Thorakoplastik). Bei intakter Pleura visceralis entstehen als Folge eines Parenchymeinrisses kugelförmige intrapulmonale Hämatome und Pneumatozelen, nicht selten in Kombination mit i. allg. günstiger Prognose [2]. Aktives Vorgehen (offene oder geschlossene Drainage) ist nur bei Sekundärinfektion erforderlich.

Verletzungen von Trachea und Bronchus

Die tracheobronchiale Ruptur ist ein ausgesprochen seltenes Ereignis; die Verdachtsdiagnose wird bei nicht korrekt drainiertem Pneumothorax und persistierendem Luftfleck zu häufig gestellt. Typischerweise findet man einen durch Drainage nicht behebbaren Pneumothorax (primär nicht selten Spannungspneu) und ein ausgeprägtes Mediastinal- und Hautemphysem. Gedeckte Rupturen können allerdings übersehen und erst im Stadium der narbigen Bronchusstenose oder der chronischen Atelektase entdeckt werden. Nach Diagnosesicherung durch Bronchoskopie ist die Indikation zur Operation gegeben. Vom Ausmaß der gleichzeitig vorliegenden Parenchymverletzung hängt es ab, ob eine Übernähung, Resektion oder bei komplettem Abriß eine Reanastomosierung durchgeführt werden muß. Als Grundregel gilt: Je peripherer die Läsion, um so eher wird man sich zur Resektion entschließen. Eine Pneumonektomie sollte nach Möglichkeit vermieden werden.

Stumpfe Verletzungen des Herzens

Verletzte mit Rupturen der Herzwand nach stumpfer Gewalteinwirkung (z. B. Aufprall auf das Lenkrad) erreichen die Klinik nur dann lebend, wenn die Läsion nicht sehr ausgedehnt ist und das begleitende Hämoperikard noch einen Minimalkreislauf zuläßt. Von praktisch klinischer Bedeutung sind die Herzbeuteltamponade, die Herzkontusion und ausgedehnte Perikardeinrisse, die zur Herzluxation führen können.

Herzbeuteltamponade

Eine Flüssigkeitsansammlung in der Perikardhöhle mit Druckanstieg führt in erster Linie zu einer Behinderung der Ventrikeldilatation in der Diastole mit der Folge eines Low-output-Syndroms durch Verringerung des Schlagvolumens. Das unelastische Perikard reagiert bei akuter Flüssigkeitszunahme auch geringen Ausmaßes im Herzbeutel mit einer hämodynamisch relevanten Drucksteigerung.

Klinische Zeichen sind ein erhöhter zentralvenöser Druck, abgeschwächte Herztöne, arterielle Hypotonie trotz adäquatem Volumenersatz, Zeichen der Herzinsuffizienz. Während das Röntgenbild und das EKG bei der akuten Tamponade nicht sehr aussagekräftig sind, darf man vom Echokardiogramm eine große Sensitivität und Spezifität bezüglich des Nachweises intraperikardialer Flüssigkeit erwarten. Bereits beim geringsten Verdacht ist die Perikardpunktion vorzunehmen, die Diagnostik und Therapie zugleich darstellt: Mit einer dicken Kanüle (evtl. mit Anschluß an ein EKG) wird bei erhöhtem Oberkörper nach Stichinzision der Haut im Winkel zwischen Schwertfortsatz und linkem Rippenbogen punktiert und die Nadel in Richtung rechte (oder linke) Schulter vorgeschoben. Eine auch nur geringe Druckentlastung des Herzbeutels kann die Hämodynamik entscheidend und lebensrettend verbessern. Entgegen einer weit verbreiteten Meinung findet man bei der akuten Herzbeuteltamponade keineswegs immer flüssiges, defibriniertes Blut, sondern sehr häufig Blutkoagula, die sich durch Punktion nicht entfernen lassen und als Hinweis auf eine noch aktive Blutung zu werten sind. In dieser Situation ist die Indikation zur Perikarddrainage und Ausräumung der Blutkoagula gegeben. Als Zugang kann man die Pericardiotomia inferior longitudinalis nach Sauerbruch empfehlen. Bei fortbestehender akuter

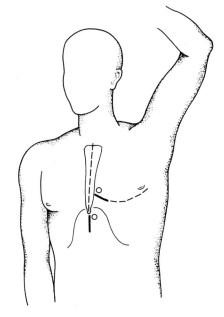

Abb. 3. Operative Zugänge zum Herzen (o Punktionsstellen des Perikards)

Blutung kann nach Schnittverlängerung bis zum Jugulum das Herz durch Sternotomie freigelegt und die Blutungsquelle versorgt werden (Abb. 3).

Herzkontusion

Die Contusio cordis ist eine wahrscheinlich zu selten diagnostizierte und in ihrer Tragweite unterschätzte Begleitverletzung, mit der bei 10% aller stumpfen Thoraxverletzungen zu rechnen ist [1]. Im Vergleich mit der oft eindrucksvollen und die Aufmerksamkeit des Untersuchers voll in Anspruch nehmenden Symptomatik eines Polytraumatisierten muß nach den diskreten Hinweisen für eine Herzkontusion gesucht und die Diagnose mit speziellen Untersuchungsmethoden gesichert werden. Präkordialer Schmerz, kardiale Rhythmusstörungen und Herzinsuffizienz sind wichtige klinische Zeichen dieses infarktähnlichen und entsprechend zu wertenden Krankheitsbildes. Im Rahmen der Enzymdiagnostik ist nur die Bestimmung der herzmuskelspezifischen CPK-, LDH-1- und LDH-2-Isoenzyme aussagekräftig. Das EKG, neuerdings auch die Herzszintigraphie sind v. a. für die Verlaufsbeobachtung bedeutungsvoll. Die Behandlung entspricht derjenigen eines frischen Herzinfarktes.

Folgende Maßnahmen sind erforderlich:

- EKG-Überwachung auf Intensivbehandlungsstation (bereits bei Verdacht!),
- ausreichende Oxygenierung,
- vorsichtiger Volumenersatz (kontrolliert durch zentralen Venendruck, evtl. auch Pulmonalarteriendruck),
- Kaliumersatz,
- bei Rhythmusstörungen differenzierter Einsatz von Lidocain, Ajmalin, Verapamil u. a.,
- bei Bradykardie (traumatischer AV-Block!) Atropin, Alupent, evtl. Elektrostimulation,
- bei Hypotonie Adrenalin, Dopamin, Dobutamin,
- Digitalis nur bei Insuffizienzzeichen.

Die Patienten sind in der Frühphase durch Rhythmusstörungen und Herzinsuffizienz gefährdet, an Spätfolgen sind Herzwandaneurysma und Myokardruptur zu nennen.

Perikardrupturen

Perikardrupturen, häufig im Zusammenhang mit einer Zwerchfellruptur, stellen nur dann eine Operationsindikation dar, wenn es zu einer Herzluxation kommt. Deren Symptomatik kann mit einer Herzbeuteltamponade zu verwechseln sein. Eine diagnostische Klärung ist in diesem Fall durch Echokardiographie, evtl. durch Computertomographie zu erwarten.

Thorakale Aortenruptur

Die Ruptur der thorakalen Aorta hat in den letzten Jahren für die Versorgung polytraumatisierter Patienten an Bedeutung gewonnen, da durch die Verbesserung des Rettungswesens, durch Fortschritte in der Diagnostik, v. a. durch erhöhte Aufmerksamkeit gegenüber Gefäßverletzungen und durch zunehmende Erfahrung in der operativen Behandlung Fortschritte erzielt werden konnten [6]. Im Rahmen eines horizontalen oder vertikalen Dezelerationstraumas kann es zu einem queren Einriß der Aorta descendens, typischerweise im Isthmusbereich, kommen. Bei den ca. 20% der Patienten, die lebend die Klinik erreichen, liegt eine von Adventitia und Pleura gedeckte Ruptur vor. Der röntgenologische Nachweis einer dorsal gelegenen Mediastinalverbreiterung ist meist der erste Hinweis für das Vorliegen einer Aortenruptur. Typischerweise ist bereits auf den Nativ-

Tabelle 3. Diagnostik der Aortenruptur

Anamnese	Dezelerationstrauma, massive Thoraxkontusion oder -kompression
Klinik	„Pseudokoarktationssyndrom", in den Rücken ausstrahlende Schmerzen, Druckdifferenz zwischen A. radialis und A. femoralis
Röntgen (Thoraxübersicht)	„Breites Mediastinum", Verdrängung der Trachea nach rechts, Impression des linken Tracheobronchialwinkels, abnorme Aortenbogenkontur, Begleithämatothorax links
Computertomographie (mit Kontrastmittel)	Raumforderung im hinteren oberen Mediastinum, Nachweis der Dissektion, evtl. Kontrastmittelaustritt
Aortographie (evtl. in DAS-Technik)	Exakte Lokalisation der Rupturstelle

aufnahmen eine Verdrängung der Trachea nach rechts und ein Impression des linken Tracheobronchialwinkels erkennbar. Klinisch bedeutungsvoll ist ein sog. Pseudokoarktationssyndrom mit Hypertonie der oberen und Hypotonie der unteren Körperhälfte. Bei jedem Verdachtsfall sollte nach Stabilisierung der Vitalfunktionen die Computertomographie mit und ohne Kontrastmittelgabe durchgeführt werden. Bei bestätigtem Verdacht sollte zur genauen Lokalisation und zur exakten Operationsplanung nach Möglichkeit angiographiert werden (Tabelle 3).

Über den optimalen Zeitpunkt für die Operation gehen die Meinungen immer noch auseinander. Da der Verletzte jedoch durch die jederzeit und nicht vorhersehbar auftretende sekundäre freie Ruptur in höchstem Grade gefährdet ist, setzt sich die Tendenz zur Frühoperation (nach Stabilisierung der Vitalfunktionen) zunehmend durch [6]. Die Versorgung einer raumfordernden intrakraniellen Blutung oder einer Blutung im Abdominalbererich hat allerdings Vorrang.

Die Rekonstruktion der rupturierten Aorta durch direkte Naht oder mittels Dacroninterponat wird meist bei einfacher proximaler und distaler Abklemmung ohne Linksherzbypass, allenfalls unter Verwendung eines heparinisierten Shunts nach Gott vorgenommen [4, 6]. Bei Polytraumatisierten verbietet sich die Anwendung der extrakor-

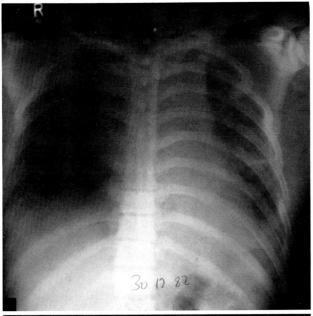

Abb. 4 a–c. Traumatische Aortenruptur. **a** Aufnahmebefund: Typische Verbreiterung des oberen Mediastinums. **b** Aortographie. **c** Postoperative Angiographie (Zustand nach direkter Naht bei Abklemmung ohne Shunt)

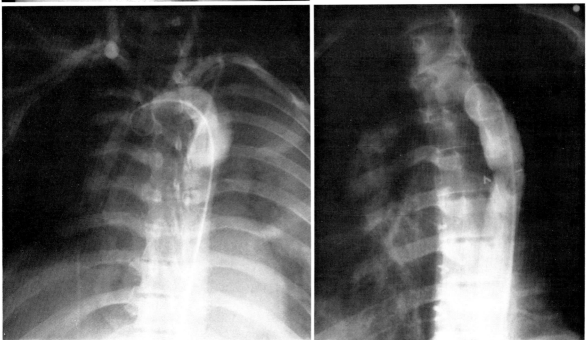

poralen Zirkulation wegen der zu erwartenden Blutungskomplikationen bei systemischer Heparinisierung. Bei entsprechender Erfahrung kann die Abklemmzeit kurz gehalten werden, und die Rate von neurologischen Komplikationen infolge der Ischämie des Rückenmarks scheint bei der einfachen Abklemmung ohne Bypass eher niedriger zu sein (Abb. 4).

Verletzungen des thorakalen Ösophagus

Die Problematik und Bedeutung der im Rahmen eines stumpfen Bauchtraumas äußerst seltenen Verletzung liegt in der rechtzeitigen Diagnosestellung, von der nicht nur der Erfolg operativer Maßnahmen, sondern auch die Prognose des Verletzten überhaupt abhängt. In der Frühphase können ein ausgeprägtes Mediastinalemphysem sowie bei Ruptur der mediastinalen Pleura ein Pneumothorax mit Erguß Hinweis für eine Läsion des Ösophagus sein.

Rasch entwickelt sich eine Mediastinitis bzw. ein Pleuraempyem. Nach Diagnosesicherung durch Ösophagographie mit einem wasserlöslichen Kontrastmittel ist bei rechtzeitig erkannten Fällen die Sofortoperation indiziert. Mit zunehmendem zeitlichen Abstand zum Rupturereignis wird der Erfolg der Operation ungünstiger, so daß jenseits der 8- bis 12-h-Grenze konservativen Maßnahmen (gezielte intra- und extraluminale Drainage) der Vorzug zu geben ist.

Traumatischer Chylothorax

Stumpfe Thoraxtraumen, namentlich mit Luxationsfrakturen der unteren Brustwirbelsäule, führen gelegentlich zu einer Verletzung des Ductus thoracicus. Die Diagnose wird in der Regel erst dann gestellt, wenn nach Sistieren der Blutung ein begleitender Hämatothorax zunehmend „chylösen" Charakter gewinnt. Ein konservativer Therapieversuch mit Drainage der Brusthöhle und streng parenteraler Ernährung ist immer gerechtfertigt, sollte aber bei offensichtlicher Erfolglosigkeit und drohenden Sekundärkomplikationen nicht über die 2. Woche hinaus fortgesetzt werden. Therapie der Wahl ist die tiefe supradiaphragmale Ductusligatur nach Lampson [5].

Literatur

1. Glinz W (1979) Thoraxverletzungen. Diagnose, Beurteilung und Behandlung, 2. Aufl. Springer, Berlin Heidelberg New York
2. Gullotta U, Wuttke V, Tempel G, Schmid TO (1981) Die radiologische Symptomatik pleuraler und pulmonaler traumatischer Veränderungen. Röntgenberichte 10:140
3. Imdahl H (1983) Das stumpfe Thoraxtrauma. Langenbecks Arch Chir 361:79
4. Nacleiro EA (1971) Chest injuries. Grune & Stratton, New York London
5. Präuer HW, Mack D, Ketterl R (1984) Zur Behandlung des traumatischen Chylothorax. 13. Jahrestagung der Deutschen Gesellschaft für Thorax-, Herz- und Gefäßchirurgie, Bad Nauheim, 1984. Thorac Cardiovasc Surg 32:37
6. Stelter WJ, Becker HM, Heberer G (1983) Rupturen und traumatische Aneurysmen der Aorta. Chirurg 54:135

11 Intraoperative Diagnostik und Klassifikation des Lebertraumas

M. HÖLSCHER

Leberanatomie

Eine Voraussetzung, Lebertraumen mit ihren Folgeerkrankungen einzuschätzen und adäquat zu therapieren, ist die Kenntnis der Leberanatomie. Die für den Chirurgen wesentlichen Punkte sollen deshalb kurz dargestellt werden.

Ligamente der Leber: Die Leber entwickelt sich unter dem Zwerchfell als zum größten Teil intraperitoneal gelegenes Organ. Die Umschlagfalten vom viszeralen zum parietalen Peritoneum werden zu den sog. Ligamenten. Der rechte Leberlappen ist über das Lig. coronarium dextrum, welches die Pars affixa begrenzt, mit dem Zwerchfell verbunden. Bei der Mobilisation des rechten Leberlappens sind besonders folgende Strukturen zu beachten:
- V. phrenica dextra nahe der suprahepatischen V. cava,
- V. suprarenalis dextra, die in die retrohepatische V. cava einmündet,
- retrohepatische Lebervenen, die teilweise den rechten Lappen drainieren.

Das Lig. coronarium sinistrum umgibt die Pars affixa des linken lateralen Segmentes des linken Lappens und geht mit dem rechten Lig. coronarium in das ventral gelegene Lig. falciforme hepatis (Mesohepaticum ventrale) sowie in das dorsal gelegene Omentum minus (Mesohepaticum dorsale) über. Das Lig. teres hepatis (V. umbilicalis) stellt praktisch die kaudale Begrenzung des Lig. falciforme dar, während das Lig. hepatoduodenale die kaudale Begrenzung des Mesohepaticum dorsale ist.

Lappenunterteilung: Die anatomische Lappenunterteilung durch das Lig. falciforme und das Omentum minus entspricht nicht der chirurgischen. Diese Ligamente charakterisieren die Grenze zwischen medialem und lateralem Segment des linken Leberlappens. Vielmehr ist die Grenze zwischen rechtem und linkem Leberlappen zwischen den sog. „Leberhili", also der Einmündung von zuführenden Gefäßen in der Porta hepatis und dem Venenpol der Leber zu sehen. Hier ist die Trennungslinie für die nahezu vollständig getrennt versorgten Leberstrukturen.

Lebersegmente: Mit Lebersegment bezeichnet man Leberabschnitte mit nahezu autonomer Gefäß- und Gallenwegsversorgung. Für den Chirurgen sind je 4 Segmente des rechten und 3 des linken Leberlappen wichtig (Abb. 1).

Leberarterien: Im Normalfall entspringt die A. hepatica propria bzw. communis aus dem Truncus coeliacus und liegt ventrokranial der Pfortader. Der linke Lappen kann aber häufig durch eine Arterie versorgt sein, die aus der A. gastrica sinistra entspringt und im Omentum minus in die Fissur zwischen lateralem und medialem Segment des linken Lappens zieht.

Nicht selten (ungefähr 10–15%) entspringt die A. hepatica dextra der A. mesenterica superior. Sie liegt dann dorsal des Pankreaskopfes, der Gallenwege und der Pfortader. Dies sind die wichtigsten Varianten.

Pfortader: Sie ist in ihrem Verlauf sehr konstant. Während der rechte Ast direkt in das Parenchym zieht, zieht der linke horizontal in der Fissur zwischen Lobus caudatus und quadratus auf die Fissur zwischen medialem und lateralem Segment des linken Lappens zu.

Gallenwege: Die extrahepatischen Gallenwege können eine Vielzahl von Anomalien bieten. Vorsicht ist besonders bei vorhandenen Gefäßanomalien geboten, die häufig mit Gallenwegsanomalien verbunden sind.

Lebervenen: Zwei, sehr häufig auch drei Lebervenen nehmen das Blut der Segmente auf und münden im „venösen Hilus" in die infradiaphragmatische V. cava. Extrahepatisch sind die Lebervenen nicht so zu präparieren, daß man sie umfahren kann. Im Parenchym greifen die Lebervenen wie

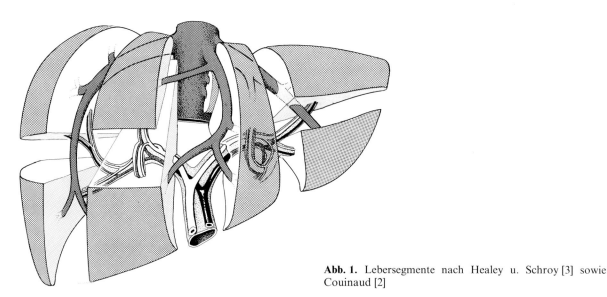

Abb. 1. Lebersegmente nach Healey u. Schroy [3] sowie Couinaud [2]

Finger von gefalteten Händen mit den übrigen Gefäß- und Gallenwegstrukturen ineinander. Die linke Lebervene liegt in der Regel zwischen medialem und lateralem Segment des linken Leberlappens, die sog. mittlere Lebervene, wenn vorhanden, zwischen linkem und rechtem Leberlappen und die rechte Lebervene zwischen den Segmenten VI und VII laterodorsal und V und VIII ventromedial des rechten Lappens. Dieser anatomische Sachverhalt muß bei Segment-, Wedge- und anderen Resektionen berücksichtigt werden. Die Hauptverlaufsrichtung der Lebervenen ist somit die kraniokaudale Richtung in der Leber.

Pathologisch-anatomische Befunde bei Leberverletzungen

Definitionen

Die infolge einer Leberverletzung zu erhebenden pathologisch-anatomischen Befunde sind vielfältiger Gestalt. Entscheidend ist der Verletzungsmechanismus. Nach ihm sollen die Befunde gegliedert werden.

Wir unterscheiden *penetrierende,* sog. offene Abdominalverletzungen und *stumpfe,* sog. geschlossene, die zu einer Verletzung der Leber führen können.

Penetrierendes, sog. offenes Lebertrauma
(s. auch Kap. 12)

Stichverletzungen infolge tätlicher Auseinandersetzungen entstehen meist durch scharfe, schmale Messerklingen von bis zu 10–15 cm Länge. Nur selten entstehen dabei Leberparenchymdestruktionen stärkeren Ausmaßes. Aus chirurgisch-therapeutischer Sicht ist dieser Sachverhalt wesentlich.

Die pathologisch-anatomischen Korrelate sind:

Grad I: Verletzungen der *Subsegmente* der Leber. Hierbei unterscheiden wir den nicht blutenden Riß oder Stich von dem blutenden.

Grad II: Verletzungen der *Lebersegmente.* Hierunter verstehen wir die tiefe Riß- bzw. Stichwunde, wobei es zu *Verletzungen von Segmentästen* der Lebergefäßversorgung bzw. der Gallenwegsdrainage der Leber kommt.

Grad III: Stichverletzungen mit Beteiligung der zentralen Lebervenen, der V. cava inferior oder der Hilusstrukturen.

Diese Einteilung hat sowohl therapeutische als auch prognostische Bedeutung. Als Beispiel soll eine der größten Fallserien der Weltliteratur (Trunkey et al. [6]) dienen, die über 219 operativ versorgte Stichverletzungen umfaßt. 177 Fälle wurden aus v. a. diagnostischen Gründen laparotomiert, und bei dem pathologisch-anatomischen Korrelat der subsegmentalen Leberverletzung (Grad I) wurde eine Drainage nach evtl. notwendiger Kompression der Leber zur Blutstillung erforderlich. In weiteren 38 Fällen der Grade Ib oder II war eine Blutstillung durch Naht erforderlich. In 4 Fällen waren entweder das portale System (Hilus) bzw. ein Stammgefäß verletzt. Dies entspräche dem hier aufgeführten Grad III.

Schußverletzungen der Leber sind in Europa eher selten, dagegen stellen sie in den USA die häufigste Ursache offener Leberverletzungen dar. Unterschiedlichste pathologisch-anatomische Korrelate sind von der Gewehrart (Kugelgewehr bzw. Schrotflinte, Geschoßaufbau und Kaliber) sowie von der Energie des Geschosses abhängig. Die penetrierenden Schußverletzungen der Leber sind nach amerikanischen Autoren aufgrund der massiven diffusen Parenchymdestruktion die gefährlichsten und zeigen die höchste Letalität. Sie liegt bei diesen Verletzungen höher als bei den sog. stumpfen Traumen.

Trotz unterschiedlicher Verletzungsgenese kristallisieren sich bei der Schußverletzung Verletzungstypen heraus, die z. T. mit den Verletzungtypen infolge von Stichverletzungen verglichen werden können.

Grad I: Verletzungen der *Subsegmente* der Leber. Oberflächliche nicht blutende oder blutende Lazerationen (Grad I b) werden beobachtet.

Grad II: Verletzungen der *Lebersegmente*. Hierunter fällt der tiefe Schußkanal mit Verletzung von Segmentgefäßen und entsprechenden Gallenwegen (blutende oder tamponierte Blutungsquelle) sowie die Leberruptur bzw. Berstungsverletzung der Leber, wobei sich die Verletzung auf das Leberparenchym (Segment) beschränkt.

Grad III: Schußverletzungen mit Beteiligung der großen Lebervenen, der V. cava inferior oder der Hilusstrukturen.

Andere penetrierende Verletzungsursachen: Auch hier lassen sich unter den Oberbegriffen der subsegmentalen (Grad I), der segmentalen (Grad II) und der Verletzungen mit Beteiligung der Lebervenen, der V. cava inferior oder der Porta hepatis (Grad III) 3 Typen einteilen.

Für alle diese „offenen" Verletzungen gilt die pathologisch-anatomische Beschreibung, die im folgenden bei den Leberverletzungen aufgrund eines stumpfen Bauchtraumas gegeben wird.

Stumpfes, sog. geschlossenes Lebertrauma

Außer den Rupturen im engeren Sinne sind noch andere pathologisch-anatomische Verletzungsfolgen an der Leber und den eng benachbarten Gewebestrukturen zu beschreiben und zu klassifizieren, die als Folge des stumpfen Bauchtraumas vorkommen können. Teilweise wird ihnen in der Literatur wenig Beachtung geschenkt, da sie entweder mit nichtinvasiver Technik schwierig zu diagnostizieren sind, ihnen aus chirurgischer, nicht aber therapeutischer Sicht nur eine geringe Bedeutung zukommt oder sie nur selten zu beobachten sind.

Flüchtige posttraumatische Leberenzymerhöhungen – wobei differentialdiagnostisch ein Zelluntergang anderer Gewebestrukturen berücksichtigt werden muß (Isoenzyme) – werden in der Traumatologie häufig beobachtet. Sie geben in der Regel Anlaß zu weiteren abklärenden Untersuchungen (Sonographie, CT, Szintigraphie), um objektivierbare pathologisch-anatomische Befunde zu erheben oder auszuschließen.

„Contusio hepatis"

Durch direkte oder indirekte Gewalteinwirkung können an der Leber kleinere oder auch größere Kontusionsherde ohne größeres Hämatom entstehen. Bei einer diagnostischen Laparotomie, z. B. wegen Blutungen anderer Ursache, sind diese erkennbar (Lividität, tastbare Induration). Diese Kontusionsherde müssen jedoch von ähnlich aussehenden Bezirken einer sog. Schockleber mit hypoxisch-ischämischer Schädigung unterschieden werden. Erreichen diese Kontusionsherde eine entsprechende Größe, so sind sie nicht nur anhand der Leberenzymerhöhung zu vermuten, sondern auch mittels Sonographie, CT oder Szintigraphie nachweisbar. Fließende Übergänge bestehen von diesen Kontusionsherden zu intrahepatischen Rupturen mit Hämatombildung.

Leberruptur

Ist die örtliche Gewalteinwirkung stärker, so entsteht eine Leberruptur. Dies bedeutet einerseits, daß die Struktur der Leber inklusive der Glisson-Strukturen auf der Ebene der Subsegmente bzw. Segmente zerstört ist. Die Folge ist immer eine mehr oder weniger ausgeprägte Nekrosezone (Ischämie mit hypoxämischem Randsaum).

Generell lassen sich pathologisch-anatomisch verschiedene Erscheinungsformen der Leberruptur abgrenzen.

Komplette Leberruptur: Sie ist eine Parenchym- und Kapselruptur, die auf Subsegmente, Segmente bzw. Lappen der Leber beschränkt sein kann und zu einer mehr oder weniger starken Blutung in die freie Bauchhöhle führt.

Subkapsuläre Ruptur: Die eigentliche subkapsuläre Parenchymruptur kann von geringem Ausmaß sein, und dennoch kann ein subkapsuläres Hämatom gewaltigen Ausmaßes entstehen, z. B. von rechts bis an das Lig. falciforme, kranial bis zur Pars affixa und dorsal bis in den Leberhilus hinein (ligamentäre Begrenzung) sich über alle Segmente der rechten Leber ausbreitend. Andererseits kann ein subkapsuläres Hämatom geringerer Ausprägung bestehen.

Die Abscherung der Leberkapsel vom Leberparenchym führt, wie mehrfach beobachtet, zur Eröffnung von kapillären Oberflächengefäßen. Dies hat oftmals eine profuse Blutung mit massiven Gerinnungsstörungen (Verlustkoagulopathie) zur Folge.

Intrahepatische Ruptur: Diese führt häufiger zu einem sich tamponierenden intrahepatischen Hämatom, welches unkompliziert sein kann. Dennoch kann diese Verletzung im weiteren Verlauf zu Abszedierungen u. ä. führen.

Davon zu unterscheiden ist das komplizierte intrahepatische Hämatom. Die Ursache der Komplikation liegt meist in der gleichzeitigen Ruptur von Gefäß- und Gallenwegsästen innerhalb der Leber.

Als Komplikation können Fisteln, Hämobilie und Bilhämie entstehen.

Klassifikation der Leberrupturen

Eine Klassifikation der Leberrupturen ist am besten pathologisch-anatomisch ausgerichtet. Sie hat für den praktisch tätigen Chirurgen jedoch nur dann Bedeutung, wenn therapeutische Prinzipien von ihr abgeleitet werden können und sie prognostische Relevanz hat.

Drei Verletzungstypen der Leber kommen beim stumpfen Bauchtrauma häufig vor: Infolge einer Scherkraft wird häufig der obere Teil des dorsokranialen Segments des rechten Leberlappens (rechtsseitige Leberkuppenruptur) betroffen. Dabei kommt es nicht selten zu Lebervenenverletzungen. Eine Kompression in anterior-posteriorer Richtung führt ähnlich wie bei der Pankreasruptur durch das Widerlager der Wirbelsäule zu Quetsch-

verletzungen des medialen Segmentes des linken Leberlappens. Rupturen im Bereich der Ligamente entstehen aufgrund der Scherkraft, die auf fixierte und unfixierte Leberteile trifft. Diese Beispiele für häufige Leberverletzungen dienen lediglich dem Verständnis der Rupturentstehung, sie haben Bedeutung für die primäre intraoperative Diagnostik, sind aber für ein Versorgungskonzept von untergeordnetem Wert.

Balasegaram [1] teilt die Verletzungstypen infolge einer penetrierenden Verletzung bzw. eines stumpfen Bauchtrauma folgendermaßen ein:
1. einfache Lazeration,
2. sternförmige Wunde,
3. subkapsuläres Hämatom mit Kontusion oder Intralobarruptur,
4. Gefäßverletzung,
5. ausgedehntere Leberverletzung.

In dieser Einteilung spielt das Ausmaß der Verletzung, welches möglicherweise mit dem Blutverlust korreliert, die größte Rolle. Ein therapeutischer Ansatz ist nur bedingt gegeben. Dagegen bietet die Einteilung nach Moore et al. [5] einen therapeutisch-prognostischen Ansatz. Moore klassifiziert die Leberverletzungen in:
1. Kapselrisse,
2. nicht blutende Parenchymrisse, <1 cm tief, nicht blutende Schuß- oder Stichkanäle, subkapsuläre Hämatome,
3. blutende kleinere Parenchymrupturen, blutende Schuß- und Stichwunden, subsegmentale Gewebedestruktionen,
4. größere Parenchymrupturen, Lappendestruktionen und große zentrale Hämatome,
5. extensive bilobäre Parenchymdestruktionen, Verletzungen der Lebervenen oder der retrohepatischen V. cava.

In Anlehnung an die Klassifikation von Moore et al. [5] erscheint uns folgende *Klassifikation der Leberrupturen nach therapeutisch-prognostischen Gesichtspunkten sinnvoll:*

Grad I: Verletzungen der Subsegmente (oberflächlich).
a) Nicht blutende,
b) blutende oberflächliche, auf die Subsegmente beschränkte Rupturen.
Die Unterteilung in Grad I a und I b hat ihre Berechtigung, da der Blutverlust prognostisch eine Rolle spielt und versorgungstechnisch bei Grad I b andere Mittel, z. B. Naht, Tamponade etc., verwendet werden müssen.

Grad II: Verletzungen der Lebersegmente
Die Tiefe und Lage der Verletzungen bestimmt die Unterscheidung vom Grad I (subsegmentale Verletzungen), da beim Typ II in der Regel Segmentgefäße und Segmentgallenwege eröffnet sind. Zudem besteht meist eine umschriebene Nekrose infolge der Devaskularisation von Lebergewebe.
Bei diesen Verletzungen ist klinisch die mehr vertikal verlaufende Ruptur von größerer Bedeutung als die horizontale, da vertikale Rupturen generell schwerere Verletzungen verursachen als horizontale. Dies entspricht nicht nur den theoretischen Überlegungen aufgrund der Gefäß- und Gallenwegsarchitektur, sondern auch unseren Erfahrungen. Je zentraler (Nähe der sog. beiden „Leberhili" an der Kava-Gallenblasen-Linie) die vertikalen Rupturen liegen, desto gefährlicher sind sie.

Grad III: Komplikation der Leberruptur schwererer Natur in bezug auf
a) die zentralen Lebervenen,
b) die retrohepatische V. cava,
c) die Verletzungen des Ligamentum hepato-duodenale.
In der Regel besteht, wenn die Patienten die Klinik erreichen, eine schwerste Schocksymptomatik mit Hypothermie infolge des Blutverlusts.

Diagnostik

Präoperative Diagnostik (s. auch Kap. 4–6)

Wunden infolge einer Stich-, Schuß- oder anders gearteten Verletzung im Bereich des rechten Rippenbogens bzw. des rechten oberen Quadranten des Abdomens und des Epigastriums sind stark verdächtig auf eine Leberverletzung. Ergibt die Exploration in Lokalanästhesie eine peritoneale Beteiligung, ist eine diagnostische Laparotomie indiziert. Ähnlich verhält es sich mit Verletzungen des mittleren und unteren rechten Thorax, da die Leber in Exspiration oft bis zum 4.–5. ICR rechts hinauf reicht. In 23% der Fälle von Leberverletzungen findet man pathologische Thoraxröntgenaufnahmen im Sinne von Pneumothorax, Hämato-thorax, Hämopneumothorax [4]. Äußere Verletzungszeichen sind hierbei nicht obligat.

Sprechen Verletzungsmechanismus, Klinik sowie laborchemische, sono- oder computertomographische Untersuchungsbefunde für eine Leberverletzung mit intraabdomineller Blutung, so ist die diagnostische Exploration indiziert. Auch Gallebeimengungen in der abdominellen Lavageflüssigkeit sind als mögliche Zeichen einer Leberverletzung zu werten.

Intraoperative Diagnostik

Die mediane Oberbauchlaparotomie ist der Zugang der Wahl. Sie kann mit einem Rippenbogenrandschnitt (rechts), mit einer medianen Sternotomie oder mit einer anterolateralen Thorakotomie durch den Rippenbogen in den 5.–6. ICR hinein kombiniert werden. Vor jeder Laparotomie ist zu bedenken, daß die Dekompression des Abdomens zu einer Verstärkung des Blutverlustes führen kann. Die Wahl des Laparotomiezeitpunktes ist daher wesentlich abhängig von dem Vorhandensein adäquater venöser Zugänge und zu transfundierendem Blut. Dieses sollte, wenn immer möglich, körperwarm (35°–38°C) transfundiert werden, um eine Hypothermie mit ihren Auswirkungen auf die Herzarbeit durch Verschiebungen im Säure-Basen- und Elektrolythaushalt zu vermeiden.

Eine massive intraabdominelle Blutung ist statistisch zu etwa 40% durch Verletzungen der Oberbauchorgane Leber und Milz bedingt. In 15% der Fälle ist die Leber und in ca. 25% die Milz betroffen. Bei stärkeren Blutungen spielen Verletzungen unterhalb des Querkolons eine sekundäre Rolle. Diese Zahlen muß man sich vor Augen halten, wenn nach der Inzision das Abdomen voller Blut gefunden wird. Der erste diagnostische Schritt besteht nicht in einer sorgfältigen Inspektion, sondern in der Erhebung des Tastbefundes von Leber (insbesondere kranial und dorsal rechts) und Milz. Ist die Milz verletzt, so reicht in der Regel die Tamponade der Milzloge mit 2–3 Bauchtüchern aus, um die Blutung rasch auf ein Minimum zu reduzieren. Bei Verletzungen der Leber wird zunächst eine dorsale Tamponade durchgeführt, anschließend eine kaudale und zum Schluß eine kraniale und ventrale (s. Kap. 12).

Die *präliminäre* Tamponade der beiden oberen Quadranten ist von großer Bedeutung für:
a) die vorübergehende Blutstillung und damit für die Kreislaufstabilisierung,

b) das Schaffen eines adäquaten Zuganges zur Versorgung der Milz- bzw. Leberruptur,
c) die *weitere abdominelle Diagnostik* (unter Sicht).

Gelegentlich reicht eine temporäre Tamponade des rechten Subphreniums bei der Leberruptur nicht aus (s. auch Kap. 12). Das sog. Pringle-Manöver (Abklemmen des Lig. hepatoduodenale) kann zur temporären Blutstillung für die intraoperative Diagnostik wesentlich beitragen.

Besteht jedoch eine schwere Verletzung der großen Lebervenen oder der retrohepatischen V. cava, so ist eine mediane Sternotomie bzw. eine anterolaterale Thorakotomie im 5. oder 6. ICR durch den Rippenbogen indiziert, um supradiaphragmatisch auch die V. cava inferior abklemmen zu können. Die infrahepatische Kontrolle der V. cava wird durch Mobilisation des Duodenums nach Kocher und Ansetzen einer Gefäßklemme oberhalb der Nierenveneneinmündung erreicht (s. auch Kap. 12).

Erste diagnostisch-therapeutische Schritte bei der Versorgung von Lebertraumen

Mobilisation des linken Leberlappens

Eine erfolgversprechende Abklemmung des linken lateralen Segments oder des linken Leberlappens zur vorübergehenden Blutstillung kann nur nach ausreichender Mobilisation erreicht werden. Die Vene des linken Lateralsegmentes kann teilweise recht oberflächlich verlaufen. Diese und die linke V. phrenica mit Einmündung in die V. cava sind bei unvorsichtiger Präparation leicht zu verletzen. Blutungen aus diesen Gefäßen oder sogar der V. cava selbst können ein gefährliches Ausmaß annehmen, noch dazu, wenn eine unzureichende Inzision die Versorgung dieser Blutungen erschwert.

Bei Rupturen des medialen und lateralen Segmentes des linken Leberlappens wird die Durchtrennung des Lig. falciforme hepatis erforderlich, um die supradiaphragmatische V. cava mit der einmündenden linken Lebervene darzustellen und den linken Lappen abzuklemmen.

Mobilisation des rechten Leberlappen

Technisch schwieriger als die Mobilisation des linken Leberlappens ist die des rechten.

Voraussetzung für die rechtsseitige Mobilisation ist der adäquate Zugang in Form eines Rippenbogenrandschnittes oder der zusätzlichen anterolateralen Thorakotomie im 5. oder 6. ICR. Des weiteren wird oftmals vor der Mobilisation des rechten Lappens das Anschlingen bzw. Abklemmen des Lig. hepatoduodenale (Pringle-Manöver) erforderlich. Die Mobilisation des rechten Lappens kann gefahrlos durchgeführt werden, sobald die genannten Voraussetzungen erfüllt sind.

Rupturen, die dorsokranial gelegen sind, also Rupturen im Bereich der Pars affixa, evtl. kombiniert mit den gefährlichen Lebervenenverletzungen und den Verletzungen der suprahepatischen V. cava sind ebenso schwierig zu versorgen wie die Verletzungen des rechten oberen Retroperitoneums mit Ausriß der retrohepatischen Lebervenen, der V. suprarenalis rechts und Verletzungen der retrohepatischen V. cava. Das sog. retroperitoneale retrohepatische Hämatom bedarf der Abklärung durch ausgiebige Mobilisation des rechten Leberlappens.

Wesentlich erleichtert ist die Darstellung der suprahepatischen V. cava, wenn zunächst ventral das Lig. falciforme und das ventrale Blatt des Lig. coronarium dextrum durchtrennt sind. Ist die suprahepatische V. cava mit der Einmündung der Lebervenen vollständig freigelegt, so wird laterokaudal das Lig. triangulare dextrum scharf durchtrennt und das Peritoneum von lateral nach medial bis zur infrahepatischen V. cava ebenfalls disseziert. Erst anschließend erfolgt die Durchtrennung des dorsalen Blatts des Lig. coronarium dextrum bis zur V. cava. Die Pars affixa wird stumpf gelöst (*Cave:* V. suprarenalis dextra und retrohepatische Venen). Auch ist die *temporäre Tamponade* zum jetzigen Zeitpunkt ausgezeichnet möglich, da retrohepatisch, suprahepatisch und ventral tamponiert werden kann. *Bimanuell* ist ebenfalls eine vorübergehende Blutstillung durch Kompression in der Kava-Gallenblasen-Linie durch Umgreifen der Leber möglich. Die diagnostisch-therapeutische Mobilisation des rechten Leberlappen ist bei den schweren Verletzungen a) des rechten Leberlappens (kraniodorsal), b) der Lebervenen und der suprahepatischen V. cava sowie c) bei einem retroperitonealen retrohepatischen Hämatom notwendig. Auf die chirurgische Therapie dieser Verletzungen wird in Kap. 12 eingegangen.

Diagnostisches Vorgehen bei Verletzungen des Lig. hepatoduodenale (Hämatom im Lig. hepatoduodenale und Leberhilusbereich)

Verletzungen der Leberarterie: Leberarterienverletzungen sind aufgrund der Leberarterienstruktur und ihres Verlaufes recht selten. Rekonstruktive Maßnahmen sind das Ziel. Voraussetzung, um diese Verletzungen zu erkennen, ist eine exakte Vorstellung von den Lagebeziehungen und den häufigsten Anomalien. In etwa 10–15% der Fälle entspringt die rechte Leberarterie der A. mesenterica superior. Während diese konstant kaudal hinter dem Pankreaskopf hervortritt, ist ihre Lagebeziehung im Lig. hepatoduodenale zu V. portae und Ductus choledochus nicht konstant. Die arterielle Versorgung des linken Leberlappens entspringt, häufig als Anomalie, der A. gastrica sinistra im Omentum minus.

Verletzungen der Pfortader: Das Anschlingen des Lig. hepatoduodenale nach der Mobilisation des Duodenums nach Kocher ist bei diesen Verletzungen obligat. Das Pringle-Manöver kann zur Erleichterung der Präparation durchgeführt werden. Immer durchzuführen ist auch die Cholezystektomie, da die zentralen Abschnitte des Ligaments nur nach Cholezystektomie einwandfrei präpariert und dargestellt werden können. Die V. portae liegt konstant dorsal und rechtslateral im Lig. hepatoduodenale. Die Entfernung von Lymphknoten ist meist notwendig. Nur die Darstellung der medialen Einmündung der V. coronaria ventriculi macht u. U. technische Schwierigkeiten. Ist die Pfortader einmal isoliert angeschlungen, so ist die Präparation bis in den Hilusbereich mit Darstellung der Aufzweigungen nur noch eine Frage der Sorgfalt.

Verletzungen der Gallenwege: Folgende Möglichkeiten zur intraoperativen Diagnostik von Gallenwegsverletzungen sollen im Verdachtsfalle ausgeschöpft werden:
– die Flüssigkeitsinjektion über den Ductus cysticus,
– die intraoperative Cholangiographie,
– die Choledochoskopie.

Eine freie Gallenblasenruptur ist intraoperativ unschwer am Galleaustritt bei Druck auf die Gallenblase zu diagnostizieren. Dagegen können Rupturen im Gallenblasenbettbereich übersehen werden. Bereits kleinere Verletzungen und der Verdacht auf eine Gallenblasenischämie sollten Anlaß zur Cholezystektomie geben. Oftmals wird diese auch nur aus operativ-technischen Erwägungen (Darstellungen portaler Strukturen bei anatomischer Leberresektion) notwendig. Die Injektion von Ringer-Laktat oder physiologischer Kochsalzlösung mit Leukomethylenblau in das Gallenwegssystem (über den Ductus cysticus) dient dem Erkennen von Gallenwegsöffnungen auf der Rupturfläche der Leber.

Zentrale Gallenwegsverletzungen sind dagegen besser mit der intraoperativen Cholangiographie zu erkennen. Nur selten gibt es Indikationen für die intraoperative Choledochoskopie.

Literatur

1. Balasegaram M (1971) Modern concepts in surgery of liver traumata. JR Coll Surg Edinb 16:313–328
2. Couinaud C (1954) Lobes et segments hepatiques, notes sur l'architecture anatomique et chirurgical du foie. Presse Med 62:709–712
3. Healey JE, Schroy PC (1953) Anatomy of the biliary ducts within the human liver. Arch Surg 66:599–616
4. Levin A, Gorer P, Nance FC (1978) Surgical restraint in the management of hepatic injury: A review of Charity Hospital experience. J Trauma 18:399–404
5. Moore EE, Eiseman B, Dunn EL (1979) Current management of hepatic trauma. Contemp Surg 15:91–115
6. Trunkey DD, Shires GT, McClelland R (1974) Management of liver trauma in 811 consecutive patients. Ann Surg 179:722–728

12 Chirurgische Therapie der Leberruptur

R. Pichlmayr und P. Neuhaus

Tiefe Leberrupturen, v. a. schwere Leberquetschungen bei erheblichem stumpfem Bauchtrauma, sind noch immer eine ernste vitale Gefährdung. Primär überlebt werden sie nur bei raschem Transport zur Versorgungsstelle und optimaler Schockbekämpfung. Aber auch die operative Versorgung kann extrem schwierig sein, und häufig scheitert sie. Doch haben sich in den letzten Jahren gerade auf dem Gebiet der chirurgischen Versorgung von Leberverletzungen Wandlungen ergeben, die die Überlebenschancen bei manchen dieser schweren Verletzungen verbessern. Bedeutsam ist vor allem, da es sich dabei nicht etwa um große leberchirurgische Eingriffe wie die Notfalleberresektion handelt, sondern im Gegenteil besonders der Wert der Lebertamponade (wieder) besonders betont wird, eine Methode, die an jeder chirurgischen Abteilung möglich ist. Diese Entwicklung scheint bedeutsam und soll hier v. a. dargestellt und begründet werden. Daneben haben sich andere Entwicklungen ergeben, die im folgenden systematisch aufgeführt werden.

Blutstillung an der Leber

Für die Blutstillung an der Leber haben sich einige neue technische Möglichkeiten (besonders Infrarotlichtkoagulation [13, 14], Fibrinklebung) ergeben, die wahlweise allein oder auch kombiniert angewendet werden können. Besonders wichtig ist jedoch die zunehmende Erfahrung, daß jede stärkere Blutung an der Leber, die aus Ästen der A. hepatica, der V. portae oder der Lebervenen – bei Verletzungen häufig kombiniert – stammt, am besten durch direkte atraumatische Gefäßnaht bzw. Gefäßumstechung oder durch Tamponade gestillt wird. Die früher oft empfohlenen und häufig noch angewandten tiefen Parenchymdurchstechungsnähte [33] konnten zwar in manchen Fällen auch eine Blutstillung erreichen, verletzten aber häufig größere Gefäße – evtl. irreversibel – und führten vermehrt zu Gallengangskomplikationen, wohl

auch zu Hämobilie und arterioportalen bzw. arteriovenösen Fisteln sowie durch zusätzliche Parenchymnekrosen zu Abszessen (s. Kap. 13) [20]. Problematisch ist, daß das zusätzliche Risiko, das durch eine tiefe Parenchymdurchstechung eingegangen wird, vorher kaum kalkulierbar ist, daß also Erfolg oder Mißerfolg mehr zufällig sind. Lediglich periphere Bereiche sind weniger gefährdet, hier ist aber eine Durchstechung ohnehin kaum erforderlich; jede tiefe Parenchymdurchstechung ist dagegen potentiell gefährlich [21].

Infrarotlichtkoagulation

Sie eignet sich für diffuse Parenchymblutungen und Blutungen aus kleinen Gefäßen. Vorteilhaft ist, daß die Wundfläche nicht bluttrocken zu sein braucht; durch das Andrücken des Instrumentenkopfs wird die Blutung während der Koagulation durch Kompression verringert oder unterbunden, so daß eine Gewebsverschorfung möglich ist. Geringe Restblutungen sistieren oft nach kurzer Zeit, wohl infolge der Gewebsschwellung. Gegenüber einer Elektrokoagulation zeichnet sich die Infrarotkoagulation dadurch aus, daß der Schorf nicht am Instrument klebt; die Elektrokoagulation ist wegen dieser Eigenschaft für die Stillung von Parenchymblutungen an der Leber wenig geeignet [13, 14].

Fibrinklebung

Besonders durch Aufkleben von Kollagenvlies ist die Fibrinklebung geeignet, große Parenchymbereiche, besonders nach Leberresektionen zu dekken; auch Blutungen aus Einrissen des Leberparenchyms können oft gut damit gestillt werden. Voraussetzung für den Erfolg einer Klebung ist es, während des Klebevorgangs für kurze Zeit weitgehende Bluttrockenheit zu erreichen. Damit sind die Einsatzmöglichkeiten dieser Methode eingeschränkt. Eine gleichmäßige Beschichtung der

Wundfläche wird durch das Aufsprühen des Klebers erleichtert [19].

Naht

Stärkere arterielle, portale oder venöse Blutungen (die beiden letzteren sind häufig nicht sicher zu differenzieren) sollen möglichst isoliert durch Naht versorgt werden. Wenn es sich dabei um eine Längseröffnung eines Gefäßes – besonders einer größeren Vene – handelt, so soll dieses nach Möglichkeit mit feiner atraumatischem Nahtmaterial (6/0 monofil) übernäht, sonst umstochen (4/0–5/0, am besten auch monofil) werden. Gerade bei größeren verletzten Venen ist es wichtig, mit der Naht nicht größeren Schaden durch zu tiefe Durchstechungen anzurichten. Häufig handelt es sich um multiple venöse Blutungen, d.h. Ausrisse kleinerer Gefäße aus einem venösen Hauptabflußstamm. Es kann dabei sehr schwierig sein, alle durch Naht zu verschließen, ohne das Hauptgefäß zu ligieren bzw. zu umstechen, was vermieden werden muß, da dadurch eine venöse Abflußbehinderung größerer Parenchymbereiche mit dann folgender Stauung und schwer stillbarer diffuser Parenchymblutung folgen kann. Solche multiplen venösen Blutungen stehen oft sehr prompt, wenn das Parenchym darüber etwas aneinander adaptiert wird, da dann die Gefäßwand entspannt wird und der Druck in der Vene gering ist. Diese Parenchymadaptation kann entweder durch entsprechende seitliche Kompression oder ggf. durch oberflächliche Kapsel-Parenchym-Nähte erfolgen. Solche Nähte sollen aber im Gegensatz zu tief durchgreifenden Parenchymnähten die verletzten Gefäße nicht einbeziehen (wobei sie meist größeren Schaden anrichten), sondern nur leicht komprimierend bzw. adaptierend wirken. Solche oberflächlichen Kapsel-Parenchym-Nähte können gelegentlich fortlaufend geführt werden. Eigentliche Parenchymnähte nach Art von Matratzennähten – ggf. mit Unterfütterungen durch resorbierbares Material zur Verhütung des Durchschneidens – sollten u. E. wenn überhaupt nur dann zur Anwendung kommen, wenn sie deutlich abseits wesentlicher Strukturen, besonders größerer Venen, zu liegen kommen.

Leberarterienligatur

Nutzen und Risiko der Ligatur einer Leberlappenarterie oder gar des gemeinsamen Leberarterienstamms werden unterschiedlich beurteilt [12]; noch immer wird eine solche Methode von manchen Autoren als geeignet zur Bekämpfung schwerer Blutungen bei Lebertrauma angesehen [1, 9, 21–24, 26]. Dagegen stehen jedoch eindeutige Beobachtungen, daß hierdurch Lebernekrosen, z.T. mit tödlichem Verlauf, auch Nachblutungen und Abszeßbildungen [10, 16, 17, 21, 22, 31, 33] möglich sind. Offensichtlich bewirken die große Variabilität des Blutversorgungssystems der Leber und das wechselnde Zusammentreffen mehrerer potentiell parenchymschädigender Faktoren (Schock, Infektion, Nekrose etc.) den sehr unterschiedlichen Ausgang einer Leberarterienligatur [30, 33]. Da dieser Ausgang aber nicht vorhersehbar ist, halten wir in Übereinstimmung mit einer Empfehlung der Deutschen Gesellschaft für Chirurgie [17] eine Arterienligatur für nicht angebracht, in aller Regel sogar für kontraindiziert. Sofern eine solche Maßnahme in einer gegebenen Situation unumgänglich erscheint, muß postoperativ eine entsprechend genaue Nachkontrolle (Enzyme, Sonographie; evtl. CT, Angiographie, Relaparotomie) erfolgen, um ggf. frühzeitig einen nekrotischen Lappen resezieren zu können.

Tamponade

Wie eingangs erwähnt, ist der Wert der Tamponade für eine provisorische und für eine definitive Blutstillung an der Leber heute wieder stärker erkannt worden [3, 27, 28, 32, 33]. Sie eignet sich besonders für venöse, daneben auch für portale, am wenigsten naturgemäß für große arterielle Blutungen und erscheint v. a. in Fällen multipler, schwerer Leberverletzungen in Kombination mit Umstechungen größerer Blutungen angebracht (Abb. 1).

Art und Ausmaß einer Tamponade hängen naturgemäß sehr von Lokalisation und Stärke der Blutung ab. Wenngleich auch die Einlage von Tamponaden *in* die Parenchymverletzungsstelle empfohlen wird und sicher gelegentlich angebracht ist, erscheint uns im Prinzip die Tamponade von außen mit dem Effekt des Aufeinanderlegens, ggf. des Aufeinanderpressens der Parenchymverletzungsstellen geeigneter. Sicher darf nicht in das Parenchym hinein abgestopft werden, da dies den Grad der Parenchymverletzungen, besonders die venösen Gefäßausrisse, erheblich steigern würde. Vorteilhaft ist meist eine Tamponade, die die Leber von kaudal und dorsal nach kranial-ventral

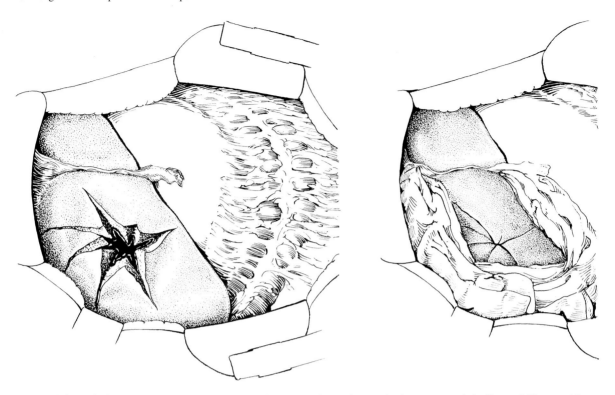

Abb. 1. Schematische Darstellung einer zentralen Leberruptur des rechten Leberlappens. Nach isolierter Stillung größerer Blutungsquellen ggf. unter Abklemmung des Leberhilus (siehe Text) wird die Leber durch Kompressen bzw. Bauchtücher von seitlich ringsum komprimiert, bis die Rupturstelle dicht aneinandergepreßt ist. Eine Tamponade soll nicht in die Leberverletzung eingelegt werden, sondern nur von außen die Leber komprimieren

drückt. Hierzu ist ggf. die Leberunter- und Leberhinterseite, v. a. rechts, von den Peritonealanheftungsstellen scharf zu lösen.

Zu betonen ist, daß es sich bei solchen Tamponaden nicht um ein leichtes Auslegen, sondern um einen ggf. erheblichen Kompressionseffekt handeln muß. Hierfür eignen sich am besten große Bauchtücher, von denen oft mehrere oder viele zu verwenden sind.

Die Tamponade muß zur weitgehenden Blutstillung führen, sonst ist sie innerhalb kürzester Zeit ineffektiv. Dabei muß ggf. ein potentiell parenchymschädigender Kompressionseffekt in Kauf genommen werden. Wenn dies aufgrund der Verletzungsart möglich ist, wird man versuchen, das Gebiet der Lebervenenmündungen weniger zu komprimieren.

Wohl nicht einheitlich zu beantworten ist die Frage nach dem Zeitraum für den Tamponadewechsel bzw. die Tamponadeentfernung. Längeres Belassen erhöht die Chance der endgültigen Blutungsstillung, geht aber mit der Gefahr von Infektion und Parenchymnekrose bei stärkerer Kompression einher (möglicherweise ist es günstig, die Tücher nach Einbringen mit einem Antibiotikazusatz zu tränken). Im allgemeinen wird man ein primäres Belassen von mindestens 2–3 Tagen, bei fieberlosem Verlauf oder schwerem Verletzungsgrad ggf. von 5 Tagen anstreben. Häufig muß nach dieser Zeit nochmals eine sekundäre Tamponade, allerdings dann mit meist deutlich geringerer Kompressionsstärke folgen. Oft sieht man bereits bei der ersten operativen Revision den deutlichen Erfolg dieser Methode auch bei primär erheblicher Blutung.

Vorübergehende Abklemmung des Lig. hepatoduodenale, evtl. der V. cava inferior sub- und ggf. suprahepatisch

Diese Maßnahmen sind selbstverständlich nicht zur Blutstillung als solcher geeignet, können sie jedoch gelegentlich wesentlich erleichtern. Vor allem der Wert einer vorübergehenden Abklemmung des Lig. hepatoduodenale (zwischen Daumen und

Zeigefinger, mit weicher Darmklemme oder mit Tourniquet) ist hervorzuheben. Hierdurch kann nicht nur eine zunächst extreme Blutungssituation gemildert werden, es kann auch zwischen einer arteriell-portalen und einer venösen Hauptblutung differenziert werden und somit die entsprechende Gefäßnaht durchgeführt werden. Offensichtlich wird eine Unterbrechung der Blutzufuhr zur Leber über eine solche Abklemmung des Lig. hepatoduodenale – die nie ganz vollständig ist, da Kollateralgebiete, besonders das Lig. falciforme u.a., erhalten sind – über 45–60 min relativ folgenlos vom Leberparenchym toleriert [7, 8, 25, 29, 31].

Allerdings dürften hier größere Unterschiede je nach Grad der Vorschädigung der Leber durch Vorerkrankungen und besonders durch bereits vorliegenden Schock bestehen. Nach experimentellen Untersuchungen ist die Gabe von Kortison vor der Abklemmung (ca. 1 g) in gewisser Weise protektiv [7, 15]. Die portale Stauung im Darmbereich über einen solchen Zeitraum wird i. allg. ebenfalls toleriert.

Während diese Abklemmung stets sehr rasch und ohne aufwendige Präparation erfolgen kann, erfordert die Abklemmung der V. cava unterhalb und noch mehr die oberhalb der Leber präparative Schritte, die in Eile ausgeführt ebenfalls gefährlich sein können. Sie kommen somit i. allg. nur als zweiter Schritt in Frage. Die V. cava inferior unterhalb der Leber kann nach seitlicher Inzision des Peritoneums mit einem stumpfen Overholt bzw. einer Nierenstielklemme umfahren und mit Tourniquet angeschlungen werden. Dies soll zur Vermeidung einer Verletzung der Nierenvenen möglichst hoch unter der Leber erfolgen. Durch eine isolierte Abklemmung der V. cava unterhalb der Leber können v. a. Blutungen aus Lebervenenenrissen bzw. -ausrissen im Bereich des Lobus caudatus leichter gestillt werden. Bei den besonders problematischen Einrissen im Gebiet der Hauptlebervenenenmündung in die V. cava reicht diese Abklemmung noch nicht aus; hier muß auch die V. cava inferior oberhalb der Leber angeschlungen, mit Tourniquet abgeklemmt und somit die gesamte Leberdurchblutung unterbrochen werden. Diese Umschlingung der V. cava inferior oberhalb der Leber muß jedoch sehr sorgsam nach lateralen Einschnitten des Übergangsbereichs Leber/Zwerchfell erfolgen, um nicht zusätzlich katastrophale Einrisse an diesem Gebiet oder an den Lebervenen hervorzurufen. Es ist durchaus möglich, daß eine solche vorsichtige Umschlingung einer in diesem kranialen Bereich befindlichen Leberruptur

wegen der ununterbrochenen Blutung nicht möglich ist. Insgesamt ist diese Maßnahme nur anzuwenden, wenn durch Kompression keine ausreichende Blutstillung erreichbar ist.

Anmerkung

Intrakavaler Shunt (s. auch Kap. 7): Wenngleich diese Methode für die Behandlung einer schweren Blutung gerade auf dem Gebiet der Einmündung der Lebervenen in die V. cava caudalis sinnvoll erscheint, so ist ihre praktische Bedeutung wohl eher gering, über die erfolgreiche Anwendung wird aber gelegentlich berichtet [4].

Die notwendige Präparation erfordert einen höheren Zeitaufwand, die Gerätschaften sind nicht überall sofort vorhanden und das Einbringen ist selbst komplikationsträchtig. Gegenüber der erwähnten Abklemmung der V. cava inferior unterhalb wie oberhalb der Leber hat der intraluminäre Shunt lediglich den Vorteil des zumindest weitgehend erhaltenen kavalen Rückflusses. Besonders aus den Erfahrungen mit der Lebertransplantation ist jedoch bekannt, daß eine Abklemmung der V. cava caudalis über mindestens 1 h relativ folgenlos toleriert wird; freilich muß das Herzzeitvolumen durch entsprechend große Volumenzufuhr im Bereich der V. cava superior ausreichend aufrechterhalten werden. Gegebenenfalls kann bei kritischer Kreislaufdekompensation eine zusätzliche Abklemmung der Aorta unterhalb der Nierenarterien, evtl. auch oberhalb bzw. im Bereich des Truncus coeliacus, für einige Zeit stabilisierend auf die Kreislaufsituation in der oberen Körperhälfte wirken.

Die Anwendung der hier aufgeführten wichtigsten Methoden der Blutstillung an der Leber richtet sich im einzelnen nach dem jeweiligen Verletzungsgrad und der Schwere des Schadens.

Operative Versorgung

Leichtere Leberverletzungen (Grad I)

Auch kleinere Kapseleinrisse mit nur oberflächlichen Parenchymverletzungen ergeben einen positiven Lavagebefund und führen somit in der Regel zur Laparotomie, sofern nicht bei geringem klinischen Befund und ggf. sonographischem Ausschluß größerer Blutungen abwartend vorgegangen wird. Bei der operativen Revision stehen die Blutungen aus solch oberflächlichen Einrissen bereits meist. Es ist sicher nicht sinnvoll, die Blutung durch Aufklappen des Einrisses nochmals zu reaktivieren, um sie gezielt stillen zu können. Ebenso ist es unrichtig und potentiell gefährlich, sie mit einer Parenchym-Kapsel-Naht zu versorgen. Noch bestehende leichtere Blutungen können meist durch Elektrokoagulation bzw. Infrarotlichtkoagulation oder ggf. direkte Umstechung mit atraumatischer Naht gestillt werden.

Nichtrupturierte intrahepatische Blutung (Grad II)

Infolge häufiger sonographischer und evtl. computertomographischer Untersuchung von Patienten mit stumpfem Bauchtrauma werden gelegentlich auch intrahepatische Blutungen ohne Durchbruch durch die Kapsel beobachtet [2, 13, 33]. Sie sollten u. E. nach Möglichkeit und in aller Regel konservativ, jedoch unter sehr strenger laufender klinischer Beobachtung behandelt werden. Gelegentlich zeigen solche zunächst zwar regional lokalisierte, aber nicht scharf abgegrenzte Bereiche in den ersten Tagen noch eine leichte Größenzunahme; zumindest in unseren Beobachtungen kam es jedoch bislang nie zu stärkerem Weiterbluten oder zur Ruptur. Sofern sich klinisch oder sonographisch Zeichen einer Weiterblutung ergeben, erscheint eine Angiographie sinnvoll, um ggf. einen arteriellen Ursprung der Blutung zu erkennen (wohl hauptsächlich Gefäßabbruch, bei stärkerer Blutung auch Kontrastmittelaustritt aus dem Gefäß). Treten Zeichen einer Ruptur auf, so ist die sofortige Operation angezeigt. Im allgemeinen dürfte die Versorgung dann der einer schweren zentralen Leberverletzung entsprechen, evtl. aber auch durch möglichst selektive Ligatur eines präoperativ als Hauptblutungsquelle identifizierten Arterienasts erfolgen. Zu beachten ist dabei weiter, daß die Leberkapsel durch supkapsuläre Blutung über größere Bereiche der Leberoberfläche abgehoben sein kann und daß ggf. die Hauptverletzungsstelle im Parenchym abseits der Rupturstelle der Kapsel liegt. Hier wird dann zu unterscheiden sein zwischen der Parenchymblutung in der Tiefe und einer zusätzlichen, oberflächlichen, teils freiliegenden, teils noch von der abgehobenen Kapsel bedeckten Blutung.

Subkapsuläre Blutung bzw. Blutung aus dekapsulierter Leberoberfläche

Diese Situation kann sich außer bei Lebertraumen auch nach einer Leberpunktion ergeben. Während die nichteröffnete subkapsuläre Blutung wohl keiner Behandlung bedarf – ggf. aber bei einer Laparotomie nach Trauma gefunden und dann wohl auch behandelt wird – kann eine rupturierte subkapsuläre Blutung und eine Blutung aus dekapsulierter Leberoberfläche stark sein. Abgesehen von der Versorgung einer ursächlich tiefen Leberverletzung muß i. allg. auch die Blutung der Leberoberfläche gestillt werden.

Hierzu eignen sich wahlweise einfache Tamponade, Infrarotkoagulation und Fibrinklebung. Bei einer Tamponade wird man die abgehobene Serosa belassen, bei einer Fibrinklebung muß sie jedoch entfernt oder der Kleber subkapsulär eingebracht werden. Die Infrarotkoagulation gelingt meist auch durch die Kapsel hindurch, andernfalls wird diese reseziert und dann das Parenchym direkt koaguliert [13, 14].

Ausgedehnte, tiefe und schwerste Leberrupturen (Grad III)

Sie stellen die Hauptproblematik dar. Zwar können die verschiedenen Verletzungstypen (s. Kap. 12) gewisse Anhaltspunkte für die Indikation und Effizienz der unterschiedlichen Methoden zur Blutstillung geben, doch erscheint u. E. davon unabhängig die Variabilität der erforderlichen Maßnahmen groß. Ganz im Vordergrund der Versorgung einer jeden schweren Leberverletzung sollte heute sowohl als Sofortmaßnahme wie als definitive Therapie die Tamponade stehen.

Unmittelbar nach Eröffnung des Abdomens und Feststellung der Ursache bzw. der Hauptursache der Blutung aus der Leber kann es sinnvoll sein, sofort das Lig. hepatoduodenale zumindest vorläufig zwischen Zeigefinger und Daumen abzudrücken. Mit Ausnahme schwerer venöser Blutungen wird hierdurch bereits eine Beruhigung der Blutung eintreten und ein guter Überblick über das Verletzungsausmaß möglich sein. Dann soll sofort versucht werden, durch Tamponade die Blutung provisorisch zu stillen. Hierzu müssen ggf. die Peritonealverklebungen bzw. -übergänge durchtrennt werden, um durch Abstopfen mit der Tamponade nicht neue Lebereinrisse zu provozieren. Wie oben ausgeführt, soll die Tamponade nach Möglichkeit nicht in den Parenchymdefekt eingebracht, sondern diesen adaptierend und komprimierend außen plaziert werden. Häufig wird durch die Kombination dieser beiden Maßnahmen, Abklemmen des Lig. hepatoduodenale und Kompression, eine vorläufige Blutstillung erreichbar sein; in diesem Fall sollen sie aufrechterhalten werden, bis Kreislaufstabilität erreicht ist und ggf. andere intraabdominelle Blutungen ausgeschlossen bzw. behandelt sind (z.B. Milzblutung). Ist bei schwerster Verletzung ein Blutungsstillstand nicht möglich, so dürfte v. a. eine zentrale größere Verletzung der Lebervenen bzw. der V. cava inferior vorliegen (wobei aber auch diese Blutungen gelegentlich durchaus durch Kompression zu stillen sind). In dieser Situation ist das Anschlingen der V. cava inferior unter- und oberhalb der Leber erforderlich. Bei dann völlig ausgeklemmter Leber kann versucht werden, den Hauptschaden, eben Verletzungen der großen Lebervene und der V. cava, möglichst isoliert durch direkte Gefäßnähte anzugehen. Zunächst bzw. möglichst bald soll die Abklemmung der V. cava inferior oberhalb der Leber wieder gelöst werden, um den Abfluß des über Kollateralen in die Leber eingeströmten Blutes zu ermöglichen. Wenn bzw. sobald die Hauptblutung durch Abklemmung des Lig. hepatoduodenale und Tamponade gestillt sowie Kreislaufstabilität erreicht ist, soll probatorisch, ggf. unter weiterer Verstärkung der Tamponade die Abklemmung des Lig. hepatoduodenale aufgehoben werden. Kommt es trotz guter Tamponade dann zu starker, v. a. arteriell erscheinender Blutung, so muß – am besten unter erneuter bzw. intermittierender Abklemmung des Lig. hepatoduodenale – die Hauptblutungsstelle identifiziert und durch möglichst gezielte Nähte versorgt werden. Anschließend erfolgt erneut die Tamponade und Wiederfreigabe der Durchblutung. Sobald dann keine stärkere Blutung mehr durch die Tampontücher dringt, ist es am besten – nach einer gewissen Beobachtungszeit –, keine weiteren Maßnahmen durchzuführen und den Bauch zu schließen. Die Tamponade kann evtl. nochmals vorsichtig gewechselt werden, um eine günstigere Form und Stärke der Kompression zu erreichen. Gerade bei schweren Leberverletzungen ist es jedoch äußerst problematisch, nach befriedigender Blutstillung durch die Tamponade diese zugunsten einer weiteren Übernähung o. ä. aufzugeben. Vielfach entsteht hierdurch nochmals ein profuser Blutverlust. Auch das sog. Debridement oder gar eine Lappen-

resektion gehören u. E. zu den besonders gefährlichen Versuchen der Blutstillung. Möglicherweise müssen gelegentlich größere, bereits weitgehend abgerissene Leberareale entfernt werden. Aber auch sie sind, beläßt man sie, häufig geeignet, von außen durch Bauchtücher auf den Parenchymdefekt gedrückt zu werden und so die Kompression effektiver zu gestalten.

Dieser bewußte Verzicht auf große Manipulationen und die Betonung der alleinigen Tamponade scheint sich mehr und mehr durchzusetzen [3, 4, 28, 33]. Sie hat bei unseren Patienten in einigen recht katastrophalen Situationen (auch nach Verlegung von Patienten nach frustranen Blutstillungsversuchen etc. oder nach kompliziert verlaufenen Leberresektionen) überraschend gewirkt.

Möglicherweise ist die Kreislaufsituation bei der Operation so schlecht, daß infolge des geringeren Blutdrucks Blutungen stehen, die später bei besserer Kreislaufsituation wieder auftreten. Dem soll bereits durch eine relativ feste Tamponade vorgebeugt werden. Sollten jedoch einige Stunden nach der Primärversorgung wieder Zeichen einer Blutung auftreten, so muß erneut, ggf. mit der gleichen Prozedur operiert werden. Keinesfalls darf man sich von einer Reoperation wegen der ja meist gestörten Blutgerinnungssituation abhalten lassen oder diese allein für das Wiederauftreten der Blutung verantwortlich machen.

Bei der normalerweise zwischen dem 3. und 5. Tag geplanten Revisionsoperation ist dann zu entscheiden, ob ggf. nekrotisches Gewebe entfernt (zu diesem Zeitpunkt jedoch noch risikoreich), eine erneute Tamponade eingebracht werden muß oder auf eine solche bereits verzichtet werden kann. Gegebenenfalls muß wegen des Auftretens von Fieber bereits nach 24 oder 48 h relaparotomiert werden. Gerade bei fieberhaftem Verlauf wird man dann versuchen, ohne erneutes Einlegen von Tamponaden auszukommen.

Leberverletzungen mit Beteiligung des Gallenwegssystems

Verletzungen kleiner Gallenwege im Bereich von Leberparenchymverletzungen werden nur selten im Rahmen der Erstversorgung erkannt und können bzw. sollen bei dieser auch kaum speziell angegangen werden. In aller Regel führen sie nicht zu Komplikationen; evtl. auftretende Gallefisteln schließen sich meist spontan nach einiger Zeit.

Zu besprechen sind lediglich Gallenwegsverletzungen im Bereich des Leberhilus, evtl. kombiniert mit Pfortaderverletzungen oder tiefen Parenchymeinrissen. Auch hier besteht naturgemäß die Haupt- bzw. Erstaufgabe in der Versorgung der Blutung. Sofern diese gelingt, ist die Versorgung der Gallenwegsverletzung mit den jeweils einfachsten Mitteln angezeigt [31]. Nur selten wird eine direkte Übernähung eines großen Gallengangs, etwa des rechten oder des linken Ductus hepaticus möglich sein – dann am besten über einen über die Verletzungsstelle hinaus eingelegten Schenkel eines T-Drains [5, 18]. Wenn, in der Regel, eine leichte Rekonstruktion nicht möglich ist, erscheint es bei dem ja meist vorliegenden schlechten Allgemeinzustand der Patienten erlaubt und richtig, auch einen großen Gallengang direkt zu ligieren, wobei jedoch die Ligatur durch lange Fadenenden oder ähnliches gut markiert sein soll. Eventuell ist es möglich, in einen abgerissenen oder durchtrennten Gallengang proximal einen geeigneten Katheter einzuführen und darüber eine Ligatur zu setzen. Eine definitive Versorgung – meist mittels Anastomose mit einer nach Roux Y-förmigen Schlinge, kann nach Überstehen der ersten Traumaphase nach etwa 3–5 Tagen, ggf. aber auch später, erfolgen [5].

Es ist anzunehmen, daß bei einer solchen, betont „konservativen" Einstellung zur Chirurgie der Leberverletzungen die Letalität dieser schweren Verletzung vielfach gesenkt werden kann.

Literatur

1. Aaron S, Fulton RL, Mays TE (1975) Selective ligation of the hepatic artery for trauma of the liver. Surg Gynecol Obstet 141:187–189
2. Athey GN, Rahman SU (1982) Hepatic haematoma following blunt injury: Non-operative management. Injury 13:302–306
3. Bauer E, Richter H, Hamelmann H (1983) Behandlung schwerer Leberrupturen durch Kompressionstamponade. In: Häring R (Hrsg) Chirurgie der Leber. Edition Medizin, Weinheim, S 113–116
4. Brotman S, Oliver G, Oster-Granite ML, Cowley RA (1984) The treatment of 179 blunt trauma-induced liver injuries in a statewide trauma center. Am Surg 50:603–608
5. Busuttil RW, Kitahama A, Cerise E, McFadden M, Lo R, Longmire WP (1980) Management of blunt and penetrating injuries to the porta hepatis. Ann Surg 191:641–648
6. Castrup HP, Peiper HJ (1983) Chirurgische Taktik bei Leberverletzungen. In: Häring R (Hrsg) Chirurgie der Leber. Edition Medizin, Weinheim, S 97–100
7. Delva E, Barberousse HP, Nordlinger B, Ollivier JM, Vacher B, Guilmet C, Huguet C (1984) Hemodynamic and biochemical monitoring during major liver resection with use of hepatic vascular occlusion. Surgery 95:309–318
8. Eßer G, Gielen H (1976) Leberresektion unter Okklusion des Ligamentum hepatoduodenale. Chirurg 47:221–227
9. Flint LM, Polk HC (1979) Selective hepatic artery ligation: Limitations and failures. J Trauma 19:319–323
10. Flint LM, Mays TE, Aaron S, Fulton RL, Polk HC (1977) Selectivity in the management of hepatic trauma. Ann Surg 185:613–618
11. Geis WP, Schulz KA, Giacchino JL, Freeark RJ (1981) The fate of unruptured intrahepatic hematomas. Surgery 90:689–697
12. Grundmann R (1979) Der Verschluß der A. hepatica. Dtsch Med Wochenschr 104:848–855
13. Guthy E, Kiefhaber P, Nath G, Kreitmair A (1979) Infrarot-Kontakt-Koagulation – Klinische Anwendung an Leber und Milz. Langenbecks Arch Chir 348:105–108
14. Guthy E, Brölsch C, Neuhaus P, Pichlmayr R (1984) Infrarot-Kontakt-Koagulation an der Leber: Technik – Taktik – Ergebnisse. Langenbecks Arch Chir 363:129–138
15. Huguet C, Nordlinger B, Galoppin JJ (1976) Normothermic hepatic vascular exclusion for extensive hepatectomy. Surg Gynecol Obstet 147:689–693
16. Jochimsen PR, Zike WL, Shirazi SS, Pearlman NW (1978) Iatrogenic liver abscesses. A complication of hepatic artery ligation for tumor. Arch Surg 113:141–144
17. Kern E, Pichlmayr R, Schriefers KH (1981) Ergebnis einer Umfrage über die Heptica-Unterbindung. Mitt Dtsch Ges Chir 1:14
18. Kitahama A, Elliott LF, Overby JL, Webb WR (1982) The extrahepatic biliary tract injury – Perspectives in diagnosis and treatment. Ann Surg 196:536–540
19. Koch RD, Eckert P (1984) Fibrinklebung bei traumatischen Milz- und Leberrupturen. In: Scheele J (Hrsg) Fibrinklebung. Springer, Berlin Heidelberg New York, S 83–85
20. Lawrence D, Dawson JL (1982) The secondary management of complicated liver injuries. Ann R Coll Surg Engl 64:186–190
21. Lucas CE, Ledgerwood AM (1976) Prospective evaluation of hemostatic techniques for liver injuries. J Trauma 16:442–451
22. Lucas CE, Ledgerwood AM (1978) Liver necrosis following hepatic artery transection due to trauma. Arch Surg 113:1107
23. Mays TE (1972) Lobar dearterialization for exsanguinating wounds of the liver. J Trauma 12:397–407
24. Mays TE (1977) Critical woulds of the liver and juxtahepatic veins. Am Surg 43:635–655
25. Mays TE, Wheeler CS (1974) Demonstration of collateral arterial flow after interruption of hepatic arteries in man. N Engl J Med 993–996
26. Mays TE, Conti S, Fallahzadeh H, Rosenblatt M (1979) Hepatic artery ligation. Surgery 86:536–543

27. Pachter HL, Spencer FC (1979) Recent concepts in the treatment of hepatic trauma: Facts and fallacies. Ann Surg 190:423–429

28. Pachter HL, Spencer FC, Hofstetter SR, Coppa GF (1983) Experience with the finger fracture technique to achieve intra-hepatic hemostasis in 75 patients with severe injuries of the liver. Ann Surg 197:771–778

29. Plengvanit U, Chearanai O, Sindhavananda K, Damrongsak D, Tuchinda S, Viranuvatti V (1972) Collateral arterial blood supply of the liver after hepatic artery ligation, angiographic study of twenty patients. Ann Surg 175:105–110

30. Postlethwait RW, Hernandez RR, Dillon ML (1964) Hepatic artery lesions. Ann Surg 159:895–910

31. Scheele J, Schepke P, Gall FP (1982) Erfolgreiche Rekonstruktion des komplett durchtrennten Ligamentum hepato-duodenale. Kasuistischer Beitrag zur Ischämietoleranz der menschlichen Leber. Chirurg 53:622–627

32. Svoboda JA, Peter ET, Dang CV, Parks SN, Ellyson JH (1982) Servere liver trauma in the face of coagulopathy. Am J Surg 144:717–721

33. Walt AJ (1978) The mythology of hepatic trauma – or babel revisited. Am J Surg 135:12–18

13 Postoperative Komplikationen nach Versorgung von Leberrupturen

P. Neuhaus und R. Pichlmayr

Allgemeines

Gelingt bei der ersten operativen Versorgung einer Leberruptur die Blutstillung ohne tiefgreifende Durchstechungen, ohne Zurücklassen avitaler Parenchymbereiche und ohne äußere Kompressionstamponade, so heilen die meisten Leberverletzungen rasch und gut. Probleme im postoperativen Verlauf sind dann zumeist auf zusätzliche Organfunktionsstörungen im Rahmen einer Polytraumatisierung zurückzuführen. In diesem Zusammenhang ist vorrangig der Unfallschock als Negativfaktor zu sehen, also Mikrozirkulationsstörungen und Gewebshypoxie als Folge des Blutvolumenmangels. Besonders auch die bei schockbedingten Lungenfunktionsstörungen und bei Lungenkontusionen notwendige Beatmungstherapie erhöht schließlich wesentlich das Infektionsrisiko.

Wie schon in Kap. 12 ausgeführt, kommt der schnellen und sicheren Beherrschung der initialen Schocksituation größte Bedeutung zu. Dies hat ja auch zum Konzept der temporären Hilusokklusion und der externen Kompressionstamponade geführt, während Versuche einer optimalen definitiven Versorgung im Schock häufig die Verlängerung dieses vital bedrohlichen Zustands bedeuten [3, 28, 29].

Mag auch der weitere Verlauf bei einem polytraumatisierten Patienten mit septischen Komplikationen häufig die Quelle der Sepsis in der traumatisierten Leber vermuten lassen, so ist es doch nach den Erkenntnissen der Schockforschung sehr unwahrscheinlich, daß die bakteriellen Infektionsherde in der Leber pathophysiologisch primär durch die Leberverletzung bedingt sind. Vielmehr dürften Mikrozirkulationsstörungen am Darm als dem natürlichen Keimreservoir und eine schockgeschädigte RES-Funktion die Hauptfaktoren der septischen Allgemeininfektion sein. Derartige allgemeine Komplikationen der schweren Mehrfachverletzung mit Leberruptur sind in aller Regel nur intensivmedizinisch therapierbar und auch dann mit einer hohen Letalität belastet.

Chirurgisch bedeutsame Komplikationen nach Versorgung einer Leberruptur ergeben sich einerseits aus dem speziellen Verletzungsmuster der betroffenen Strukturen, andererseits aber auch durch die Art der chirurgischen Primärversorgung [18]. So waren in einer Serie von 21 Spätkomplikationen zentraler Leberverletzungen 62% durch die Art der chirurgischen Primärversorgung bedingt [27], aber nur 38% durch die Leberverletzung selbst. Natürlich muß man gelegentlich das Überleben der Patienten mit sekundären Komplikationen erkaufen, um so mehr aber müssen die Komplikationsmöglichkeiten der Primärmaßnahmen bewußt sein und in der postoperativen Diagnostik berücksichtigt werden.

Diagnostik nach der Versorgung von Leberrupturen

Zur Verlaufsbeobachtung gehört nicht nur die klinische Untersuchung, die in aller Regel bezüglich der möglichen Komplikationen unergiebig bleiben wird, es sei denn, es kommt zu einer massiven Sekretion von Blut oder Galle aus primär plazierten Zieldrainagen. Enzymmessungen, besonders GOT, GPT und GLDH, geben Auskunft über das Ausmaß des primären Leberzellschadens, über eventuelle Nekrosen oder Gefäßkomplikationen durch Umstechung und Ligaturen, insbesondere wenn eine potentiell stets gefährliche zentrale Gefäßligatur durchgeführt wurde (s. Kap. 12). Messungen des Serumbilirubins, der Gerinnungsfaktoren und der Thrombozyten ermöglichen bei Berücksichtigung von anderen Einflüssen eine Abschätzung der Leberfunktionsbeeinträchtigung und des Verlaufs in Richtung Restitution oder Verschlechterung. Auch für die Gesamtprognose hat die Leberfunktion besondere Bedeutung.

Leukozytenverlauf, Körpertemperatur und Kreislaufparameter lassen infektiöse Komplikationen frühzeitig erkennen. Sonographie und Computertomographie, evtl. mit Kontrastmittelinjektion, sind als bildgebende Diagnostikverfahren zu ihrer weiteren Abklärung besonders geeignet. Der Wert dieser beiden Methoden ist inzwischen so hoch einzuschätzen, daß ihre routinemäßige Anwendung zur Verlaufskontrolle eigentlich nur noch aus Kapazitäts- oder Kostengründen und bei nicht transportablen Patienten in Frage zu stellen ist. Intra- und extrahepatische Nekrosezonen, Hämatome, Flüssigkeits- und Galleansammlungen, Abszesse, regionale Durchblutungsstörungen, Gallengangerweiterungen und diffuse Parenchymveränderungen lassen sich weitgehend exakt nachweisen und differenzieren [9]. Im Therapiekonzept hat darüber hinaus die sonographisch geführte Drainage von intra- oder extrahepatisch gelegenen abgekapselten Flüssigkeitsansammlungen inzwischen häufig Vorrang vor der offenen chirurgischen Drainage.

Für spezielle weitere Fragestellungen kommen auch die Leberarterienangiographie und die indirekte Spleno- oder Mesentericoportographie sowie besonders in den letzten Jahren zunehmend die digitale Subtraktionsangiographie in Betracht. Besonders die Lokalisation von Arterien- und Pfortaderverletzungen, vasobiliären und arteriovenösen Fisteln muß vor einer operativen Reintervention sehr genau erfolgen, damit ein gezieltes Vorgehen möglich ist [23, 25, 26]. Vermutete Galleabflußstörungen können nichtinvasiv auch durch eine hepatobiliäre Sequenzszintigraphie abgeklärt werden. Der Nachweis der selteneren Hämobilie kann durch Gastroduodenoskopie, evtl. mit endoskopisch retrograder Cholangiographie zum Nachweis intraduktaler Koagula möglich sein [6].

Allgemeine und spezielle Komplikationen nach Leberrupturen

Schockbedingte Leberfunktionsstörung und Leberversagen

Naturgemäß steht die Verhinderung oder Behandlung der posttraumatischen Multiorganinsuffizienz ganz im Vordergrund der Intensivtherapie. Daß die Ausbildung einer Multiorganinsuffizienz und besonders einer schweren Leberfunktionsstörung bis zum Leberversagen hin auch durch die Art der Primärversorgung entscheidend mit beeinflußt wird, wurde bereits ausgeführt. Das Krankheitsbild ist in der Regel charakterisiert durch einen initial hohen Enzymanstieg (GOT, GPT, *GLDH*), durch Bilirubinanstieg und Gerin-

nungsprobleme, erhöhtes Ammoniak und Methionin im Serum, Thrombozytenverbrauch, Volumensequestration und Kreislaufinsuffizienz trotz Volumenzufuhr. Natürlich tritt ein Leberversagen posttraumatisch fast nie isoliert ein, kann aber gelegentlich durch chirurgische Maßnahmen wie Gefäßunterbindung induziert werden. Erstes Ziel bei der Behandlung der posttraumatischen Leberinsuffizienz ist eine optimale Durchblutung und Oxygenierung der Leber. Dazu ist ein ausreichendes zirkulierendes Blutvolumen mit in der Regel nur durch Beatmung erreichbarem hohen pO_2 erforderlich. Aber auch die Perfusionsbedingungen sind von großer Bedeutung. Etwa 60–75% der Leberdurchblutung kommen durch die Pfortader; das Druckgefälle vom Niederdrucksystem der V. portae zur Lebervene ist gering und allein nicht in der Lage, eine physiologische Perfusion zu gewährleisten. Wie an isoliert perfundierten Lebern gezeigt wurde, ist die Pfortaderdurchblutung z.T. ein „passiver" Vorgang, beeinflußt durch externe Druckschwankungen bei Bewegungen des Zwerchfells und der Bauchmuskulatur und natürlich auch beeinflußt vom normalerweise niedrigen Venendruck [24]. Diese Bedingungen sind u. U. bei Beatmung mit hohem PEEP und hohem Venendruck unter Relaxation empfindlich gestört; besonders die PEEP-Beatmung hat einen sehr negativen Einfluß auf die Leberdurchblutung.

Zweites Ziel ist die Entlastung des Leberstoffwechsels und die ausreichende Zufuhr von Substraten. Dazu sollte der Darm möglichst durch Magnesiumsulfat o. ä. entleert werden – besonders von altem Blut –, eine parenterale Infusionstherapie mit hochprozentigen Glukoselösungen ist erforderlich [1, 24, 25]. Aminosäurelösungen sind initial nicht empfehlenswert, sondern werden erst nch 2 Tagen in „leberadaptierter" Mischung zugeführt. Fettlösungen sind erst bei längerer Intensivbehandlung im Einzelfall angezeigt. Einiges spricht dafür, daß eine frühzeitige enterale Zufuhr von Kohlenhydraten und Peptiddiäten über Sonden günstiger ist als die parenterale Ernährung; vielleicht sind hier aber die Probleme der Handhabung im Augenblick noch nicht ausreichend gelöst.

Der Nutzen der initialen antibiotischen Abdeckung nach einer Leberverletzung steht außer Frage, ob aber eine Darmentkeimung oder eine selektive Darmdekontamination Vorteile bringen, ist noch offen. Die routinemäßige Zufuhr von Eiweißlösungen, Gerinnungsfaktoren und anderen Blutderivaten sowie Immunglobulinen ist nicht grundsätzlich indiziert, eine gezielte Substitution, besonders von Frischplasma, aber häufig erforderlich.

Alle intensivmedizinisch-medikamentösen Maßnahmen unterliegen einem schnellen Wandel. Läßt sich ein schweres Leberversagen nicht verhindern und ist dies vor Ausbildung weiterer sekundärer Organkomplikationen absehbar, so ist als letzte Möglichkeit der Leberersatz durch orthotope Lebertransplantation zu erwägen.

Zertrümmerung begrenzter Parenchymbereiche, Nekrosen

Häufig ist bei der Primärversorgung nicht absehbar, ob ein Lebersegment sich erholen kann oder nekrotisch wird. Zum Konzept des möglichst konservativen primären Vorgehens – evtl. auch mit Kompressionstamponade – gehört hier ein primär abwartendes Verhalten, entweder mit geplanter Revisionsoperation [4, 28, 29], z. B. auch zur Entfernung der Tamponaden, oder mit sorgfältigen Verlaufskontrollen, besonders durch Sonographie und Computertomographie.

Nekrosen stellen eine hohe Infektionsgefahr dar und müssen daher zur Verhütung von Abszessen früh entfernt werden.

Unter Umständen kann allerdings die Gesamtsituation (z.B. Leberinsuffizienz) oder die Lokalisation der Nekrosen die Indikation zur Resektion erschweren. In vielen Fällen wird eine Nekrosektomie relativ einfach und ohne bedeutende Blutung durchführbar sein, wenn sie in einem anatomisch gut zugänglichen Bereich liegt und vom vitalen Gewebe demarkiert ist. Schwierig sind aber tiefgreifende und weit dorsal im rechten Lappen sowie zentral in der Nähe der Lebervene lokalisierte Nekrosen. Anatomische Leberteilresektionen könnten dann gelegentlich aus chirurgischer Sicht wünschenswert sein, doch ist in der Regel wohl Zurückhaltung am Platz, da die funktionelle Reserve der Restleber nur schwer zu beurteilen und zumeist deutlich reduziert ist.

Auch die Kompressionstamponade bringt selbstverständlich die Gefahr einer Schädigung des komprimierten Lebergewebes mit sich. Deshalb ist auch eine frühe Entfernung, die allerdings das Risiko einer erneuten Blutung bedeutet, wünschenswert. Sicherlich muß der günstigste Zeitpunkt individuell bestimmt werden, auch aus der Verlaufsbeobachtung heraus; ggf. kann eine erneute Tamponade erfolgen.

Anders als die offenen, chirurgisch versorgten Leberrupturen, bei denen Infektions- und Abszedierungsrisiko im Vordergrund stehen, verhalten sich primär intrahepatisch gelegene und subkapsuläre Zerreißungen und Hämatome ohne freie Blutung in die Bauchhöhle.

Nach heute allgemein anerkannten Grundsätzen werden solche Befunde zunächst abwartend beobachtet. Eine geringfügige Vergrößerung und Expansion im Sonographie- oder CT-Befund muß in den ersten Tagen nach dem Trauma bei sonst positivem klinischem Verlauf noch keine Operationsindikation ergeben [2]. Die Blutung kommt in der Regel zum Stillstand, und die Blutungshöhle verkleinert sich. Sugimoto beschrieb 1982 als einer der ersten bei 6 Patienten CT-Befunde traumatisch entstandener Leberzysten und konnte auch ihre spontane Abheilung nachweisen [33]. Solche Befunde und unkomplizierte Verläufe werden zunehmend mitgeteilt, wir selbst haben bisher 3 solche Fälle beobachtet. Allerdings ist eine sehr genaue stationäre Kontrolle über mindestens 3–4 Wochen erforderlich, so daß bei Ruptur oder Infektion eine chirurgische Intervention erfolgen kann. Möglicherweise kann eine traumatisch entstandene Leberzyste später, wenn sie sich nicht spontan zurückbildet, ebenso wie primäre Leberzysten auch durch Sklerosierungstherapie zum Verschwinden gebracht werden [2].

Am ehesten kann man einen günstigen Verlauf intrahepatischer posttraumatischer Blutungen erwarten, wenn es sich um Blutungen ohne wesentliche Parenchymzertrümmerung und ohne Verletzung größerer Gallengänge handelt. Dies ist aber im CT oder Ultraschall kaum zu differenzieren, eine Punktion ist wegen der Rupturgefahr primär nicht anzuraten.

Schließlich kommt es bei Gallebeimengungen vermehrt zu sekundären Infektionen und Heilungsstörungen, weil Galle nicht nur fibrinolytisch sehr wirksam ist, sondern auch erhebliche Heilungsstörungen und -verzögerungen verursacht, wie Sandblom [30] zeigen konnte. Auf dieser Basis kommt es dann häufiger zur Infektion und Abszeßbildung [7, 9].

Posttraumatischer Leberabszeß

Wie schon ausgeführt, wird die Abszeßbildung sowohl nach chirurgischer Versorgung offener und intrahepatisch gelegener gedeckter Parenchymverletzungen und Nekrosen als auch nach primär konservativer Behandlung intrahepatischer Verletzungen beobachtet [7, 13, 20, 27]. In der Regel bilden sich diese Leberabszesse in den ersten 4 Wochen nach dem Trauma. Besonders nach intrahepatischen Verletzungen ohne freie Ruptur und Blutung können sie aber auch noch erheblich später nach vollständiger Erholung auftreten; sie werden dann gelegentlich als „kryptogen" klassifiziert [7].

Die Diagnosestellung erfolgt aufgrund der Laborwerte und besonders des CT- und Sonographiebefundes. Das weitere Vorgehen richtet sich sehr nach der Lokalisation und Ausdehnung eines Abszesses, muß sich aber auch am Krankheitsverlauf und Allgemeinzustand des Patienten orientieren.

Isolierte und schwer zugängliche Abszesse werden zweifellos heute durch Punktion und Drainage unter Sonographiekontrolle wesentlich besser behandelt als durch offene chirurgische Revision [11, 12]. Dagegen müssen posttraumatische infizierte Hämatome und Abszesse im Bereich ausgedehnter Zertrümmerungs- und Nekrosezonen in jedem Fall durch chirurgische Entlastung und Debridement rasch und effektiv angegangen werden. Für abgegrenzte und eingeschmolzene Abszesse kommt, je unzugänglicher und älter der Befund ist, um so eher eine sonographisch geführte Punktion und Drainage in Betracht. Selbstverständlich dürfen Leberabszesse nur unter breiter Antibiotikaabdeckung eröffnet werden. In Abhängigkeit von der Zusammensetzung des Krankengutes ergeben sich dabei signifikante Unterschiede zwischen „konservativer" Behandlung durch perkutane Drainage unter Sonographiekontrolle und operativer Abszeßeröffnung. Nach Gamstätter et al. [11] liegt die Letalität beim konservativen Vorgehen extrem niedrig (0–5%), bei operativer Behandlung aber um 30%. Einschränkend muß aber gesagt werden, daß die genannten Zahlen sich hauptsächlich auf nicht traumatisch bedingte Abszesse (z.B. Amöbenabszesse) beziehen und nicht ohne weiteres übertragbar sind [11, 12, 14, 19].

Äußere Gallefisteln

Sowohl die direkte Verletzung und Zerreißung zentraler größerer Gallengangsäste als auch periphere Parenchymverletzungen und Nekrosen können Ursache äußerer Gallefisteln werden [16]. Nicht zu unterschätzen ist in diesem Zusammenhang wiederum die von durchgreifenden Nähten

ausgehende Gefahr. Durch eine solche Naht werden zentrale Gallengänge mitgefaßt, peripher resultieren Gallerückstau und Fistelbildung aus kleineren Verletzungszonen.

Trotz aller Sorgfalt können bei der Versorgung von Leberverletzungen – auch nach geplanten Leberresektionen – nicht alle kleinen Gallengangsäste ligiert sein. Bei freiem zentralen Abfluß ist dies aber unbedeutend; hingegen kann bei Abflußbehinderung durch ein extra- oder intraluminäres Hämatom, Kompression oder auch medikamentös bedingte Druckerhöhung im Gallengangssystem Galle an der Verletzungsfläche austreten. Eine Zeitlang wurde daher zur Drucksenkung die routinemäßige Verwendung von Gallengangsdrainagen bei der Versorgung von Leberverletzungen und auch nach Leberresektionen empfohlen. Da auch so die Komplikationsfrequenz nicht vermindert wurde, rät man heute gerade auch beim zarten Gallengangssystem eher wieder von einer Routineableitung ab.

Prinzipiell darf man davon ausgehen, daß ein gut drainiertes Galleleck nach Versorgung einer Leberruptur sich spontan verschließt. Fehlen also Zeichen einer galligen Oberbauchperitonitis und ist im Sonogramm subphrenisch oder subhepatisch keine Galleansammlung vorhanden, kann man sich zunächst abwartend verhalten, vorausgesetzt, ein freier Galleabfluß über die Drainage ist gewährleistet. Die meisten äußeren Gallefisteln verschließen sich dann spontan innerhalb von 3–6 Wochen, auch wenn sie von größeren Gallengängen ausgehen [18]. Galleaustritt in die freie Bauchhöhle, gallige Abszesse, Verbindungen zur Pleura oder zum Bronchialsystem sowie andere seltene Fisteln sind dagegen eindeutige Operationsindikationen, da sie häufig zu lebensbedrohlichen Komplikationen Anlaß sind [5]. Gelegentlich kann sekundär die Resektion des fisteltragenden Leberlappens oder Segments notwendig werden, häufiger kommt es aber durch narbigen Verschluß des Gallengangsasts spontan zu einer Atrophie des dazugehörigen Parenchyms und zum Sistieren der Galleproduktion.

Innere Gallefistel (Hämobilie)

Die „traumatische Hämobilie" wurde erstmals 1948 von Sandblom beschrieben und scheint nach neueren Publikationen keine Rarität unter den Komplikationen nach Lebertrauma zu sein. Ihre Inzidenz wird mit 1–3% der schweren Leberverletzungen angegeben. Sicherlich hat die weite Verbreitung der routinemäßigen endoskopischen Diagnostik gastrointestinaler Blutung die Differenzierung gegenüber Streßulzera verbessert oder erst ermöglicht. Die Angiographie läßt auch im blutungsfreien Intervall meistens durch Darstellung atypischer Gefäße die Fistellokalisierung zu [6, 22, 34]. Weniger Aufschluß bringen dagegen Sonographie, CT und ERC. In der Mehrzahl der beschriebenen Fälle muß man nach Sandblom [30] die fibrinauflösende und heilungsverzögernde Wirkung der Galle als Erklärung heranziehen, wenn eine arterielle Arrosionsblutung oder ein Gefäßabriß nicht zum dauerhaften trombotischen Verschluß führt.

Die klassische Symptomatik geht einher mit Oberbauchkoliken, Teerstuhl und evtl. Hämatemesis, ein intermittierender Ikterus kann hinzukommen, schwere Blutverluste bis zur Schocksymptomatik sind möglich. Nach Sandblom führt die posttraumatische Hämobilie in bis zu 50% der Fälle zum Tode, auch weil häufig an diese Möglichkeit nicht gedacht wurde.

Der Nachweis einer aktuellen Hämobilie ist aufgrund der möglichen Komplikationen und der hohen Letalität fast immer eine Indikation zu aktivem Vorgehen. Dabei richtet sich die Wahl des Behandlungsverfahrens nach der durch Angiographie nachgewiesenen Lokalisation und den technischen Möglichkeiten. Bei peripherem Sitz der Läsion ist die Resektion das Verfahren der Wahl, evtl. kommt auch eine anatomische Teilresektion in Betracht. In Ausnahmesituationen ist bei lebensbedrohlichen Blutungen ggf. auch die Ligatur der Leberarterie einmal gerechtfertigt. Curet et al. berichteten 1984 in einer Literaturzusammenstellung über 73 Fälle, 16mal wurde eine selektive Ligatur der rechten oder linken Leberarterie durchgeführt, die bei 13 Patienten erfolgreich war [6].

Eine mögliche Freilegung der Fistel in temporärer Hilusokklusion und die selektive Gefäßumstechung sollte beim heutigen Stand leberchirurgischer Technik ebenfalls in Betracht gezogen werden.

Auch die Embolisierung der Leberarterie möglichst weit peripher, also selektiv, ist eine therapeutische Alternative. Zahlreiche erfolgreich behandelte Fälle wurden in den letzten Jahren beschrieben [6, 21, 23, 25, 26]. Aber es wurden auch Todesfälle durch Leberinsuffizienz beobachtet, deshalb ist eine sorgsame Abwägung der unterschiedlichen Möglichkeiten und Risiken notwendig [10]. Schließlich haben wir bei bisher 2 Patienten unter

sorgfältiger Kontrolle auch schon die spontane Ausheilung einer solchen Fistel beobachtet.

Da auch diese Komplikation zu einem guten Teil auf die unsachgemäße chirurgische Versorgung der Leberruptur zurückzuführen sein dürfte, sollte der Verhütung der Hämobilie durch Unterlassen durchgreifender Parenchymnähte und effektivere Behandlung von Hämatomen, Nekrosen und Abszessen mehr Aufmerksamkeit geschenkt werden.

Bilihämie

Dieses vergleichsweise seltene Krankheitsbild ist gekennzeichnet durch den Übertritt von Galle in eine mit dem Gallengangssystem kommunizierende Lebervene. Dadurch kommt es zu einem rasch progredienten schweren Ikterus. Die Nekrose- oder Zerfallshöhlen, evtl. auch die biliovenöse Fistel lassen sich ggf. durch eine ERC bildlich darstellen.

Der Entstehungsmechanismus dürfte dem der Hämobilie prinzipiell ähnlich sein. Therapeutisch läßt sich durch eine temporäre Ableitung der Galle die Druckdifferenz zwischen Gallengangssystem und Lebervenen ausgleichen oder umkehren, so daß eine Abheilung stattfinden kann. Bei Vorliegen eines Abszesses oder einer Zerfallshöhle sollte man aber je nach Zustand des Patienten auch die lokale Sanierung (Unterbindung des peripheren Gallengangs und der arrodierten Vene zusammen mit Abszeßdrainage), ggf. auch die Leberresektion, erwägen [8, 32, 36, 37].

Arteriovenöse und arterioportale Fistel

Symptomatische arterioportale oder arteriovenöse Fisteln sind insgesamt selten, arterioportale sind häufiger als arteriovenöse [15, 17, 23, 31, 35]. Dies hat seine Erklärung in der engen räumlichen Beziehung zwischen Arterien- und Pfortaderästen, während die größeren Venen nicht von Arterienästen berührt werden. Kleine Fisteln bleiben asymptomatisch, daher kann man über die wirkliche Inzidenz nach Lebertraumen keine exakten Angaben machen.

Bauchschmerzen, Aszites und Lebervergrößerung durch portale Hypertension, evtl. eine hämorrhagische Enteritis durch venöse Abflußstauungen sind Symptome einer sich schnell entwikkelnden großen arterioportalen Fistel. Hypersplenismus und Ösophagusvarizen benötigen zur Entwicklung Zeit. Häufig sind Shuntgeräusche im Oberbauch auskultierbar.

Arteriovenöse Fisteln sind nicht nur selten, sondern bleiben auch praktisch symptomlos, da zur Ausbildung einer Rechtsherzüberlastung der Fluß in der Regel nicht groß genug ist. Arterioportale Fisteln sollten wegen der möglichen Komplikationen, die noch viele Jahre nach ihrer Entstehung relativ plötzlich auftreten können, behandelt werden. Hier kommt entweder die chirurgische Intervention mit Resektion oder zentraler Arterienligatur oder die Arterienembolisierung in Betracht. Die Wahl wird dabei wohl auch von den technischen Möglichkeiten einer Klinik beeinflußt sein.

Zusammenfassend darf man sagen, daß die weitaus größte Anzahl postoperativer Komplikationen nach Leberverletzungen in Form von Hämatomen, Abszessen und Fisteln der Tribut ist, der für das Erreichen einer primären Blutstillung und damit für das Überleben der Patienten entrichtet werden muß. Ein nicht unerheblicher Teil wird aber auch durch heute meist vermeidbare chirurgische Vorgehensweisen (tiefe Durchstechungsnähte, Unterfütterung mit nicht resorbierbarem Material, nicht indizierte Arterienligaturen usw.) verursacht. Daher muß das Hauptaugenmerk auf die Vermeidung von Komplikationen gerichtet sein.

Literatur

1. Aaron S, Fulton RL, Mays TE (1975) Selective ligation of the hepatic artery for trauma of the liver. Surg Gynecol Obstet 141:187–189
2. Athey GN, Rahman SU (1982) Hepatic haematoma following blunt injury: Non-operative management. Injury 13:302–306
3. Bauer E, Richter H, Hamelmann H (1983) Behandlung schwerer Leberrupturen durch Kompressionstamponade. In: Häring R (Hrsg) Chirurgie der Leber. Edition Medizin, Weinheim, S 113–116
4. Castrup HJ, Peiper HJ (1983) Chirurgische Taktik bei Leberverletzungen. In: Häring R (Hrsg) Chirurgie der Leber. Edition Medizin, Weinheim, S 97–100
5. Clemens M, Wittrin G, Schönleben K (1977) Die bronchobiliäre Fistel. Chirurg 48:39–41
6. Curet P, Baumer R, Roche A, Grellet J, Mercadier M (1984) Hepatic hemobilia of traumatic or iatrogenic origin: Recent advances in diagnosis and therapy, review of the literature from 1976 to 1981. World J Surg 8:2–8
7. Eng RHK, Tecson-Tumang F, Corrado ML (1981) Blunt trauma and liver abscess. Am J Gastroenterol 76:252–255
8. Enneker C, Berens JP (1978) Schwerste Leberruptur mit Lebervenenabriß und massiver Bilhämie. Chirurg 49:311–314
9. Esensten M, Ralls PW, Colletti P, Halls J (1983) Posttraumatic intrahepatic biloma: Sonographic diagnosis. AJR 140:303–305
10. Fleischer GM, Reppin G, Freitag J (1983) Posttraumatische Hämobilie. Zentralbl Chir 108:588–598
11. Gamstätter G, Rothmund M, Braun B, Dähnert W, Günther R (1983) Perkutane oder offene chirurgische Drainage beim Leberabszeß. In: Häring R (Hrsg) Chirurgie der Leber. Edition Medizin, Weinheim, S 439–444
12. Gebauer A, Hahn D, Hamperl D (1983) Behandlung von Leberabszessen durch Ultraschall- bzw. CT-gesteuerte perkutane transhepatische Drainage. In: Häring R (Hrsg) Chirurgie der Leber. Edition Medizin, Weinheim, S 451–458
13. Geis WP, Schulz KA, Giacchino JL, Freeark RJ (1981) The fate of unruptured intrahepatic hematomas. Surgery 90:689–697
14. Herbert DA, Rothman J, Simmons F, Fogel DA, Wilson S, Ruskin J (1982) Pyogenic liver abscesses: Successfull non-surgical therapy. Lancet I:134
15. Höiem L, Kvam G (1981) Arterio-portal fistula diagnosed by computerized tomography (CT). Eur J Radiol 1:57–59
16. Kitahama A, Elliott LF, Overby JL, Webb WR (1982) The extrahepatic biliary tract injury – Perspectives in diagnosis and treatment. Ann Surg 196:536–540
17. Kleiber M, Bause HW (1976) Bilio-venöse Fistel als seltene Komplikation nach stumpfen Bauchtrauma. Unfallheilkunde 79:483–487
18. Lawrence D, Dawson JL (1982) The secondary management of complicated liver injuries. Ann R Coll Surg Engl 64:186–190
19. Levy JM, Nykamp PW, Jogerst G, Yerger FS, Pitha NR, McFarland JO (1978) CT-guided percutaneous drainage of an amebic liver abscess. Am J Gastroenterol 70:298
20. Lucas CE, Ledgerwood AM (1976) Prospective evaluation of hemostatic techniques for liver injuries. J Trauma 16:442–451
21. Mathisen DJ, Athanasoulis CA, Malt RA (1982) Preservation of arterial flow to the liver: Goal in treatment of extrahepatic and post-traumatic intrahepatic aneurysms of the hepatic artery. Ann Surg 196:400–411
22. McDougal EG, Mandel SR (1984) Traumatic hemobilia: Successful nonoperative treatment in two cases. Am Surg 50:169–172
23. Missavage AE, Jones AM, Walt AJ, Hans B, Jacobs LA (1984) Traumatic hepatic arteriovenous fistula causing portal hypertension and variceal bleeding. J Trauma 24:355–358
24. Neuhaus P, Neuhaus R, Vonnahme F, Pichlmayr R (1983) Verbesserte Möglichkeiten des temporären Leberersatzes durch ein neues Konzept der extracorporalen Leberperfusion. Langenbecks Arch Chir [Suppl] 223–228
25. Nielsen ML, Mygind T (1980) Selective arterial embolization in traumatic hemobilia. World J Surg 4:357–361
26. Nielsen SL, Mygind T, Miskowiak J (1982) Blood pool scintigraphy and arterial embolization in traumatic hemobilia. Eur J Nucl Med 7:389–390

27. Olssen WR (1982) Late complications of central liver injuries. Surgery 92:733–743
28. Pachter HL, Spencer FC (1979) Recent concepts in the treatment of hepatic trauma: Facts and fallacies. Ann Surg 190:423–429
29. Pachter HL, Spencer FC, Hofstetter SR, Coppa GF (1983) Experience with the finger fracture technique to achieve intra-hepatic hemostasis in 75 patients with severe injuries of the liver. Ann Surg 197:771–778
30. Sandblom PH, Saegesser F, Mirkovitch V (1984) Hepatic hemobilia: Hemorrhage from the intrahepatic biliary tract, a review. World J Surg 8:41–50
31. Sclafani SJA, Shaftan GW, McAuley J, Nayaranaswamy T, Mitchell WG, Gordon DH, Glanz S (1984) Interventional radiology in the management of hepatic trauma. J Trauma 24:256–262
32. Struyven J, Cremer M, Pirson P, Jeanty P, Jeanmart J (1982) Posttraumatic bilhemia: Diagnosis and catheter therapy. AJR 138:746–747
33. Sugimoto T, Yoshioka T, Sawada Y, Sugimoto H, Maemura K (1982) Post-traumatic cyst of the liver found on CT scan – a new concept. J Trauma 22:797–800
34. Suren EG, Ziegler H, Mellmann J (1979) Posttraumatische Hämobilie-Klinik, Diagnostik, therapeutische Probleme. Unfallheilkunde 82:280–284
35. Van Haeften FF, Bröker FHL (1984) Post-traumatic intrahepatic arteriovenous fistula. Injury 15:311–315
36. Wittrin G (1983) Posttraumatischer Ikterus: Differentialdiagnose und Therapie. In: Häring R (Hrsg) Chirurgie der Leber. Edition Medizin, Weinheim, S 133–140
37. Wittrin G, Clemens M, Safrany L, Schönleben K (1978) Hämobilie und Bilhämie-Komplikationen beim Lebertrauma. Zentralbl Chir 103:1463–1470

14 Milzruptur

W. Theisinger und J.R. Siewert

Schon Plinius hat die Milz als lästiges Organ und als Hindernis für Läufer beschrieben, da es zu Seitenstechen führen kann. Auch für Galen war die Milz ein „mysteiri plenum organon" – ein geheimnisvolles Organ [28]. Bis vor nicht allzu langer Zeit machte man sich deshalb über die Entfernung des Organs bei Milzverletzungen keine Gedanken, zumal man unstrittig auch ohne Milz leben kann.

Die Immunaufgaben der Milz – besonders im Kindesalter – sind erst in den letzten Jahrzehnten erkannt worden, so daß man begonnen hat, organerhaltende Maßnahmen bzw. die Autotransplantation der Milz kritisch zu erwägen. Wie in Kap. 15 ausgeführt, kann sogar bei Patienten jeden Alters nach Milzexstirpation ein erhöhtes Risiko in bezug auf Infektionen bestehen, besonders unter Extrembedingungen. Statistisch sichere Beweise fehlen allerdings noch. Engels et al. [10] halten es nur bei Kindern unter 2 Jahren unbedingt für notwendig, die Milz zu erhalten, bei Kindern bis zu 5 Jahren, wenn irgend möglich. Seufert [31] vertritt den Standpunkt, daß in jedem Fall bei Kindern, Jugendlichen und Erwachsenen bis zum 60. Lebensjahr bei kleinen Rupturen milzerhaltende Maßnahmen versucht werden sollten. Wichtig ist, daß in fast 20% der Fälle vorhandene Nebenmilzen nach heutiger Anschauung den Verlust des Hauptorgans ersetzen können [2, 16].

Bei Milzverletzungen im Rahmen eines Bauchtraumas beim Erwachsenen wird derzeit die Milz noch überwiegend exstirpiert. Teilresektionen, Kapselnähte, Elektrokoagulation, Fibrinklebung, Laser- und Infrarotkoagulation sind speziellen Indikationen vorbehalten. Die leicht zerreißbare Kapsel und das verhältnismäßig unelastische Parenchym sowie die meist doch erheblichen Parenchymzerreißungen bei den zur Operation kommenden Milzrupturen stehen häufig rekonstruktiven Maßnahmen entgegen. Aufgrund dieser Vulnerabilität ist der Anteil der Milzverletzungen im Vergleich zu anderen intraabdominellen Organen beim stumpfen Bauchtrauma mit 20–40% [2] auch besonders hoch.

Anatomische Besonderheiten

Zur Planung milzerhaltender Maßnahmen sind folgende Fakten von Wichtigkeit:
a) Der obere Milzpol wird in 65% der Fälle durch ein gesondertes Gefäß versorgt, das direkt der A. lienalis entspringt [20].
b) Die Gefäßaufzweigung innerhalb der Milz ergibt entsprechende Zonen beim Trauma [7]:
   – die äußere Zone; bei Verletzungen in diesem Abschnitt werden nur Milzsinus und kleinere Arteriolen eröffnet;
   – der Mittelbereich; hier kommt es bereits zur Eröffnung von Trabekelgefäßen;
   – der Hilusbereich, wo Verletzungen zu massiver Blutung und in der Regel zu einer Milzexstirpation führen.
c) Im Grenzbereich der Segmente, die quer zur Milzlängsachse verlaufen, sind gefäßarme Zonen vorhanden [15]. Abbildung 1 läßt erkennen, daß Einrisse in der Querachse weniger starke Blutungen verursachen als Einrisse in der Längsachse. Die meisten Zerreißungen laufen quer zur Achse, Längsrisse sind wesentlich seltener, obwohl die Reißfestigkeit in der Längs-

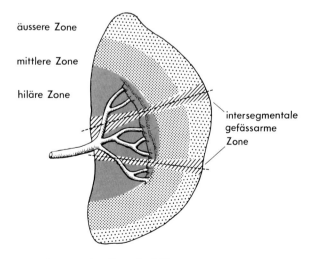

äussere Zone

mittlere Zone

hiläre Zone

intersegmentale gefässarme Zone

Abb. 1. Zoneneinteilung der Milz

achse 3mal geringer ist [35]. Bei Einrissen in diesem Bereich kann eine Teilresektion in Frage kommen. Bei Quereinrissen in den segmentabgrenzenden Anteilen sind sogar Spontanheilungen möglich [6].

Klassifizierung der traumatischen Milzruptur

Die Klassifizierung der Milzrupturen kann wie folgt erfolgen:
1. Nach dem Zeitpunkt der Blutung
   – einzeitige und
   – zweizeitige Milzrupturen;
2. nach der Zahl der Verletzungen
   – isolierte Milzrupturen,
   – Milzrupturen mit weiteren Organverletzungen im Abdominalbereich,
   – Milzrupturen bei Polytraumen (Schädel- und Thoraxverletzungen, Frakturen am Skelettsystem).

Zu den einzeitigen Milzrupturen gehören die Fälle, in denen es durch die Gewalteinwirkung sofort zur Kapselzerreißung mit entsprechender Blutung in die freie Bauchhöhle kommt. Ein zunehmender hämorrhagischen Schock kennzeichnet die Situation. Die Symptomatik kann aber auch durch mehr oder weniger schnelle Koagelbildung und Verklebungen larviert sein. Erst nach vorübergehender Stabilisierung des Kreislaufs nimmt der klinische Befund im linken Oberbauch mit erneuter Schocksymptomatik wieder zu. Diese Situation bezeichnet man als einzeitige Ruptur mit verzögerter Blutung. Dazu kann man auch die protrahiert verlaufende chronische Milzruptur als Besonderheit zählen. Andere Autoren reihen letztere als Sonderform der zweitigen Milzruptur ein [31].

Bei der zweizeitigen Milzruptur (Abb. 2) kommt es erst zu einem späteren Zeitpunkt – nach einem freien Intervall, das Stunden bis längstens 5–6 Wochen dauern kann – zur sekundären Zerreißung der Kapsel. Die zweizeitige Ruptur tritt in etwa 11–20% aller Milztraumen auf [11, 12]. Durch moderne Diagnostik mit Peritoneallavage, Sonographie, Computertomogramm und Angiographie hat sich eine zweizeitige Milzruptur in 3 von 15 Fällen nachweisen lassen [1], in unserem Krankengut beträgt die Rate 9%. Bei strengster Überprüfung des „völlig symptomfreien Intervalls" bleiben nur noch 0,3 bis 1% Fälle übrig [24, 33]. Dabei besteht kein Zusammenhang zwischen der Länge

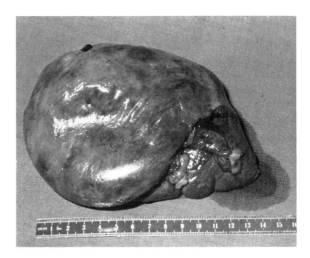

Abb. 2. Subkapsuläres Milzhämatom (zweizeitige Milzruptur)

des freien Intervalls und der Schwere der Parenchymverletzung [27]. Wenn im Ultraschall oder Computertomogramm ein Milzhämatom nachgewiesen ist, ist wegen der Gefahr einer zweizeitigen Milzruptur die strenge stationäre Kontrolle obligat. Das Hämatom sollte fortlaufend durch Ultraschall überwacht werden. Im Zweifelsfall – im Ultraschall ist ein Hämatom oft schwer vom gesunden Parenchym zu unterscheiden – kann das Computertomogramm, seltener die Angiographie, bei differentialdiagnostischen Erwägungen weiterhelfen. Wird das Hämatom größer, sollte die Splenektomie bereits im Intervall erfolgen.

Notfallsplenektomie

Zugang

Die optimale Exposition der Milz ist für eine schnelle, oft unter Zeitdruck ablaufende Splenektomie die entscheidende Voraussetzung. Als Zugang (Abb. 3) ist bei unklarer Diagnose der Medianschnitt oder bei diagnostizierter Milzverletzung der Oberbauchquerschnitt zu bevorzugen. Bei letzterem ist der erhöhte Zeitaufwand zu berücksichtigen. Dafür erlaubt der Querschnitt eine optimale Exposition aller Oberbauchorgane. Der Rippenrandschnitt ist nur akzeptabel, wenn kein Verdacht auf weitere intraabdominelle Verletzungen besteht. Bei thorakalen Begleitverletzungen, die ebenfalls einer sofortigen Versorgung bedürfen, kann auch von einer linksseitigen Thorakotomie aus splenektomiert werden [29].

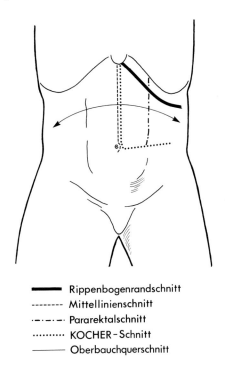

—— Rippenbogenrandschnitt
------- Mittellinienschnitt
-·-·- Pararektalschnitt
·········· KOCHER-Schnitt
—— Oberbauchquerschnitt

Abb. 3. Operative Zugänge für die Splenektomie

Operationstaktik

Nach Eröffnung der Bauchhöhle wird die freie Blutmenge im Bauchraum abgesaugt. Parallel dazu wird versucht, die Milz und die anderen parenchymatösen Organe manuell zu beurteilen, um die Diagnose und das Ausmaß der Traumatisation zu überprüfen.

Oberstes Ziel der chirurgischen Maßnahme ist die möglichst rasche Blutstillung entweder durch Okklusion des Milzhilus bei arterieller Blutung oder durch Tamponade bei venöser Blutung. Grundsätzlich kann der Milzhilus von vorn durch die Bursa omentalis oder von lateral hinten erreicht werden (Abb. 4). Der Zugang durch die Bursa ist übersichtlicher, benötigt aber mehr Zeit, da die Bursa erst mittels Durchtrennung des Lig. gastrocolicum eröffnet werden muß. Ist die Blutung massiv, bevorzugen wir den Zugang von hinten lateral (retroperitoneal). Zu diesem Zweck wird die Milz rasch und stumpf mit der Hand aus ihren Adhäsionen im linken Subphrenium gelöst und nach vorn gewälzt. Dabei reißt die Milz gelegentlich noch weiter ein. Dies stellt aber kein Problem dar, da der gut tastbare Hilus mit einer Klemme oder zwischen Daumen und Zeigefinger von unten hinten gefaßt und okkludiert werden kann (Abb. 5). Ist genug Zeit vorhanden, kann eine präliminare Unterbindung der Milzarterie entweder durch das Lig. gastrocolicum retrogastral oder oberhalb des Magens durch das kleine Netz erfolgen (Abb. 6). Die anatomischen Varianten des Verlaufs der A. lienalis müssen dabei bedacht werden, um Läsionen des Pankreas zu vermeiden (Abb. 7). Beim Zugang supragastral im kleinen Netz wird in der Regel die Unterbindung der A. lienalis nur nahe am Truncus coeliacus möglich sein. Daraus resultieren Gefahren für die Durchblutung des Pankreasschwanzes. Dagegen ist die retrogastrale Unterbindung durch die Bursa omentalis hindurch auch peripher möglich und so-

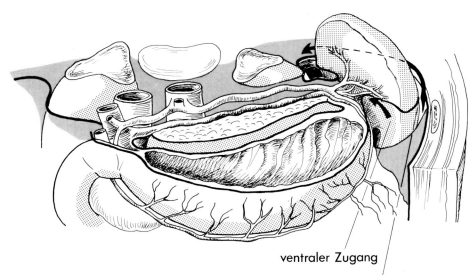

ventraler Zugang

dorsaler Zugang   **Abb. 4.** Zugänge zum Milzhilus

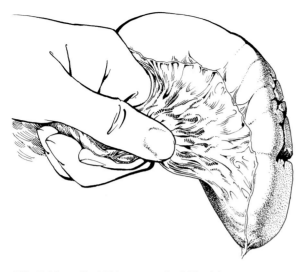

Abb. 5. Manuelle Abklemmung des Milzstiels

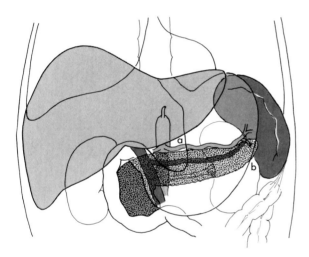

Abb. 6. Unterbindung der A. lienalis: *a* supragastral, *b* infragastral

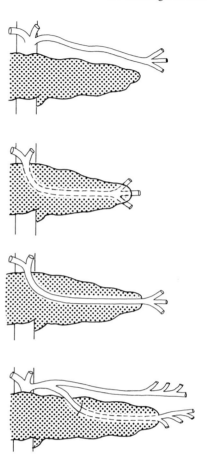

Abb. 7. Varianten des Verlaufs der A. lienalis

mit als wesentlich ungefährlicher einzuschätzen. Bei geringer Blutung kann man den Milzhilus von ventral her schrittweise in kaudokranialer Richtung unterbinden.

Persistiert die Blutung nach Okklusion des Milzhilus nicht, so liegt entweder eine akzessorische Milzarterie vor, oder die Vasa gastrica brevia sind eingerissen. In beiden Fällen muß die Skelettierung der gesamten Milz rasch vervollständigt werden.

Die Schnelligkeit, die je nach Lage des Falles dabei erforderlich ist, darf nicht dazu führen, daß

Pankreasschwanzgewebe oder Magenfundus im Bereich der Vasa gastrica brevis durch Massenligaturen gequetscht werden, was Pankreasschwanznekrosen, eine Perforation des Magens oder Pankreasfisteln zur Folge hätte.

Nach der Entfernung der Milz folgt zunächst die systematische Revision des linken Subphreniums und dann des gesamten oberen Bauchraumes nach weiteren Verletzungen. Während dieser Zeit erfolgt durch Volumensubstitution die Stabilisierung des Kreislaufs, so daß etwaige weitere kleine Blutungen im Milzbett, besonders an der peritonealen Umschlagfalte, sichtbar und versorgbar werden. Eine Penrose-Drainage im tiefsten Punkt der Milzloge ist bei uns obligatorisch, sowohl als Kontrolle für eventuelle Nachblutungen oder Pankreasverletzungen als auch zur Verhinderung von Hämatomen, die eine lang dauernde Darmatonie oder zu einem späteren Zeitpunkt Abszesse verursachen können.

Milzorganerhaltende Maßnahmen

Je jünger der Patient ist, desto ernsthafter sollte die Möglichkeit der Organerhaltung überprüft werden. Der Wert der Milzerhaltung ist allerdings nur im Kindesalter wirklich belegt. Für den Erwachsenen muß in jedem Fall abgewogen werden, ob die Milzerhaltung ausreichend risikoarm ausgeführt werden kann. Entscheidendes Kriterium ist dabei das Verletzungsausmaß. Für die Organerhaltung kommen in aller Regel – mit Ausnahme der sehr seltenen Querrisse – nur oberflächliche Einrisse in Frage. Im Zweifelsfall sollte der Chirurg sich in Anbetracht des noch nicht eindeutigen Nutzens der Milzerhaltung für die sichere Splenektomie entscheiden. Die gleichen Überlegungen gelten auch für die Replantation von Milzgewebe, wobei diesem Verfahren noch weitere Komplikationsmöglichkeiten anhaften (s. Kap. 16). Nach Seufert [31] dürften sich nach dem jetzigen Erfahrungsstand zwischen 20 und 30 % der Rupturen am Organ in situ versorgen lassen.

Im folgenden werden die verschiedenen operationstechnischen Möglichkeiten, die zur Milzerhaltung herangezogen werden können, in der Reihenfolge ihrer Wertigkeit – wie sie sich uns darstellt – aufgezeigt.

Infrarotkontaktkoagulation

In der Infrarotkontaktkoagulation steht zur Blutstillung an Milz und Leber das unserer Erfahrung nach effektivste Verfahren zur Verfügung [14]. Es handelt sich um eine einfache und verläßliche Methode. Die Splenektomierate kann nach den Angaben von Guthy um etwa 20 % gesenkt werden.

Prinzip: Das therapeutische Prinzip besteht im Andruck einer Kontaktfläche auf das Gewebe und der gleichzeitige Lichtimmision in das Gewebe. Durch den Andruck der Kontaktfläche wird Blut von der Gewebeoberfläche verdrängt, und blutende Gefäße werden vorübergehend komprimiert. So gelangt die Lichtenergie direkt in das Gewebe und wird nicht von austretendem Blut absorbiert. Dadurch ist die Methode auch bei der aktiven Blutung anwendbar im Gegensatz zu allen anderen Koagulationsverfahren. Weiterer Vorteil der Lichtkoagulation ist, daß die Lichtenergie tief in das Gewebe eindringt, dort in Wärme ungewandelt wird und so eine direkte Koagulation bewirkt. Die zur Koagulation bzw. zur effektiven Blutstillung notwendige Lichtmenge ist abhängig von der Beschaffenheit des Gewebes, insbesondere der Größe der dort anzutreffenden Gefäße. Bei dem jetzt zur Verfügung stehenden Infrarotkontaktkoagulator wird eine Koagulationstiefe von 7–8 mm erreicht. Die Andruckfläche des Saphirkristalls mißt 2 cm² und hat einen Durchmesser von 16 mm. Als Lichtquelle dient eine Wolfram-Halogen-Glühlampe mit einer Leistung von 250 W. Die stabförmigen Koagulationssonden sind in verschiedenen optischen Geometrien verfügbar (gerade-plan, rechtwinklig-plan, gerade-keilförmig). In der Regel wird bei Blutungen an der Milz die plane Andruckfläche zur Anwendung kommen. Die Koagulationssonden sind autoklavierbar und so jederzeit steril einsatzbereit. Sie sind über ein Kabel mit dem Impulsgeber verbunden, der über einen Fußschalter kontrolliert wird. Das Gerät wird von der Firma NK-Optik, München, hergestellt (nähere Einzelheiten [14a]).

Spezielle Gesichtspunkte: Obwohl das Prinzip der Lichtkoagulation auch an aktiv blutenden Oberflächen anwendbar ist, empfiehlt es sich zur Verminderung der Blutung an der Milzoberfläche, den Milzhilus vorübergehend zu okkludieren. Man setzt dann die Andruckfläche der Koagulationssonde mit mäßigem Druck auf die blutende Läsion und schließt mit dem Fußschalter den Stromkreis. Dadurch wird ein Lichtimpuls von von 1,8–2 s in das Gewebe gesandt. Nach dieser Zeit kommt es zum zischenden Entweichen von Dampf, der die Koagulation anzeigt. Längere Lichtimpulse sind nicht sinnvoll, da sie eine übermäßige Erhitzung des Gewebes mit Kollagenschmelzen und Karbonisierung bewirken. Schrittweise kann nun die blutende Läsion durch einzelne Lichtimpulse koaguliert werden. Dabei müssen Stellen mit größeren Gefäßen u. U. mehrmals koaguliert werden. Zur vollständigen Blutstillung ist in der Regel eine gewisse Karbonisierung – kenntlich an der Braun- bis Schwarzfärbung des Gewebes – notwendig. Dafür bedarf es häufig einiger (weniger) Minuten. Die so entstandene Oberfläche wirkt infolge des Wasserentzugs wie gegerbt und kann zusätzlich durch Fibrin-, u. U. in Kombination mit Kollagenklebung versorgt werden.

Je nach anatomischer Lage der Verletzung kann die Infrarotkoagulation mit oder ohne Mobilisation der Milz erfolgen. Wie bei allen Verfahren ist auch bei dieser Behandlungsform die Größe bzw. die Kleinheit des Defektes ausschlaggebend.

Guthy [14] hat mit der Infrarotkoagulation besonders gute Ergebnisse bei intraoperativ entstandenen oberflächlichen Verletzungen aufzuweisen.

Elektrokoagulation

Die Elektrokoagulation läßt zwar einen wirkungsvollen Koagulationsschorf entstehen, dieser wird aber beim Wegziehen der Koagulationskopfes meist wieder mit weggerissen, so daß der Milzdefekt und die Blutung größer werden können. Elektrokoagulationsversuche an der Milz, auch bei kleineren Verletzungen, sind deshalb meist ineffektiv. Wenn die Elektrokoagulation durch einen 0,9 %igen NaCl-Flüssigkeitsfilm hindurch stattfindet, klebt der Schorf nicht an der Elektrode und wird daher nicht so leicht vom Organ abgelöst. Dennoch ist die Effektivität der Elektrokoagulation der der Infrarotkoagulation unterlegen.

Kleben

Dieses Verfahren wurde zunächst mit großen Enthusiasmus experimentell untersucht und dann klinisch erprobt. Als Ergebnis bleibt jedoch für die Versorgung der Milz nur eine beschränkte Anwendung.

Der Kunststoffkleber (Butyl-Cyano-Amylat) wurde schnell verlassen [22]. Der Gelatineschwamm [4] und die oxidierte Zellulose erbringen ausreichende Adhärenz nur auf trockenen Flächen. Das Kollagenvlies, das die Aktivität und die Aggregation der Thrombozyten fördert, verwandelt sich mit Blut zu einer flexiblen, elastischen, gut sich Unebenheiten anpassenden Masse. Defekte müssen aber mit dem Vlies gut ausgefüllt werden, sonst wird es rasch wieder abgehoben mit der Folge einer erneuten Blutung. Ein gewisser Druck mit dem Stieltupfer auf das Vlies sollte wenigstens 3–5 min ausgeübt werden [22]. Nach unseren Erfahrungen ist diese Klebemethode bei kleinen isolierten Milzverletzungen möglich, bei einer Verletzung von mehr als 5 cm Umfang ist die leichte tangentiale Verschiebemöglichkeit eine Komplikationsgefahr. Möglicherweise kann der Erfolg einer Klebung verbessert werden, wenn die Blutung durch temporäre Okklusion des Milzhilus gestoppt wird.

Fibrinklebung: Die zwei Komponenten des Präparates, Humanfibrinogen und Aktivator, müssen et

was zeitaufwendig auf 37 °C erwärmt werden, weil der Kleber in der Tiefkühltruhe gelagert wird. Nach Durchmischung (spezielle Spritzensets) tritt eine Verfestigung innerhalb von 30–60 s ein. Nach 3–5 min besteht bereits eine ausreichende mechanische Belastbarkeit. Während dieses Zeitraumes muß leichter Druck auf die zu klebende Stelle ausgeübt werden. Um den Kleber optimal aufbringen zu können, muß durch temporäre Abklemmung des Milzhilus für möglichst weitgehende Bluttrokkenheit gesorgt werden. Werden die Komponenten getrennt aufgetragen, muß zusätzlich ein hoher Thrombinanteil angewandt werden, um eine rasche Verklebung zu ermöglichen. Flächenhafte Verletzungen müssen mit Kollagenvlies, Netz oder freier Faszie zusätzlich abgedichtet werden.

Ciuffiro et al. [5], Strauch [34], Shapiro et al. [32], Höllerl et al. [17], Scheele [26] sind übereinstimmend der Meinung, daß bei kleinen oberflächlichen Kapseldefekten ausschließlich geklebt werden kann. Tiefere Läsionen erfordern Nähte oder Resektionen, ggf. mit adjuvanter Abdichtung mittels Fibrinkleber. Unserer Erfahrung nach ist zu beachten, daß auch nicht die geringste Menge Kleber in die übrige Bauchhöhle gelangen darf. Innerhalb von wenigen Tagen kann sonst ein Briden- oder Strangileus auftreten.

Kapselnähte

Eigentlich nur in der Kinderchirurgie werden bei oberflächlichen Rupturen Kapselnähte empfohlen [4, 13, 21, 25]. Es sollte möglichst gut gleitendes, resorbierbares, atraumatisches Nahtmaterial von der Stärke 2×0 bis 4×0 verwendet werden. Eine Verstärkung mit Teflon ist nicht notwendig [18]. Als Nahttechniken (Abb. 8) werden die Matratzennaht [9] und die gekreuzten Einzelknopfnähte [29] empfohlen.

Giuliano u. Lim [12a] geben an, daß nur bis zu 5% der Milzverletzungen durch Kapselnaht versorgt werden können. Nach Sichtung der entsprechende Literatur kann man zusammenfassend sagen, daß sowohl die zusätzliche lokale Hämostyptikaanwendung als auch das Omentumpatch [24a] keine wesentlich besseren Ergebnisse aufzuweisen haben. Die zusätzliche Ligatur der Milzarterie ist nicht ausreichend untersucht, sollte aber nach Seufert [31] wegen der Gefahr von Abszessen und Zystenbildung unterbleiben.

Andere Möglichkeiten, kleinere Lazerationen der Milz zu verschließen, sind das gestielte Omen-

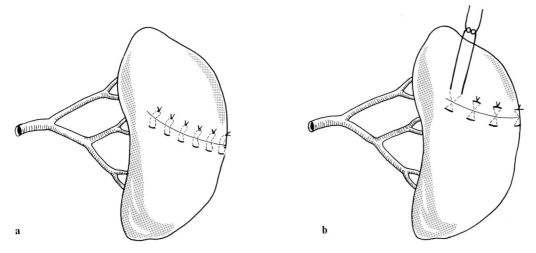

Abb. 8a, b. Kapselnähte. **a** Matratzennaht, **b** gekreuzte Matratzennaht

tumläppchen und der Peritonealpatch. Burrington [4] hat dieses Verfahren bei Kindern öfters durchgeführt. Seine guten Erfolge sind sicherlich darauf zurückzuführen, daß bei Kindern die Milzkapsel eine größere Festigkeit und Elastizität aufweist. Über Spätkomplikationen fehlen entsprechende Angaben.

Milzresektionen

Wie schon geschildert, handelt es sich bei den Milzarterien um Endarterien, so daß entsprechende Unterbindungen im Hilusbereich im betreffenden Segment zum Infarkt führen. Die übrigen Segmente bleiben in Funktion.

Die Möglichkeit der Milzresektion erkannte Volkmann [38] bereits 1923, später wurde sie von Dixon et al. [7], Upad-Hayahap et al. [37] und anderen experimentell untermauert. Bei einer entsprechenden Indikation werden Arterien und Venen im entsprechenden Milzsegment ligiert, dann erfolgt die Resektion mit anschließender Naht an der Resektionslinie. Da zur sicheren Resektion, das Vorluxieren der Milz vor die Bauchwand nötig ist und die splenokolischen, splenorenalen und phrenikolienalen Bänder (Abb. 9) mehr oder weniger blind durchtrennt werden müssen, ist es nicht auszuschließen, daß es zu zusätzlichen Blutungen und weiterer Traumatisierung des Organs kommen kann. Unseres Erachtens ist deshalb die Resektion nur bei elektiven Eingriffen an der Milz vorzunehmen. Im Einzelfall kann es bei einer traumatisierten Milz möglich sein, den unteren Milzpol

nach einem Quereinriß zu resezieren. Aber schon beim oberen Milzpol treten erhebliche Schwierigkeiten auf. Prinzipiell wäre folgendermaßen vorzugehen (Abb. 10):
a) Darstellung der Milzarterie nach Eröffnung der Bursa omentalis und Anschlingen derselben mit einem Zügel,
b) vorsichtiges Vorluxieren der Milz, Darstellung und Unterbindung der zur Verletzungsstelle führenden Segmentarterien,
c) Resektion des verletzten Segmentes,
d) Blutstillung an der Resektionsgrenze mit Umstechungen (Nahtmaterial 2 × 0 bis 4 × 0).

Konservative Therapie

Durch Ultraschall und Computertomogramm konnte in den letzten Jahren gezeigt werden, daß Milzhämatome nicht selten sind. Wird bei solchen Verlaufsbeobachtungen festgestellt, daß das Hämatom größer wird, dann ist eine Indikation zur Operation gegeben; bei Konstanz des Befundes kann konservativ weiter therapiert werden. Man kann unter computertomographischer, besser sonographischer Kontrolle, besonders bei Kindern, durchaus solche konservativen Therapieversuche durchführen [8, 23, 34, 39].

Bei der konservativen Behandlung darf die Indikation oder besser gesagt der optimale Indikationszeitpunkt zur Operation nicht übersehen werden. Die für eine konservative Abheilung einer Milzruptur geforderte 3- bis 4wöchige Bettruhe bringt besonders bei älteren Patienten mit entspre-

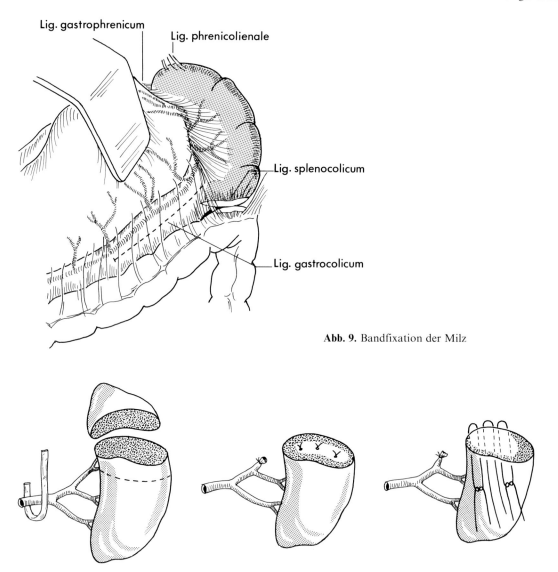

Lig. gastrophrenicum

Lig. phrenicolienale

Lig. splenocolicum

Lig. gastrocolicum

Abb. 9. Bandfixation der Milz

Abb. 10. Polresektion der Milz

chenden Risikofaktoren die Gefahr thromboembolische Komplikationen mit sich, um so mehr,
als Heparin wegen einer Blutungsgefahr aus der
Milz kontraindiziert ist. Das Vermeiden körperlicher großer Belastungen für die Zeit von weiteren
3 Monaten ist danach erforderlich.

Die Operation bei Milzverletzungen ist deshalb
die Regel, die konservative Therapie die Ausnahme.

Prognose der Milzruptur

Von über 100 traumatischen Milzrupturen in unserem Krankengut handelte es sich nur in 12 Fällen

um isolierte Organverletzungen. Die häufige Mitbeteiligung anderer Organe beim stumpfen Bauchtrauma einschließlich der Extremitätenverletzungen macht die Milzruptur noch immer zu einem
dramatischen Ereignis mit hoher Letalität. Eine
nicht behandelte, aber klinisch manifeste Milzruptur führt in 90% der Fälle zum irreversiblen hämorrhagischen Schock. Die rechtzeitig operierte
isolierte Milzruptur weist dagegen eine Letalität
von 0–10% [36, 30] auf. Unter Einschluß aller
Mehrfachverletzten mit Milzrupturen betrug die
Sterblichkeit im eigenen Krankengut 38%, unter
Ausschluß der isolierten Milzrupturen 44%. Die
Sterblichkeit nimmt mit der Anzahl der Zusatzverletzungen erheblich zu: bei 3 und mehr verletzten

Organsystemen bis zu 78% [3]. Bei Kombination mit Schädel- und Thoraxtraumen ergibt sich das höchste Risiko [19].

Zusammenfassung

Bei der Sichtung der Literatur und aus eigenen Erfahrungen mit milzerhaltenden Operationen können folgende Erkenntnisse gewonnen werden:
– Bei kleinen oberflächlichen Einrissen sind Infrarotkoagulation und Klebung erfolgversprechende Möglichkeiten und sollten versucht werden.
– Bei flächenhaften Kapseldefekten kann die Klebung, kombiniert mit Kollagenvlies und Infrarotkoagulation, versucht werden. Rupturen am unteren Pol der Milz können in geeigneten Fällen und von entsprechend erfahrenen Chirurgen durch eine Polresektion mit Infrarotkoagulation oder Naht an der Resektionsgrenze behandelt werden.
Voraussetzung bei all diese Verfahren ist in jedem Fall die definitive Versorgung.

Mit den milzerhaltenden Verfahren wird der Versuch unternommen, den Patienten sowohl vor den bewiesenen als auch vor den noch nicht faßbaren und noch nicht klar beurteilbaren Ausfällen durch eine Splenektomie zu bewahren. Dennoch steht bei der traumatischen Milzruptur die definitive Blutstillung bei geringstem Risiko für den Patienten im Vordergrund. In diesem Sinne gilt die Splenektomie nach wie vor als sicherstes Verfahren.

Literatur

1. Berlatzky Y, Shiloni E, Anner H, Weiss Y (1980) „Delayed rupture of the spleen" or delayed diagnosis of splenic injury? Isr J Med Sci 16:659
2. Blaszcyk N, König A, Meier zu Eissen P (1976) Beurteilung des Körperschadens nach Splenektomie wegen Milzruptur unter besonderer Berücksichtigung des Verhaltens der Immunglobuline. Zentralbl Chir 101:556–560
3. Braun L, Michalke HJ, Sanatger R (1974) Die Milzruptur. Monatsschr Unfallheilkd 77:476–484
4. Burrington JD (1977) Surgical repair of a ruptured spleen in children. Report of 8 cases. Arch Surg 112:217
5. Cioffiro W, Schlin CJ, Gliedman ML (1976) Splenic injury during abdominal surgery. Arch Surg 111:167
6. Di Vinzenti FC, Rives JD, Laborde EJ, Fleming JD, Cohn J (1968) Blunt abdominal trauma. J Trauma 8:1004–1013
7. Dixon JA, Miller F, McCloskey D, Siddoway J (1980) Anatomy and techniques in segmental splenectomy. Surg Gynecol Obstet 150:516
8. Douglas GJ, Simpson JJ (1971) The conservative management of splenic trauma. J Pediatr Surg 6:565
9. Dretzka L (1930) Rupture of the spleen. Surg Gynecol Obstet 51:258
10. Engels M, Lany B, Zehentner G, Rücker J (1984) Zur Milzerstirpation im Kindesalter. Unfallheilkunde 1:20–23
11. Esser L (1963) Zur Klinik der Milzrupturen und ihre Folgezustände. Zentralbl Chir 88:902–906
12. Fasol P, Kreuzer W, Salem G, Wense G (1972) Über die zweizeitige Milzruptur. MMW 114:2057–2060
12a. Giuliano AE, Lim RC (1981) Is splenic salvage safe in the traumatized patient? Arch Surg 116:651
13. Grosfeld JL (1980) Invired commentary. World J Surg 4:429
14. Guthy E (1981) Die Behandlung der verletzten Milz. Langenbecks Arch Chir 354:173–179
14a. Guthy E, Brölsch C, Neuhaus P, Pichlmayr R (1984) Infrarot-Kontaktkoagulation an der Leber. Technik, Taktik, Ergebnisse. Langenbecks Arch Chir 363:129
15. Gyurko G, Szabo M (1966) Beiträge zum Studium der Gefäßstruktur der Milz. Acta Hepatosplenol 13:233–240
16. Halpert G, Gyorkey F (1959) Lesions observed in accessory spleens of 311 patients. Am J Clin Pathol 32:165
17. Höllerl G, Höfler H, Stenzl W, Tscheliessnig KH, Hermann W, Dacar D (1981) Versorgung von Milzverletzungen mittels Fibrinklebung. Chir Prax 28:41–50
18. Katz S, Schiller M (1980) Partial splenectomy in staging laparotomy for Hodgkin's disease. Isr J Med Sci 16:669
19. Klapp F, Dambe LT, Schweiberer L (1978) Ergebnisstatistik von 564 polytraumatisierten Patienten. Unfallheilkunde 81:459
20. Michels NA (1955) The spleen, the splenic artery and the intrasplenic (separatory) circulation. In: Michels NA (ed) Blood supply and anatomy of the upper abdominal organs with a descriptive atlas. Lippincott, Philadelphia Montreal, p 201
21. Mishalany H (1974) Repair of the ruptured spleen. J Pediatr Surg 9:175
22. Morgenstern L (1977) The avoidable complications of splenectomy. Surg Gynecol Obstet 145:525
23. Morgenstern L (1981) Non-operative treatment of splenic injuries in adults (Abstr.). World J Surg 5:426
24. Olsen W, Polley T (1977) A second look at delayed splenic rupture. Arch Surg 112:422
24a. Pachter HL, Hofstetter SR, Spencer FC (1981) Evolving concepts in splenic surgery. Ann Surg 194:262
25. Ratner MH, Garrow E, Valda V, Shasikumar VL, Somers SA (1977) Surgical repair of the injured spleen. J Pediatr Surg 12:1019
26. Scheele J (1981) Erste klinische Erfahrungen mit der Fibrinklebung bei traumatisierter und intraoperativer Milzverletzung. Chirurg 52:531–534
27. Schmidt HW, Stahlschmidt M, Brünner H (1976) Zweizeitige Milzruptur. Zentralbl Chir 12:744–751
28. Schreiber HW (1965) Zur Geschichte der Milz. Bruns Beitr Klin Chir 211:104–115

29. Schreiber HW (1969) Die Milz. In: Baumgartl F, Kremer K, Schreiber HW (Hrsg) Spezielle Chirurgie für die Praxis, Bd II/1. Thieme, Stuttgart, S 669–999

30. Schriefers KH, Gerometta P (1981) Stumpfe und offene Bauchverletzungen. Langenbecks Arch Chir 335:353 (Kongreßband)

31. Seufert RM (1983) Chirurgie der Milz. Prakt Chir 95: 52

32. Shapiro S, Schlesinger ER, Nesbitt REL (1968) Perinatal, maternal and childhood mortality in the United States. Harvard University Press, Cambridge

33. Solheim K (1979) Non-operative management of splenic rupture. Acta Chir Scand 145:145

34. Strauch GO (1979) Perservation of splenic function in adults and children with injured spleens. Am J Surg 137:478

35. Streicher HJ (1961) Chirurgie der Milz. Springer, Berlin Göttingen Heidelberg

36. Traub AC, Perry JF (1981) Injuries associated with splenic trauma. J Trauma 21:840

37. Upadhayaha P, Nayak NC, Moitra S (1971) Experimental study of splenic trauma in monkeys. J Pediatr Surg 6:767

38. Volkmann J (1923) Zur chirurgischen Anatomie der Milzgefäße. Zentralbl Chir 50:436

39. Wooley MM (1981) Diskussionsbemerkungen zu Giuliano u. Lim (1981). Is splenic salvage safe in the traumatized patient? Arch Surg 116

15 Wert der Milzerhaltung

J. Rastetter

In den letzten Jahren hat die Diskussion über die Erhaltung der Milz wieder erheblich an Aktualität gewonnen. Sie wurde nicht zuletzt dadurch ausgelöst, daß insbesondere beim M. Hodgkin im Stadium I und II die explorative Laparotomie mit Milzexstirpation in das diagnostische und therapeutische Konzept eingeführt wurde. Das Auftreten von infektiösen Komplikationen bei Erregern, die bisher nur bei Milzlosen beobachtet wurden, machten auf die wichtige Funktion der Milz im immunologischen Geschehen aufmerksam und warnten vor einer allzu routinemäßigen Splenektomie [1, 3]. Diese Komplikationen wurden aber auch bei primär Gesunden, denen die Milz wegen eines Traumas entfernt werden mußte, beobachtet, was schließlich zu dem Konzept milzerhaltender chirurgischer Maßnahmen geführt hat. Manche früheren Ansichten mußten sogar revidiert werden [4]. Zweifelsohne stellt die Milzexstirpation bei einer Reihe von Erkrankungen des Blutes und des lymphatischen Systems sowie isolierter Milzerkrankungen die Therapie der Wahl dar. Die Frage der Milzerhaltung stellt sich also unserem Thema entsprechend lediglich bei vorher Gesunden, denen wegen eines Traumas die Milz entfernt werden soll. Sie impliziert die Frage nach den Folgen des Milzverlustes. Dazu bedarf es kurz einer Erörterung der normalen Milzfunktion.

Normale Milzfunktion

Die Milz ist ein in den Blutkreislauf eingeschaltetes lymphatisches Organ, dessen Funktionen vielfältig und z.T. noch nicht geklärt sind, jedoch über die Aufgaben des übrigen lymphatischen Gewebes hinausgehen. Sie ist als einziges lymphatisches Organ durch eine enge Beziehung zwischen Blutgefäßen, lymphatischem Gewebe und Zellen des RES ausgezeichnet. Immerhin fließen täglich etwa 250 l Blut durch dieses Organ. Dabei werden gealterte Erythrozyten, Leukozyten und Thrombozyten zurückgehalten und im retikuloendothelialen System

der Milz abgebaut. Die Milz nimmt am Reifungsprozeß der Erythrozyten, speziell an der Ausbildung der spezifischen Oberflächenform teil. Die Milz gilt auch als Produktionsort von Lymphozyten, Monozyten und Plasmazellen. Durch die Rezirkulation der Lymphozyten besteht ein ständiger Austausch der im Blut und der in der Milz vorhandenen Lymphozyten. Unter den Lymphozyten dominieren die B-Zellen, die wahrscheinlich mit den immunologischen Aufgaben in Zusammenhang stehen, mit 60%. Ein Teil der Antikörper des Organismus, insbesondere Immunglobulin G beim Kleinkind, wird von der Milz produziert. Als Ort der primären Sensibilisierung und der Antikörperbildung kommt die Milz dann in Frage, wenn das Antigen erstmals direkt in die Blutbahn gelangt, etwa bei Übertragung von Keimen durch Insektenstiche in die Blutbahn (z.B. Protozoonosen), bei intravenöser Injektion keimhaltiger Flüssigkeiten, bei Bluttransfusionen und bei Autoimmunhämozytopenien, vielleicht auch bei Leukämien. Da von peripherem lymphoretikulärem Gewebe Gedächtniszellen vom B-Typ und/oder andere Plasmazellvorläufer in die Milz gelangen, ist dieses Organ auch ein wichtiger Sitz anamnestischer Immunreaktionen mit vermehrter Antikörperbildung [6]. Die Bakterienclearance des Blutes erfolgt allerdings nur bei geringem Opsoningehalt des Blutes in der Milz, sonst überwiegend in den Kupfer-Sternzellen der Leber.

Splenektomiebedingte Veränderungen

Die Entfernung der Milz führt zu verschiedenen Reaktionen und Komplikationen, die man unterteilen kann in unmittelbar postoperative und reversible Reaktionen und solche, die noch über einen längeren Zeitraum oder sogar andauernd nachweisbar sind. Hier interessieren v. a. die splenektomiebedingten Spätveränderungen, die in ihrer Wertigkeit äußerst unterschiedlich sind. Darüber hinaus zeigen eine Reihe von Untersuchungen erheblich abweichende Ergebnisse, was die Interpretation schwierig gestaltet. Trotz vieler Diskrepanzen sollen die wichtigsten Veränderungen hier aufgeführt werden:

– Lymphozytose,
– Thrombozytose,
– Verminderung von IgM,
– Verminderung von Tuftsin,
– abgeschwächte Immunantwort,
– Erhöhung der Blutviskosität.

Eine Lymphozytose wird bei einer Reihe von Milzlosen angetroffen. Wichtig ist, daß das Verhältnis von B- und T-Lymphozyten sich zugunsten der B-Lymphozyten verschiebt, wobei allerdings beide Lymphozytenpopulationen meist absolut höher liegen als bei Normalen, doch wurden auch absolute T-Lymphozytenerhöhungen gefunden [11, 20, 30, 31]. Bei stark erhöhten B-Lymphozyten konnten auch häufiger vermehrt O-Lymphozyten nachgewiesen werden. Die Granulozytenzahl steigt nach der Milzentfernung oft stark an, um sich später auf normale oder nur mäßig erhöhte Werte einzustellen. Bleibend ist aber eine deutliche Neutrophilenvermehrung nach Applikation von Hydrokortison [9]. Ein ähnliches Verhalten zeigt sich bei den Thrombozyten, die vorübergehend sehr hohe Werte bis über 1 Million/µl aufweisen können, sich aber meist auf weniger stark erhöhte Zahlen reduzieren.

Schon seit vielen Jahren ist bekannt, daß für die Stimulierung der Phagozytose- und Pinozytoseaktivität der Granulozyten im Blut ein spezifisches zytophiles γ-Globulin von Bedeutung ist. Dieses leukophile γ-Globulin, Leukokinin genannt, sitzt an der Oberfläche der Granulozyten und befähigt sie zur Phagozytose. Es hat sich später herausarbeiten lassen, daß für die biologische Aktivität ein einziges Peptid notwendig ist, das Tuftsin. Dieses Peptid wird in der Milz gebildet und ist bei der Mehrzahl der Splenektomierten erniedrigt bzw. fehlt ganz [26].

Erstaunlich ist allerdings in diesem Zusammenhang, daß bei Splenektomierten die Prüfung der Neutrophilenfunktion noch nach vielen Jahren (im Mittel 6,8 Jahre) eine normale Chemotaxis, Phagozytose und intrazelluläres Abtöten von Staphylokokken ergab und darüber hinaus Seren dieser Patienten adäquat die Opsonierung von Staphylococcus aureus unterstützen wie auch chemotaktische Faktoren normal bilden. Ein Defekt der Neutrophilen oder eine Verminderung der opsonierenden und chemotaktischen Aktivität im Serum von traumabedingt Splenektomierten bestand also nicht [7].

Besondere Beachtung erlangte bei Splenektomierten das Verhalten der Bluteiweißkörper. Interesse erweckten dabei die Immunglobuline, deren Veränderungen nach Splenektomie in zahlreichen Untersuchungen mitgeteilt wurden. Die meisten Autoren fanden eine Verminderung von IgM unter 50 mg/dl bei etwa 50% der Milzlosen im Abstand von wenigen Monaten bis zu Jahrzehnten [18, 26, 30]. Andere konnten dagegen insbesondere bei milzexstirpierten Kindern nach Trauma keine Veränderung des IgM beobachten [16]. Eigene Nachuntersuchungen [24] an 30 Splenektomierten ergaben überwiegend im Normbereich liegende Globulinwerte. Im Vergleich zu Gesunden waren zwar IgM signifikant niedriger, IgA und IgG signifikant höher, aber überwiegend im normalen Streubereich. Doch liegen auch Berichte vor, daß häufiger ein erhöhtes IgA vorgelegen haben soll. Verminderungen ergaben sich beim α_1-Antitrypsin und α_2-Makroglobulin. Unterschiedlich sind die Angaben über das Komplementsystem. So wurde über ein erhöhtes C3 berichtet, doch fanden andere Untersucher eine normale Gesamtkomplementaktivität und normales C3 und C4 [26, 31]. Übereinstimmend dagegen fand sich im Lymphozytentransformationstest eine verminderte Reagibilität auf Phytohämagglutinin, während die Stimulation mit anderen Mitogenen (wie Concanavalin A, Pokeweed-Mitogene) normal verlief. Für die abgeschwächte Reaktion hat man die defekte Monozyten-Makrophagen-T-Zellinteraktion bei Milzlosen herangezogen [21]. Eine abgeschwächte Immunantwort bei Milzlosen war durch unterschiedliche Tests nachweisbar. Hauttests mit verschiedenen Recallantigenen ergaben bei einem Teil der Patienten eine abgeschwächte bzw. fehlende Reaktion [30]. Die Immunantwort auf eine polyvalente Pneumokokkenvakzine war deutlich reduziert. Intravenös verabreichte Pneumokokkenantigenpräparationen ließen eine reduzierte primäre Immunantwort erkennen [29]. Die Sekundärantwort erwies sich als quantitativ unauffällig, obgleich die produzierte Antikörperklasse nicht von IgM zu IgG wechselte, wie das bei Normalpersonen der Fall ist. Eine weitere Bestätigung für die mangelnde Immunantwort ergab sich aus Versuchen mit polyvalenter Pneumokokkenvakzine [12]. Sowohl die IgG- als auch IgM-Bildung waren deutlich herabgesetzt.

Hervorzuheben ist noch, daß bei Splenektomierten gehäuft Autoimmunantikörper, insbesondere gegen Herzmuskel- und Parietalzellen gefunden wurden [27], aber auch gegen Erythrozyten [15]. Obgleich es schwierig ist, die klinische Bedeutung dieser Befunde zu interpretieren, so lassen sie doch vermuten, daß die Milzentfernung den regulatorischen Prozeß im Immunsystem stört. Eventuell ist dafür die Verminderung der T-Zellen verantwortlich, für welche die Milz den Hauptpool darstellt.

Untersuchungen über die Fließeigenschaften des Blutes bei Splenektomierten konnten nachweisen, daß bei diesen die Blutviskosität erhöht ist. Dabei scheint nicht nur die Thrombozytose, sondern auch ein Elastizitätsverlust der Erythrozyten wichtig [22] zu sein.

Betrachtet man die dargelegten funktionellen Störungen, die nach einer Milzexstirpation auftreten können, so wird es, trotz z. T. abweichend erhobener Befunde verständlich, daß eine Reihe von Komplikationen durch diese Defekte induziert werden können.

Komplikationen nach Splenektomie

Unter den Komplikationen nach Splenektomie spielt das erhöhte Infektionsrisiko eine besondere Rolle. Schon 1952 wurde bei milzlosen Kindern das gehäufte Auftreten von schweren und oft letal verlaufenden Infektionen beobachtet [14]. In den folgenden Jahren wurden diese Beobachtungen vielfach bestätigt. Es hat sich aber auch feststellen lassen, daß die Infektionsgefährdung nicht nur Kinder, sondern auch Erwachsene betrifft. Wenn auch die Mehrzahl der letal verlaufenden Septikämien innerhalb der ersten 5 Jahre nach Splenektomie zu finden ist, so wiesen zahlreiche Studien nach, daß noch Jahrzehnte danach mit diesen Komplikationen zu rechnen ist.

Von besonderem Wert war eine Studie an 740 Kriegsteilnehmern, die wegen eines Traumas splenektomiert worden waren [23]. Der Beobachtungszeitraum erstreckte sich auf 28 Jahre. Dabei zeigte sich, daß die Mortalität Splenektomierter gegenüber einer Kontrollgruppe insgesamt signifikant höher lag. Hervorzuheben war die Häufung von koronaren Herzerkrankungen, insbesondere von Myokardinfarkten. Die Ursache hierfür dürfte wahrscheinlich bei den oben genannten Veränderungen (Thrombozytose, erhöhte Blutviskosität etc.) zu suchen sein. In dieser retrospektiven Untersuchung waren auch noch vermehrt Leber-

zirrhosen festgestellt worden, deren Ursachen unklar waren. Thromboembolien kommen öfter vor, wobei meist eine Thrombozytenzahl über 400000/µl vorlag. Sie wurden besonders in den ersten Wochen nach der Splenektomie beobachtet. In der genannten Studie war bei Milzlosen eine signifikant erhöhte Mortalitätsrate durch Pneumonien festgestellt worden.

Diese letztere Beobachtung war schon seit langem bei Kindern, vor allem bei Kleinkindern bekannt. Aber auch bei Erwachsenen – oft viele Jahre nach der Splenektomie – waren erhöhte Erkrankungsziffern an Pneumonien festzustellen. Die Krankheit verlief oftmals fulminant mit einer bakteriellen Sepsis, wobei Pneumokokken die wichtigsten Erreger darstellten.

Zu den schwerwiegendsten Folgen nach Splenektomie, einhergehend mit lebensbedrohlichen Infektionen, ist das Overwhelming-postsplenectomy-infection-Syndrom zu rechnen, das mit einer Mortalität von 50–80% behaftet ist (OPSI-Syndrom). Aus der Literatur liegen inzwischen zahlreiche Beobachtungen vor [10, 13, 17, 19, 25]. Als Komplikationen dieser Infektion kommt es oft zum Bild der ausgeprägten Verbrauchskoagulopathie mit disseminierter intravasaler Gerinnung. Da dieses Krankheitsbild oftmals unerkannt bleibt, sollen seine Charakteristika kurz aufgeführt werden [2]:

– plötzlicher akuter Beginn,
– ungewöhnlich rasche Vermehrung der Mikroorganismen,
– häufiges Vorkommen einer akuten Verbrauchskoagulopathie,
– binnen Stunden tödlicher Ausgang,
– Letalität bei etwa 80%.

Neben Pneumokokken (ca. 50%) können auch andere Erreger dafür verantwortlich sein:

– Str. pneumoniae,
– H. influenzae,
– Meningokokken,
– Staphylokokken,
– E. coli,
– Babesia,
– Malariaplasmodien,
– Herpes-zoster-Virus,
– Gonokokken,
– Pseudomonas,
– Zytomegalievirus.

Dabei ist vor allem die Babesiosis zu erwähnen, eine Protozoonose, die eine Reihe von Tieren befällt [5]. Infektionen beim Menschen zeigen zwei unterschiedliche Verläufe, je nach dem Immunstatus. Bei Patienten mit funktionierender Milz verläuft sie asymptomatisch oder nur leicht mit Fieber und Hämolyse. Bei Splenektomierten dagegen kann es zur OPSI kommen [10].

Noch bedeutender ist die Beobachtung, daß eine Infektion mit Hepatitisviren für Milzlose ein sehr hohes Mortalitätsrisiko (ca. 80%) mit sich bringt [28]. Nicht zu vergessen sind schwer verlaufende und z. T. letal endende Malariainfektionen bei Milzlosen, weshalb man sogar eine Tropentauglichkeit von Milzlosen in Frage stellt [8]. Herpeszoster-Infektionen können zur Generalisierung mit einem bedrohlichen Krankheitsbild führen.

Faßt man die hier erwähnten Befunde und Beobachtungen zusammen, so wird man trotz widersprüchlicher Ansichten feststellen müssen, daß sich für den Splenektomierten in vieler Hinsicht ein erhöhtes Risiko an Folgekrankheiten abzeichnet. Viele Fragen sind noch offen und müssen durch weitere prospektive und retrospektive Studien geklärt werden. Nach unseren heutigen Kenntnissen läßt sich aber eindeutig konstatieren, daß die Milzerhaltung bei primär Gesunden sinnvoll ist.

Literatur

1. Askergren J, Björkholm M (1980) Post-splenectomy septicemia in Hodgkin's disease and other disorders. Acta Chir Scand 146:569
2. Balfanz JR, Nesbit ME, Jarvis C, Krivit W (1976) Overwhelming sepsis following splenectomy for trauma. J Pediatr 88:458
3. Begemann H (1975) Die Splenektomie bei Lymphogranulomatose- (Hodgkin-) Kranken. Med Klin 70:591
4. Begemann H, Rastetter J (1971) Folgen und gutachterliche Bewertung der Milzentfernung. Chirurg 42:494
5. Bredt AB, Weinstein WM, Cohen S (1981) Treatment of babesiosis in asplenic patients. JAMA 245:1938
6. Bürki H, Luscieti P, Pedrinis E, Schädeli J, Hess MW, Cottier H (1974) Milz und Antikörperbildung. Schweiz Med Wochenschr 104:135
7. Deitch EA, O'Neal B (1982) Neutrophil function in adults after traumatic splenectomy. J Surg Res 33:98
8. Denning KH (1970) Vortrag: Gemeinschaftstagung österr. u. schweizerischer und deutscher Tropenmedizin, 4.–6.6.1970 in Igls.
9. Deubelbeiss KA, Roth P (1978) Postmitotic marrow neutrophils and neutrophil mobilization in man: Role of the spleen. Blood 52:1021
10. Francke EL, Neu HC (1981) Postsplenectomy infection. Surg Clin North Am 61:135
11. Graffner H, Gullstrand P, Hallberg T (1982) Immunocompetence after incidental splenectomy. Scand J Haematol 28:369
12. Hosea SW, Brown EJ, Burch CG, Berg RA, Frank MM (1981) Impaired immune response of splenectomised patients to polyvalent pneumococcal vaccine. Lancet I:804
13. Keller HW, Müller JM, Brenner U, Walter M (1984) Lebensbedrohliche Infektionen nach Splenektomie – das „Overwhelming-post-splenectomy-infection"-Syndrom. Leber Magen Darm 14:18
14. King HK, Schumacher HB (1952) Splenic studies 1. Susceptibility to infection after splenectomy performed in infancy. Ann Surg 136:239
15. Kleiner-Baumgarten A, Schlaeffer F, Keynan A (1983) Multiple autoimmune manifestations in a splenectomized subject with HLA-B8. Arch Intern Med 143:1987
16. Koren (Kurlat) A, Haasz R, Tiatler A, Katzuni E (1984) Serum immunoglobulin levels in children after splenectomy. Am J Dis Child 138:53
17. Krivit W, Giebink GS, Leonard AS (1979) Overwhelming post splenectomy infection. Surg Clin North Am 59:223
18. Lennert KA, Saenger MD, Mondorf W (1969) Splenektomie-bedingte Spätveränderungen. MMW 111:190
19. Leonard AS, Giebink GS, Baesl TJ, Krivit W (1980) The overwhelming postsplenectomy sepsis problem. World J Surg 4:423
20. Millard RE, Banerjee DK (1979) Changes in T and B blood lymphocytes after splenectomy. J Clin Pathol 32:1045
21. Miller CL, Graziano CJ, Lim RC (1982) Human monocyte plasminogen activator production: Correlation to altered M_0-T lymphocyte interaction. J Immunol 128:2194
22. Robertson DAF, Simpson FG, Losowsky MS (1981) Blood viscosity after splenectomy. Br Med J 283:573
23. Robinette CD, Fraumeni JF (1977) Splenectomy and subsequent mortality in veterans of the 1939–45 war. Lancet II:127
24. Schneck HJ, Hundelshausen B von, Tempel G, Oberdorfer A, Rastetter J (1984) Verhalten der Immunglobuline nach traumatologisch indizierter Splenektomie. Fortschr Med 102:263
25. Schwartz PE, Strioff S, Mucha P, Melton LJ III, Offord KP (1982) Postsplenectomy sepsis and mortality in adults. JAMA 248:2279
26. Spirer Z (1980) The role of the spleen in immunity and infection. Adv Pediatr 27:55
27. Spirer Z, Hauser GJ, Haraz B, Joshua H (1980) Autoimmune antibodies after splenectomy. Acta Haematol 63:230
28. Stone HH, Stanley DG, De Jarnette RH (1967) Postsplenectomy viral hepatitis. JAMA 199:187
29. Sullivan JL, Schiffman G, Miser J, Ochs HD, Hammerschlag MR, Vichinsky E, Wedgwood RJ (1978) Immune response after splenectomy. Lancet I:178
30. Westerhausen M, Wörsdörfer O, Gessner U, De Giuli R, Senn HJ (1981) Immunological changes following posttraumatic splenectomy. Blut 43:345
31. Winkelmeyer M, Littmann K, Thraenhart O, Tichy G, Kuwert EK, Eigler FW (1981) Veränderungen des humoralen und zellulären Immunsystems nach Splenektomie. Klin Wochenschr 59:485

16 Heterotope Autotransplantation der Milz

R.M. Seufert u. A. Encke

Splenosis peritonei

Thymus, Lymphknoten, Knochenmark und Milz verfügen als immun-aktives oder hämatopoetisches Gewebe über eine starke Regenerationskraft, die möglicherweise in ihrem retikulären Netzwerk begründet liegt. Nicht selten werden bei einer Milzruptur Gewebspartikel in die Bauchhöhle versprengt. Sie überleben und halten – soweit meßbar – je nach Quantität die Milzfunktion vollständig oder teilweise aufrecht.

Der Nutzen dieser Splenosis peritonei wird von einigen Autoren angezweifelt, da durchaus Fälle zur Beobachtung kamen, bei denen sich trotz versprengten, nach histologischen Kriterien funktionfähigen Milzgewebes eine foudroyante Pneumokokkensepsis entwickelte und zum Tode führte [4, 6, 16, 17, 19, 22]. Bei der Bewertung solcher Fälle ist aber zu bedenken, daß natürlich auch eine intakte Milz nicht immer vor einer septisch verlaufenden Infektion schützt. Zudem ist die Menge des funktionierenden Milzgewerbes, das in Einzelfall zur Verfügung stand, ungewiß. Bei der Obduktion wurde zwar die Gesamtmenge der ektopen Milzknötchen gemessen und zu teilweise erheblichen Gewichten addiert, die dem Volumen einer normalen Milz nahekommen. In diese Berechnungen wurde allerdings die oft ausgedehnte zentrale Narbe nicht einbezogen: Von einem großen, als Milzgewebe imponierenden Partikel ist nämlich oft nur die Peripherie durchblutet und steht somit zur Filtration und Keimelimination zur Verfügung. Ein zweites Argument gegen die Schlußfolgerung, die Splenose sei wirkungslos, ergibt sich aus der vergleichsweise geringen Frequenz septischer Folgeerkrankungen bei posttraumatisch Splenektomierten. Mehrere Autoren schätzen die Inzidenz des OPSI-Syndroms mit 1–2 % aller wegen einer Verletzung Operierten deutlich geringer als nach elektiven Eingriffen [23]. Dies ist mit einiger Wahrscheinlichkeit auf den Schutz durch versprengtes Milzgewebe zurückzuführen. So entdeckte Lanng-Nielsen et al. [8] nach der Organentnahme wegen Milzverletzungen in 52 % der Fälle residuelles Milzgewebe in der Bauchhöhle, während nach elektiven Operationen außerordentlich selten ektope Milzpartikel zu finden waren.

Umfangreiche tierexperimentelle Untersuchungen untermauern die aus spärlichen klinischen Erkenntnissen ableitbaren Hypothesen. Bis Ende 1984 lagen in der Literatur 21 verschiedene experimentelle Arbeiten vor, die die Wirksamkeit verpflanzten Milzgewebes gegen eine standardisierte bakterielle Infektion einzuschätzen suchten. In 13 Studien wurde eine Protektion, sei es die Reduktion der Letalität oder eine signifikante Verlängerung der Überlebenszeit, festgestellt. Trotz zahlreicher varianter Faktoren erlaubt die kritische Durchsicht der Versuchergebnisse eine vorsichtige zusammenfassende Wertung. Alle Untersuchungen, die bekannte physiologische Bedingungen und klinisch-pathophysiologische Erkenntnisse beachten und im Versuchsansatz berücksichtigen, belegen den Schutz vor einer Infektion. So ist beispielsweise durch Schwartz et al. [8] später bestätigt durch Vega et al. [25] und andere Autoren, bekannt, daß die Transplantation in die Bauchhöhle zu einem besseren Ergebnis führt als eine subkutane Implantation. Offenbar spielt der Anschluß an das portale System und damit die Möglichkeit einer doppelten Filtration des Blutes in Milz und Leber eine nicht unerhebliche Rolle. Als weitere entscheidende Faktoren sind das Zeitintervall zwischen Replantation und Infektionsbelastung, die Quantität des letztendlich durchbluteten Milzgewebes, die Keimdosis und schließlich der Infektionsweg zu nennen. Bei keiner Untersuchung, die den häufigsten klinischen Weg der bakteriellen Inokulation, nämlich den pulmonalen imitiert, hat das Transplantat in der Abwehr versagt. Die Lungenmakrophagen als erste Abwehrbarriere werden durch die Splenektomie geschädigt, bleiben aber nach einer Autotransplantation der Milz, möglicherweise nur aufgrund einer unspezifischen Stimulation durch nekrotische Gewebsmassen, funktionsfähig [1]. Umgeht man

durch intravenöse Applikation eines Erregers die
pulmonale Abwehr, wird ein klinisch sicher relevanter Teilaspekt des Milzverlustes ausgeschaltet.

Einige Autoren fanden im Tierversuch keinen
vollständigen Schutz, also keine Verbesserung der
Überlebensrate, sondern nur eine signifikante Verlängerung der *Überlebenszeit* nach intraperitonealer Transplantation der Milz. Die gegenüber milzlosen Tieren unverändert hohe Letalität könnte
Folge der von Pabst und Kamran 1985 beobachteten, im Vergleich zur normalen Milz auf 20% reduzierten Durchblutung frei transplantierten Gewebes sein. Damit ist die Quantität der zirkulationsabhängigen Clearance-Leistung wegen des
nur unzureichenden Antransportes der antigenen
Zielzellen mangelhaft. Die Wertigkeit dieses Befundes ist noch unklar. Beim Anteil der Milz an
der Infektionsabwehr kommt es nämlich mit Sicherheit nicht nur darauf an, in möglichst kurzer
Zeit möglichst viele Keime aus der Blutbahn zu
beseitigen, sondern auch auf den qualitativen Prozeß, durch Antigenaufnahme und -verarbeitung
Information über die in der Blutbahn befindlichen
Erreger bereitzustellen und auf diese Weise die hu-
morale Immunreaktion anzukurbeln. Eine weitere
Erklärungsmöglichkeit für die unverändert hohe
Letalität könnte in der tierexperimentell nachgewiesenen Einschränkung der regionalen immunologischen Kapazität des transplantierten Milzgewebes zu finden sein [15]. Dennoch leiten die
Untersucher aus den Ergebnissen ihrer Studien die
Forderung nach klinischer Anwendung der lienalen Autotransplantation ab, weil durch die Verlängerung der Überlebenszeit beim Auftreten einer
septischen Erkrankung wertvolle Zeit zur Einleitung einer Therapie gewonnen werden könne [2].
In der Tat finden sich auch für diese Annahme
klinische Belege: Im Kollektiv von Gopal u. Bisno
[4] überlebte ein Drittel der wegen einer Verletzung splenektomierten Patienten eine Sepsis, während alle Kranken, die ihre Milz bei einem elektiven Eingriff verloren hatten und in der Regel keine
Splenose aufwiesen, an den Folgen der septischen
Exazerbation zunächst banaler Infektionen verstarben.

Da nach den tierexperimentellen Daten und den
klinischen Beobachtungen die Splenosis peritonei
somit zumindest in einem Teil der Fälle die Organ-
funktion aufrecht zu erhalten vermag, lag es nahe,
diesen natürlichen Vorgang, dessen Entstehung
und Ausmaß dem Zufall unterworfen sind, unter
Eliminierung der Imponderabilien gezielt zur Erhaltung des Organs zu nutzen.

Transplantationstechnik

Alle Überlegungen zur Entwicklung einer adäquaten Operationstechnik haben auf Erkenntnissen
über das Schicksal verpflanzter Milzpartikel zu ba-
sieren. An vielen Versuchstieren und inzwischen
auch am Menschen wurde gefunden, daß am Ende
der ersten Woche nach der Transplantation der
größte Teil eines Partikels zugrunde gegangen ist.
Im Fragmentinneren hat sich eine Koagulations-
nekrose etabliert, wie sie häufig durch eine plötzliche Unterbrechung der Blutzufuhr entsteht
(Abb. 1). Am Rand des Partikels bleibt ein schma-
ler Saum intakten Gewebes erhalten, gerade so
breit, wie er von der Umgebung per diffusionem
ernährt werden kann. Von den überlebenden retikulären Zellverbänden dieses Bereiches geht die
Regeneration der zentralen Nekrosezone aus. Die
rasch fortschreitende Gewebserneuerung spiegelt

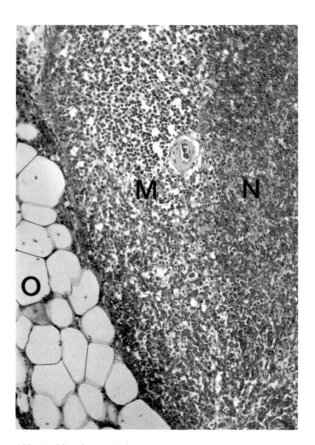

Abb. 1. Biopsiematerial aus einem Milzreplantat 8 Tage
nach der Verpflanzung: Fettgewebe des großen Netzes (*0*)
mit geringen Fibrinauflagerungen. Implantiertes Milzgewebe (*M*) mit Nekrosezone (*N*). Trabekel und Blutgefäße
intakt. Sinusstrukturen erhalten, hyperämisch. (Paraffin-
schnitt, HE-Färbung, Vergr. 200:1)

sich in kräftigem Gewichtsanstieg. Einer primären Restitution des Organgerüsts und einer Neuvaskularisation durch die Retikulumzellen folgt die Erneuerung der roten Pulpa, die etwa 4 Wochen nach der Transplantation wieder hergestellt ist. Kurz darauf ist lichtmikroskopisch die weiße Pulpa wieder zu erkennen. Auch elektronenoptisch läßt sich jetzt der typische Aufbau roter und weißer Pulpa nachweisen [20]. Dennoch sind die Umbau- und Regenerationsvorgänge noch nicht abgeschlossen. Livaditis u. Sandberg [9] beobachteten eine weitere Normalisierung des histologischen Bildes bis zum 10. Monat nach der Implantation, v. a. eine zunehmend deutlichere Trennung zwischen roter und weißer Pulpa. Soweit lichtmikroskopisch erfaßbar, ist das Endstadium der histogenetischen Prozesse erst nach etwa 12 Monaten erreicht.

Einheilung und Regeneration des transplantierten Milzgewebes hängen wesentlich vom Gewicht des Einzelpartikels zum Zeitpunkt der Verpflanzung ab [24]. Bis zu einer Teilchengröße von 70 mg besteht eine nahezu lineare Korrelation zwischen Implantationsgewicht und maximal erreichbarer Endgröße des Einzelstücks; größere Partikel unterschreiten ihr Ausgangsgewicht deutlich. Hier reicht offenbar die Geschwindigkeit der Regeneration von der überlebenden Peripherie her nicht aus, um die große zentrale Nekrose vollständig zu ersetzen, bevor sie kollabiert und vernarbt. Bei identischem Gesamtgewicht des Transplantates führen viele kleine Fragmente also zu deutlich mehr funktionstüchtigem Milzgewebe als ein großes Stück. Die optimale Teilchengröße, die eine rasche, vollständige Regeneration garantiert, liegt bei 70 mg.

Um die zentrale Nekrose so klein und die Regenerationszone so groß wie möglich zu halten, ist also für jeden einzelnen verpflanzten Partikel ein optimales Verhältnis zwischen per diffusionem ernährbarer Oberfläche und Volumen zu schaffen.

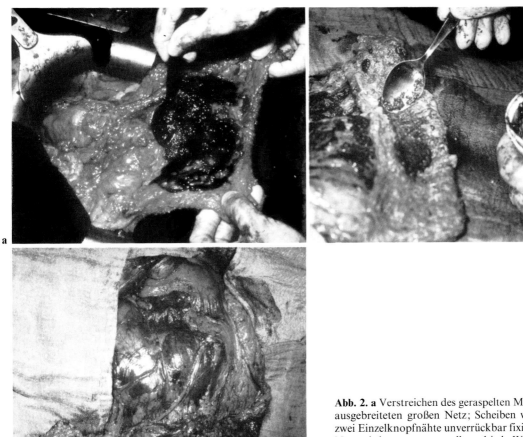

Abb. 2. a Verstreichen des geraspelten Materials auf dem ausgebreiteten großen Netz; Scheiben werden durch je zwei Einzelknopfnähte unverrückbar fixiert. **b** Das große Netz wird zusammengerollt und jede Windung mit dem Material gefüllt bzw. mit Scheiben belegt. **c** Situs nach Abschluß der Transplantation: Die Tasche ist sorgfältig allseitig verschlossen

Die beste Voraussetzung bieten sehr dünne Scheibchen oder kleine, sphärische Partikel mit einem Gewicht von 70–90 mg. Auf jeden Fall muß die Binnenarchitektur des Milzgewebes als wichtige Kondition für die rasche Gewebserneuerung erhalten bleiben. Zerquetschen oder Homogenisieren des Gewebes ist daher nicht zulässig.

Die Aufbereitung des Transplantates durch eine Raspel erfüllt bei minimalem Zeitverlust die Forderung nach optimaler Teilchengröße. Die Technik ist denkbar einfach: nach der Splenektomie in typischer Weise wird das Organ in 2–3 größere Teile zerschnitten. Jedes dieser Stücke wird unter geringem Druck zerkleinert, wobei die Parenchymseite auf die Raspelfläche aufgesetzt werden muß. Zurück bleibt die Kapsel, die nicht mitverpflanzt wird. Das gewonnene Gewebe wird mit einem Löffel möglichst dünn auf das ausgebreitete große Netz verstrichen (Abb. 2a). Durch Einrollen des Omentum majus und Bestreichen der einzelnen Windungen mit dem Transplantat läßt sich die ohnehin beträchtliche Diffusionsfläche vergrößern (Abb. 2b). Mit kleiner Teilchengröße, gleichmäßiger, dünner Verteilung und großflächigem Transplantatbett sind die besten Voraussetzungen zum Überleben des Gewebes geschaffen. Da bisher das kritische Milzgewicht nicht bekannt ist, sollte so viel Material wie möglich verpflanzt werden. Die stark zerkleinerten Partikel passen sich dem Implantationsbett besser an als dünne Scheiben, so daß mehr Gewebe transplantiert werden kann.

Das Implantat wird vom großen Netz vollständig umhüllt. Unter Schonung der Netzgefäße wird die Tasche durch Einzelknopfnähte mit dünnem, resorbierbarem Nahtmaterial sorgfältig verschlossen, um Adhäsionen mit dem Transplantat oder Verwachsungen durch austretendes Blut zu verhüten, die ebenso wie bei der Splenosis peritonei Ausgangspunkt für eine Ileus werden können (Abb. 2c).

Zum Einbringen des Transplantates in das Omentum majus und zum Verschluß der Netztasche benötigt man etwa 5 min. Steht ein Assistent zur Verfügung, der die Milz zerkleinert, während der Operateur die Bauchhöhle abschließend revidiert, entsteht ein nur minimaler Zeitaufwand.

Komplikationen

Aus den bislang noch spärlichen Angaben der Literatur [5, 12, 14], eigenen Erfahrungen und persönlichen Mitteilungen (M. Düring 1984; P. Gerometta 1984) läßt sich eine Komplikationsrate der Transplantation von ca. 2–3% schätzen. Vor allem ist die Infektion des Transplantes zu fürchten, die die sofortige Entnahme des Gewebes zusammen mit der Netztasche erfordert [5, 10]. Im eigenen Kollektiv von 53 Fällen trat eine Infektion auf; die Transplantation war unter Mißachtung der Kontraindikation bei der Versorgung einer Oberbauchschußverletzung mit Eröffnung des Intestinums durchgeführt worden.

Toxische Reaktionen durch zugrunde gegangene Gewebespartikel wurden nicht beobachtet. Die im eigenen Krankengut häufig aufgetretenen, hartnäckigen Magen-Darm-Atonien werden durch das stumpfe Brauchtrauma mit multiplen Kontusionsherden an den intraabdominellen Organen und die sympathikotone Rekation des Verletzten hinreichend erklärt und können nicht der Autotransplantation angelastet werden. Als weitere potentielle Gefahr droht der Ileus infolge von Adhäsionen durch ausgetretenes Material oder Verwachsungen mit der Netztasche [5, 11]. Bei korrektem Verschluß der Tasche dürfen Darmunwegsamkeiten jedoch nur selten vorkommen.

Transplantatfunktion

Als Folge der passageren Milzlosigkeit tauchen im Laufe der ersten Woche nach der Transplantation intraerythrozytäre Einschlußkörper („Pitted-Erythrozyten", Howell-Jolly-Körper) und Targetzellen im peripheren Blut auf. Die vakuolisierten roten Blutkörperchen erreichen innerhalb eines Monats ihren höchsten Wert, um danach wieder abzunehmen (Abb. 3), bis zwischen der 9. und 12. Woche der Normwert erreicht ist, während bei Milzlosen der Wert auf Dauer erhöht bleibt. Ebenso verhalten sich die Howell-Jolly-Körper, die nach einem vorübergehenden Anstieg in der Regel 3 Monate später nicht oder nur noch selten anzutreffen sind (Abb. 4). Diese im eigenen Kollektiv erhobenen Daten stimmen mit den Daten anderer Autoren überein [5, 7, 14].

Unter 20 Patienten, die länger als 2 Jahre nachbeobachtet werden konnten, traten jedoch in 3 Fällen „Pitted-Zellen" ohne jede Veränderung der Howell-Jolly-Körper auf, um nach einigen Wochen wieder zu verschwinden (Abb. 5). Möglicherweise wurde bei anderen Patienten der passagere Anstieg der vakuolisierten Erythrozyten verpaßt.

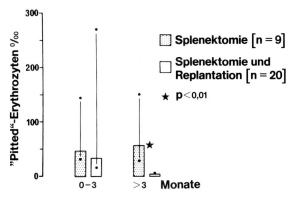

Abb. 3. Vakuolisierte („pitted") Erythrozyten im peripheren Blut bei Splenektomierten und Patienten mit Milzreplantation, die länger als 2 Jahre nachbeobachtet wurden. (Median und Bereich; $p < 0,01$; Wilcoxon-Test für ungepaarte Meßwerte)

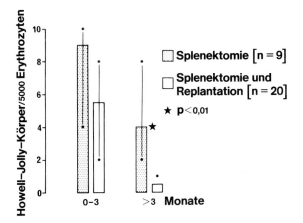

Abb. 4. Howell-Jolly-Körper im peripheren Blut bei splenektomierten und milzreplantierten Patienten. Gleiches Kollektiv wie Abb. 3. (Median und Bereich; $p < 0.01$; Wilcoxon-Test für ungepaarte Meßwerte)

Tabelle 1. Immunglobuline im Blut (in mg/dl) mehr als 2 Jahre nach Autotransplantation der Milz (n = 20; Median und Bereich)

	Patienten	Norm
IgG	1190 (807–1963)	1250 (800–1800)
IgA	283 (161–403)	210 (90–450)
IgM	162 (96–210)	125 (90–450)
Komplement C3	97 (71–115)	75 (50–120)

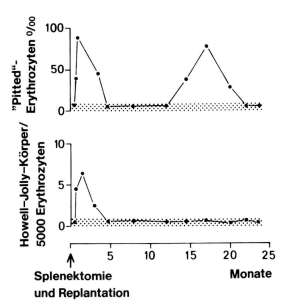

Abb. 5. Passageres Auftreten von vakuolisierten Erythrozyten ohne Veränderung der Howell-Jolly-Körper 2 Jahre postoperativ bei 6jährigem Patienten

Die Ursache dieses widersprüchlichen Phänomens ist unklar. Bisher war man davon ausgegangen, daß ein Auftreten dieser Zellen ebenso wie der Howell-Jolly-Körper für die Milzlosigkeit pathognomonisch sei.

Andere Laborparameter sind für die Funktion des Gewebes wesentlich weniger aussagekräftig als die bereits genannten, weil sie sich auch bei Milzlosen normalisieren können [20]: Etwa 4 Monate nach der Transplantation ergibt sich weder in der Thrombozytenzahl noch der immunelektrophoretischen Analyse des Serums ein pathologischer Befund (Tabelle 1); anfänglich erniedrigte IgM-Werte normalisieren sich ebenso wie die C3-Fraktion des Komplements. Dies ist jedoch auch bei Milzlosen nicht ungewöhnlich [20]. Bei uns persistierte in 7 Fällen eine relative Lymphozytose im peripheren Blut bei insgesamt hochnormalen Werten von $3115 \cdot 10^6/l$ (2105 bis $4120 \cdot 10^6$; Norm 1000 bis $3600 \cdot 10^6/l$). Dürig et al. [3] haben ebenfalls im peripheren Blut Milztransplantierter eine Verschiebung der Subpopulationen zugunsten der T-Suppressorzellen nachgewiesen. Zwar ist aus solchen Daten abzuleiten, daß das Transplantat nicht in jedem Falle die volle funktionelle Kapazität der Milz erreicht, was Konsequenzen für die Indikation zur Anwendung dieser Methode hat; die klinische Relevanz der Beobachtung bleibt jedoch unklar. Es wird sogar befürchtet, daß die Immunkompetenz der Patienten beeinträchtigt

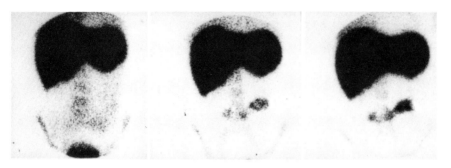

Abb. 6. Szintigraphische Darstellung ($^{99\,m}$Tc) transplantierten Milzgewebes im Mittelbauch bei 34jähriger Patientin. *Von links nach rechts:* 3, 6 und 12 Monate postoperativ: Deutliche Dichtezunahme des transplantierten Gewebes

werden könnte [7]. Es könnte sich aber auch lediglich um eine Umverteilung handeln; bisher kennt man allerdings die Verteilung in den anderen Kompartimenten der Lymphozytenrezirkulation (Knochenmark, Lymphknoten, Transplantat) nicht. Jedenfalls war nach einer Transplantation bislang kein klinisches Phänomen erkennbar, das aus einem Überwiegen der T-Suppressorpopulation resultieren könnte. Es müßte ja eine Verschlechterung der Infektionsabwehr eintreten.

Parallel mit der histologisch nachweisbaren Regeneration des Transplantates geht eine Konsolidierung des Gewebs, die sich ultrasonographisch [11], computertomographisch oder szintigraphisch als kontinuierliches Dichtezunahme objektivieren läßt. Abbildung 6 demonstriert den typischen Verlauf der Transplantatregeneration binnen eines Jahres im Szintigramm. In allen unseren Fällen wurde auf diese Weise eine Dichtzunahme des Gewebes nachgewiesen. Die Ergebnisse beweisen, daß das Transplantat wieder Anschluß an das Blutgefäßsystem gefunden hat und daß sich die Perfusion verbessert. Selten kann das Transplantat auch aseptisch nekrotisieren und völlig resorbiert werden [7].

Ungleich bedeutsamer als die genannten Untersuchungsergebnisse ist jedoch der Nachweis der qualitativ integren Phagozytose- und Proteoleleistung der linalen Makrophagen, auf die sich neben der Durchblutung die bakterielle Filtration als Hauptaufgabe der Milz gründet. Im Replantat werden mit Technetium beladene humane Serumalbumin-Millimikrosphären wie andere partikuläre Antigene durch die phagozytierenden Zellen aufgenommen und abgebaut. Nach 3 Monaten besteht noch eine deutliche Reduktion dieser struktur- und zirkulationsabhängigen Vorgänge (Abb. 7a). 9 Monate später sind die Phagozytose- und Proteoleleistung mit Messungen an milzge-

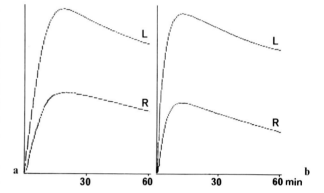

Abb. 7a, b. HSA-MM-Szintigramm bei 39jährigem Patienten nach Milzreplantation. **a** Computergemittelter Zeit-Aktivitäts-Verlauf 3 Monate nach der Operation über Leber (*obere Kurve*) und Milzreplantat (*untere Kurve*): Deutlich verzögerte Antigenaufnahme- und -verarbeitung über dem Transplantat. **b** Gleiche Untersuchung 12 Monate postoperativ: Die Phagozytose- und Proteolyseaktivität des Transplantates hat sich normalisiert

sunden Probanden identisch (Abb. 7b). Bei allen Patienten unseres Kollektivs konnte auf diese Weise die wichtige lienale Funktion qualitativ nachgewiesen werden. Ob allerdings die Quantität des Antransportes pathogener Zielzellen und die Menge funktionierender Makrophagen ausreicht, die Ausweitung der Bakteriämie zu einer Sepsis zu verhindern, muß derzeit noch offen bleiben.

Überraschenderweise erwies sich auch die Proteolysefähigkeit der Leber bis zur völligen Wiedererlangung der lienalen Sequestrationskapazität als gestört. Erst wenn die Milz eine normale Abbaurate erreicht hat, ist auch das Ingestionsvermögen der Leber wieder intakt. Dies weist auf eine wiederaufgenommene Opsoninproduktion des Transplantats hin.

Das verstärkte Infektionsrisiko beim Milzlosen ist nur eine, wenn auch die bedeutsamste Gefahr des Milzverlustes. Über die möglichen Auswirkungen der Milztransplantation der andere Parameter, die nach der Splenektomie verändert sind und für eine Reihe weiterer Folgen der Milzexstirpation verantwortlich gemacht werden, wie die erhöhte Blutviskosität mit der Gefahr des Herzinfarktes, die Linksverschiebung des Thrombozytenpopulationen, die Reaktion auf subkutan zugeführte Antigene oder das Auftreten einer interstitiellen Nephritis liegen noch keine Untersuchungen vor.

Indikation

Die Überprüfung der Transplantatfunktion am Menschen hat deutlich gemacht, daß nicht in allen Fällen mit einer vollständigen Erfüllung der lienalen Aufgaben gerechnet werden darf. Die Bedingungen, unter denen eine komplette Restitution der Funktion zu erwarten steht, sind noch nicht definierbar. Daraus ergibt sich, daß eine Rettung der Milz an Ort und Stelle unter Erhaltung der normalen Blutzufuhr und der strukturellen Integrität wenn immer möglich angestrebt werden sollte, schon allein um den oft schwer verletzten Patienten die unmittelbar postoperativ aus den Folgen des Milzverlustes resultierenden Komplikationen, v.a. vielfältige Infektionen, zu ersparen, die das transplantierte Gewebe natürlich nicht verhindern kann.

Zur orthotopen Erhaltung der Milz stehen eine Reihe von Verfahren zur Verfügung, die mit ausreichender Sicherheit die Versorgung von Milzverletzungen erlauben. Man sollte aber mit der Splenektomie nicht zögern, wenn Naht, Klebung oder ein anderes Verfahren beim ersten Versuch fehlgeschlagen sind.

Überhaupt ist zu betonen, daß ein Erhaltungsversuch nur bei absolut klaren Verhältnissen angestrebt werden darf. Zwar stehen die Folgen des Milzverlustes für Kinder heute außer Zweifel, und auch beim Erwachsenen wird heute allgemein trotz der noch unklaren Zahl von Folgeerkrankungen die Milzerhaltung angestrebt: das Risiko der Organerhaltung darf aber auf keinen Fall das Risiko des Organverlustes übersteigen. Aus dieser Voraussetzung ergibt sich die wichtigste Kontraindikation gegen milzerhaltende Eingriffe aller Art, auch gegen eine Autotransplantation: Beim vital bedrohten Patienten müssen sich die Eingriffe im Abdomen unbedingt auf das absolut Notwendige beschränken. Hier verbietet sich ebenso wie bei

der Kontamination der Bauchhöhle durch eine penetrierende Verletzung oder die Eröffnung eines Hohlorgans auch der Versuch der Autotransplantation. Eine kranke Milz sollte, wenn die Diagnose gestellt ist, nicht verpflanzt werden.

Die Indikation zur Transplantation ergibt sich im wesentlichen aus dem Verletzungsmuster am Organ. Sie ist gegeben bei:
- extensiver Milzzerstörung,
- extensiver Hilus- oder Gefäßverletzung,
- totale Devaskularisation der Milz,
- Versagen der Blutstillung.

Aus der Morphologie der Milzrisse läßt sich errechnen, daß maximal etwa 40 % in situ zu erhalten sind [12]. Bei Kindern liegt der Prozentsatz wegen der relativ festen Milzkapsel etwas höher. In allen anderen Fällen muß die Milz entfernt werden; hier kann nur die Autotransplantation Milzgewebe erhalten.

Schlußfolgerung

Die in der Klinik verfügbaren Parameter zur Funktionskontrolle transplantierten Milzgewebes haben als Indizien für die Wirksamkeit dieser Maßnahme zu gelten; es fehlt ihnen die unmittelbare Beweiskraft, die erst die langfristige Erfassung und Beobachtung eines größeren Kollektivs durch den Nachweis einer signifikant reduzierten Infektionsanfälligkeit und anderer Folgeerkankungen erbringen kann. Dennoch kann aufgrund der vorliegenden tierexperimentellen Daten die Autotransplantation bei irreparabler Milzverletzung im Grundsatz empfohlen werden. Solange jedoch die klinische Relevanz v. a. der im peripheren Blut alterierten Lymphozytensubpopulation und der möglicherweise eingeschränkten Durchblutung ungeklärt ist, sollte die Methode nur im Rahmen klinischer Studien Anwendung finden.

Literatur

1. Chaudry IH, Clemens MG, Schleck S, Kovacs K, Baue AE (1983) Beneficial effects of implanted muscle tissue on pulmonary particulate retention and survival following splenectomy. J Trauma 23:584
2. Cooney DR, Dearth JL, Swanson SE, Dewjanee MK, Telander RL (1979) Relative merits of partial splenectomy, splenic replantation and immunisation in preventing postsplenectomy infection. Surgery 86:561

3. Dürig M, Landmann RMA, Harder F (1984) Lymphocyte subsets in human peripheral blood after splenectomy and autotransplantation of splenic tissue. J Lab Clin Med 104:110

4. Gopal V, Bisno AL (1977) Fulminant pneumococcal infections in „normal" asplenic hosts. Arch Intern Med 137:1526

5. Henneking K, Padberg W, Seith G (im Druck) Complications and results of heterotopic reimplantation of splenic tissue in children. In: Seufert RM, Böttcher W (eds), Orthotopic and heterotopic preservation of the spleen. Thieme, Stuttgart

6. Kühn H, Kleinfeld F, Pfeiffer B (1983) Über das OPSI-Syndrom. Pathologe 4:112

7. Landmann RMA, Dürig M (im Druck) Blood leucocytes during physical stress: Evidence for altered cell distribution in patients with an autologous splenic replant. In: Seufert RM, Böttcher W (eds), Orthotopic and heterotopic preservation of the spleen. Thieme, Stuttgart

8. Lanng-Nielsen J, Ellegaard J, Marquersen J, Hansen HH (1981) Detection of splenosis and ectopic spleens with Tc-99m-labelled heat damaged autologous erythorcytes in 90 splenectomized patients. Scand J Haematol 27:51

9. Livaditis A, Sandberg G (1980) Splenic autotransplantation: An experimental study. Z Kinderchir 29:148

10. Meissner K, Meiser G (1983) Die heterotope Autotransplantation von Milzpulpa nach irreparabler Milzruptur. Acta Chir Austriaca 15:87

11. Meissner K, Meiser G (in press) Autologous heterotopic splenic tissue transplantation: Postoperative follow-up with special reference to ultrasonography. In: Seufert RM, Böttcher W (eds) Orthotopic and heterotopic preservation of the spleen. Thieme, Stuttgart

12. Moore FA, Moore EE, Moore GE, Millikan JS (1984) Risk of splenic salvage after trauma. Analysis of 200 adults. Am J Surg 148:800

13. Pabst R, Kamran D (in press) Regeneration and blood flow of splenic tissue after desarterialization, partial splenectomy or splenic transplantation young pigs. In: Seufert RM, Böttcher W (eds) Orthotopic and heterotopic preservation of the spleen. Thieme, Stuttgart

14. Patel J, Williams JS, Shmigel B, Hinshaw JR (1981) Preservation of splenic function by autotransplantation of traumatized spleen in man. Surgery 90:683

15. Pimpl W, Thalhammer J, Wayand W, Pattermann M (in press) Heterotopic autologous transplantation of the spleen in rabbits: Local immunological capacity of the transplants. In: Seufert RM, Böttcher W (eds) Orthotopic and heterotopic preservation of the spleen. Thieme, Stuttgart

16. Rice HM, James PD (1980) Ectopic splenic tissue failed to prevent fatal pneumococcal septicaemia after splenectomy for trauma. Lancet I:565

17. Sass W, Bergholz M, Kehl A, Seifert J, Hamelmann H (1983) Overwhelming infection after splenectomy in spite of some spleen remaining and splenosis. Klin Wochenschr 61:1075

18. Schwartz AD, Dadash-Zadeh M, Goldstein R, Luck S, Conway JJ (1977) Antibody response to intravenous immunizuation following splenic autotransplantation in Sprague-Dawley rats. Blood 49:779

19. Scully RE, Galdabini JJ, McNeely BU (1975) Case records of the Massachusetts General Hospital case 36-1975. N Engl J Med 293:547

20. Seufert RM (1983) Chirurgie der Milz. Enke, Stuttgart

21. Seufert RM, Böttcher W, Munz D (1983) Die Autotransplantation der Milz beim Menschen; Überprüfung der Transplantatfunktion nach 1 Jahr. Langebecks Arch Chir 361:751

22. Sher R, Block CS, Gomperts ED (1979) Overwhelming pneumococcaemia 17 years after splenectomy. S Afr Med J 55:643

23. Sherman R (1980) Respectives in the management of trauma of the spleen. J Trauma 20:1

24. Tavasolli M, Ratzan RJ, Crosby WH (1973) Studies of regeneration of heterotopic splenic autotransplants. Blood 41:701

25. Vega A, Howell C, Campos J, Heyman S, Ziegler M, Koop CE (1981) Splenic autotransplantation: Optimal functional factors. J Pediatr Surg 16:898

17 Verletzungen von Dünndarm und Mesenterium

R. Häring und H. Zühlke

Häufigkeit und Einteilung

Beim traumatisierten Abdomen sind die Verletzungen der parenchymatösen Organe, insbesondere von Leber und Milz, am häufigsten, gefolgt von denen der Hohlorgane. Bei diesen wiederum steht die Verletzung des Dünndarms und seines Mesenteriums mit über 50 % im Vordergrund [15, 18]. Die Häufigkeit der Dünndarmverletzungen beim stumpfen Bauchtrauma wird in der Literatur mit 3–18 % angegeben [6, 11, 12, 14, 18, 20–23, 25, 30, 31]. Grundsätzlich unterscheiden wir Dünndarmverletzungen durch:

- *stumpfe Gewalteinwirkung* (Verkehrsunfälle, Verschüttungen, Sturz aus großer Höhe, Kompression durch Aufprall schwerer Lasten, Huftritt, Sport- und Spielunfälle bei Kindern);
- *penetrierende Verletzungen* (Schuß-, Stich-, Pfählungsverletzungen).

Bei Verletzungen des Dünndarms kommt es zur *Peritonitis* oder Abszeßbildung. Beim Mesenterialein- oder -abriß steht die *Blutung* im Vordergrund. Oft ist die Dünndarmverletzung Teil eines Polytraumas. Häufig handelt es sich um kombinierte Verletzungen innerhalb des Abdomens, z. B. Milzruptur mit gleichzeitiger Darmverletzung usw. Diese Gesichtspunkte sind für Diagnose, Operationsindikation und Operationstaktik wichtig.

Verletzungstypen und Unfallmechanismen

Stumpfe Verletzungen

Das Ausmaß der Verletzung beim stumpfen Trauma ist von vielen Faktoren abhängig [8], z. B. Schwere des Traumas, Material, Größe und Oberfläche der Angriffsfläche, Einwirkungsrichtung, Dicke und Spannung der Bauchdecken, Gasblähung, Fixierung, Beweglichkeit und Ausweichmöglichkeit des Darmes. Besonders disponiert für Dünndarmverletzungen sind *Hernienträger,* bei denen intraabdominelle Drucksteigerungen schon bei Bagatelltraumen [9] gravierende Folgen haben können. Fenner [9] berichtete sogar über Hernienträger, die während eines Skilanglaufs spontane Rupturen erlitten, nachdem sie zuvor reichlich gegessen hatten (Drucksteigerung durch Streckbewegung!). Wir unterscheiden analog der Gewalteinwirkung 3 Verletzungstypen: Quetschung, Berstung und Abriß.

Quetschung: Sie ist am häufigsten und entsteht durch eine von vorne einwirkende Gewalt, die den Darm gegen ein festes Widerlager (Wirbelsäule oder Becken) preßt (Abb. 1). Quetschverletzungen ereignen sich v. a. bei leerem Darm und bei senkrechter Gewalteinwirkung. Je nach Intensität der einwirkenden Kräfte wird nur die Mukosa oder auch die ganze Darmwand zerstört, Darminhalt tritt aus. Quetschverletzungen sind nicht selten multipel. Bei isolierter Quetschung der Darmwand entstehen u. U. intramurale Hämatome, die so ausgedehnt sein können, daß sich noch nach Tagen eine Darmnekrose mit Perforation oder ein Obturationsileus entwickeln kann.

Berstung: Berstungsverletzungen entstehen durch flächenhafte Gewalteinwirkung auf das gesamte Abdomen, die dem Darm keine Möglichkeit zum Ausweichen läßt. Betroffen ist v. a. der gas- und flüssigkeitsgefüllte Darm. Durch die *plötzliche* intraluminale Druckerhöhung kommt es zur Berstung, die meist nur einen Darmabschnitt betrifft (Abb. 2).

Abrisse: Durch Zug- und Scherwirkung (Dezeleration) treten v. a. an den Fixierungspunkten des Dünndarms (Treitz-Band, distales Ileum, Verwachsungsstränge nach Operationen) Beschleunigungskräfte auf (z. B. beim Aufprallunfall, Höhensturz, Liftunfall), die einen Darmabriß bzw. auch Ein- oder Abrisse des Mesenteriums zur Folge haben. Ein gefüllter und somit schwererer Darm begünstigt diese Verletzung.

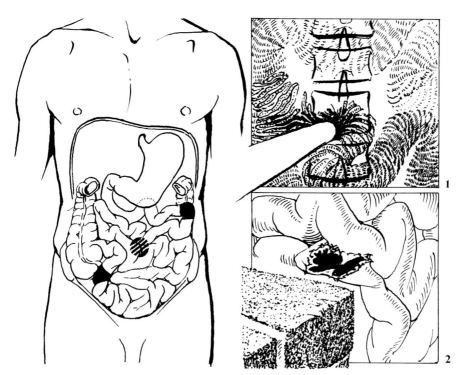

Abb. 1. Quetschverletzung des Dünndarms. Durch stumpfe Gewalteinwirkung auf das Abdomen wird der nur wenig gefüllte Dünndarm gegen die Wirbelsäule gepreßt und zerquetscht

Abb. 2. Berstungsverletzung. Die breitflächige Gewalteinwirkung auf den gefüllten Dünndarm führt zu einer Berstung, da der Darm nicht ausweichen kann. Es entstehen Berstungsrisse, besonders an den Fixpunkten der Flexura duodenojejunalis und des terminalen Ileums

Durchblutungsstörungen des Dünndarms

Stumpfe Traumen können Zirkulationsstörungen des Dünndarms durch ausgedehnte subseröse und submuköse Hämatome sowie durch partielle Einrisse und Ablösungen des Mesenteriums von der Darmwand bis hin zum vollständigen Abriß der Gekrösewurzel verursachen. Ihre Häufigkeit wird mit 5–8% aller Organverletzungen im Bauchraum angegeben (Literaturzusammenstellung bei Denck [7]). Sie sind meist mit Verletzungen anderer Abdominalorgane kombiniert. Ursache sind horizontale und vertikale Dezelerationstraumen.

Werden wie beim Mesenterialein- oder -abriß größere Gefäße oder gar die Stammgefäße (A. mesenterica superior) zerrissen (Abb. 3), so besteht klinisch das Bild der schweren intraperitonealen Blutung mit hämorrhagischem Schock. Anders wirken sich begrenzte Hämatome im Mesenterium und intramurale Blutergüsse aus. Sie treten meist nicht sofort klinisch in Erscheinung oder sind bei einer notfallmäßigen Operation so wenig imponie-

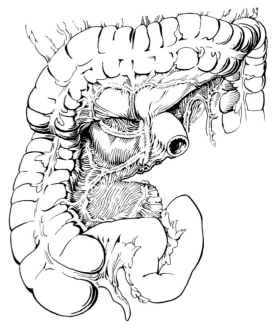

Abb. 3. Zentraler Mesenterialeinriß mit Verletzung eines großen Astes der A. mesenterica superior. Hierbei kommt es zu einer massiven Blutung

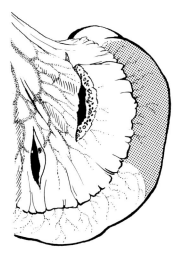

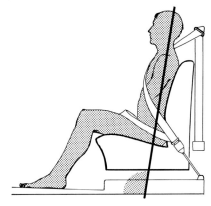

Abb. 5. Falsch angelegter Sicherheitsgurt. Der Beckenteil ist zu locker, als sog. „Gurtlose" bezeichnet. Beim Aufprall kommt es zum Submariningeffekt des Seat-belt-Syndroms

Abb. 4. Verschiedene Formen der Mesenterialverletzung. Längseinrisse gefährden die Durchblutung (minderdurchblutete Darmareale *dunkel* gezeichnet). Radiärer Einriß gefährdet die Durchblutung nicht

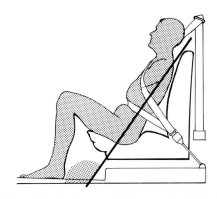

Abb. 6. Seat-belt-Syndrom mit Submariningeffekt. Der Insasse „taucht" unter dem Sicherheitsgurt weg, der Beckengurt stützt sich nicht am knöchernen Becken ab, sondern schnürt das Abdomen ein. Dadurch kommt es zu Berstungsverletzungen des Dünndarms

rend, daß sie unversorgt bleiben. Sie können aber folgende Entwicklungen nehmen:

a) Der lokale Druck durch das Hämatom bewirkt eine Zirkulationsstörung der Darmwand, die noch nach Tagen zur Perforation führen kann.

b) Ein größer werdendes Hämatom im Mesenterium komprimiert Gefäßabschnitte des Dünndarms mit konsekutiver Gangrän.

c) Nach einem mesenterialen Hämatom entwickelt sich eine fibröse Entzündung (Hämatomresorption!), die zur narbigen Einengung, insbesondere von Mesenterialvenen, und bei entsprechender Ausdehnung zur Darmnekrose führen kann (Beobachtung von Huber [13]).

Diese von Nöthiger et al. [21] als *postprimäre Perforationen* beschriebenen Verletzungsfolgen finden sich in seinem Krankengut von 590 Bauchtraumen in 1,2% der Fälle. Besonders gefährlich sind die Einrisse der Arkadengefäße entlang des Darmrohres, da sie zur Gangrän führen [15]. Nur bei radiären Einrissen bleibt die Ernährung der Darmwand erhalten (Abb. 4).

Spezielle Unfallmechanismen

Folgende Unfallmechanismen, die vornehmlich zu Dünndarmverletzungen führen, bedürfen der besonderen Erwähnung:

Seat-belt-syndrom [10]: Wenn der Beckenteil beim 3-Punkt-Sicherheitsgurt nicht fest angezogen

ist (sog. Gurtlose), können Dünndarmverletzungen entstehen. Beim Frontalzusammenstoß wird die Stoßwirkung im Schulterbereich durch den Diagonalgurt augenblicklich aufgefangen, während der Aufprall auf den lockeren Beckengurt verzögert eintritt (Abb. 5). Hierbei kommt es zum sog. *Submariningeffekt,* d. h. die Längsachse des Körpers neigt sich aus der aufrechten Sitzhaltung und der Autoinsasse „taucht" nach vorn und unten weg. Dabei verwandeln sich die Druckkräfte der normalen Gurtfunktion in Scherkräfte, die nicht auf das knöcherne Becken, sondern auf das Abdomen einwirken (Abb. 6). Die Kompression des lufthaltigen Darmes zwischen Gurt bzw. Bauchdecke und Wirbelsäue läßt schließlich Quetschverletzungen der Darmwand entstehen. Sube et al. [34] weisen darauf hin, daß im Augenblick der

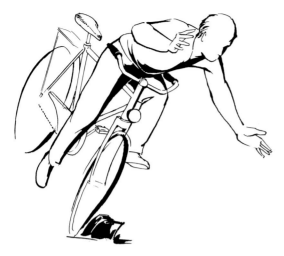

Abb. 7. Fahrradlenkerverletzung. Der Fahrradlenker bohrt sich punktförmig in das Abdomen; hierbei entstehen Quetschverletzungen

Tabelle 1. Ursachen von Schußverletzungen („Bergmanns-heil Bochum" [24])

Ursache	Anzahl
Versehen oder Bedienungsfehler	24
Suizid	2
Kriminelle Handlungen	4
Von der Polizei angeschossen	3
Gesamt	33

abrupten Bremsung des Körpers durch den Gurt die Beschleunigungsenergie des flüssigkeitsgefüllten Darms fortbesteht, und führen auf diesen Mechanismus Mesenterialein- und abrisse zurück. Möglicherweise sind aber beide genannten Mechanismen wirksam [3].

Typisch für die Dünndarmverletzungen des Seat-belt-Syndroms ist die lange Zeitspanne zwischen Unfall und Perforation. Die klinische Symptomatik zeigt sich häufig erst nach 2–10 Tagen [3, 4, 35]. Offenbar kommt es primär zu einer Quetschung der Darmwand mit Hämatom und Nekrose und erst sekundär zur Perforation.

Fahrradlenkerverletzung: Im Kindesalter ist der Sturz auf den Fahrradlenker ein typischer Unfallmechanismus (Abb. 7). Mit Wiederentdeckung des Fahrradfahrens wird er häufiger beobachtet. Schütze et al. [30] fanden in ihrem Krankengut bei 11,8 % aller stumpfen Bauchverletzungen diese Ursache.

Die äußeren Verletzungszeichen sind meist geringfügig, sie bestehen in kreisrunden Prellmarken mit Hautabschürfungen. Intraabdominell beobachtet man zwei typische Verletzungen: Berstungsverletzungen des Pankreas und Dünndarmverletzungen. Die einwirkenden Kräfte sind beträchtlich. Sie stellen eine Funktion des Körpergewichts und der bei dem Sturz auftretenden Verzögerung dar. Der auf das Abdomen einwirkende Druck würde bei einer Verdoppelung des Lenkergriffquerschnitts auf ein Viertel reduziert [30].

Perforierende Verletzungen

Perforierende Verletzungen des Abdomens sind in Friedenszeiten selten. Es gibt jedoch regionale Unterschiede. So sind z. B. in den USA [14] und auch in der Türkei [5] Schuß- und Messerstichverletzungen wesentlich häufiger als bei uns. In Deutschland kommen als überwiegende Ursache in Frage: Unfälle mit Schußwaffen, Arbeitsunfälle mit scharfen Gegenständen, Suizidversuche sowie Pfählungsverletzungen. Schwere Zerreißungen der Bauchdecke mit Eröffnung des Abdomens, wie sie beim Überfahrenwerden, Explosionsverletzungen, Aufprall von schweren Gegenständen auftreten können, sind ebenfalls äußerst selten. Tabelle 1 zeigt eine Zusammenstellung der Ursachen von Schußverletzungen, die in der Klinik „Bergmannsheil" in Bochum behandelt wurden [24].

Penetrierende Verletzungen des Abdomens sind selten mit Traumen anderer Körperregionen kombiniert, in der Bauchhöhle können jedoch mehrere Organe betroffen sein. Sie führen zu Blutungen und Peritonitis und bedürfen daher meist der unverzüglichen Laparotomie.

Klinische Symptomatologie

Das klinische Bild richtet sich danach, ob die massive Blutung (z. B. beim Mesenterialabriß) oder die Peritonitis (bei der Darmeröffnung) im Vordergrund steht. Beim Polytrauma mit schweren Knochen-, Thorax- oder Schädel-Hirn-Verletzungen können die Symptome des traumatisierten Abdomens zunächst in den Hintergrund treten.

Bei der Dünndarmruptur bestimmt die Ausdehnung der Peritonitis das klinische Bild. Sie manifestiert sich im Gegensatz zur Magenperforation häufig erst nach einem symptomfreien bzw. -armen Intervall, weil der saure Mageninhalt eine sofortige und stärkere peritoneale Reizung verursacht. Je tiefer die Dünndarmöffnung lokalisiert ist, desto stürmischer verläuft die abdominale Symptomatik, da die Keimbesiedelung des Dünndarms von proximal nach distal zunimmt.

Häufigstes Symptom ist der Abdominalschmerz, je nach Lokalisation der Verletzung im Ober- oder Unterbauch. Hinzu kommen Übelkeit, Brechreiz und auch wiederholtes Erbrechen. In der Regel ist die Perforation durch benachbarte Darmschlingen und Netz abgedeckt; so kann die Peritonitis begrenzt bleiben und das klinische Bild entsprechend diskreter sein. Oft entwickeln sich lediglich Schlingenabszesse. Beim Mesenterialein- bzw. -abriß mit massiver Blutung stehen die Zeichen des Blutungsschocks im Vordergrund [7, 33].

Diagnostik

Stumpfes Bauchtrauma

Die exakte Diagnose der Dünndarmverletzung ist oft nicht möglich, es bleibt häufig bei der Eingrenzung „akutes Abdomen bei Bauchtrauma"; damit ist die *Operationsindikation* gegeben.

Bei Verdacht auf eine intraabdominelle Verletzung (anamnestische Hinweise, Prellmarken) wird man zunächst durch *Palpation* und *Auskultation* des Abdomens sich ein Bild zu machen versuchen. Heftiger Druckschmerz, Loslaßschmerz und Abwehrspannung sind eindeutige Zeichen, sie können – kurz nach dem Unfall – fehlen oder nur diskret vorhanden sein. Im weiteren Verlauf ist die wiederholte Untersuchung unerläßlich. Darmgeräusche sind anfangs bei der Auskultation normal, verschwinden aber, wenn sich eine Darmparalyse mit Meteorismus als Zeichen der fortschreitenden Peritonitis entwickelt.

Im Anfangsstadium bringen *Laboruntersuchungen* nicht viel. Sie sind aber für die Verlaufskontrolle wichtig. Man findet im Blutbild eine mehr oder weniger deutliche Leukozytose.

Eine Luftsichel unter dem Zwerchfell ist auf der *Röntgenübersichtsaufnahme* des Abdomens nur in 35–40% der Fälle zu erkennen [15]. Das Fehlen freier Luft im Abdomen kann deshalb nicht als Ausschlußkriterium gewertet werden. Mit der *Ultraschalluntersuchung* gelingt der Nachweis von Blutansammlungen in der freien Bauchhöhle oder

retroperitoneal bei der Mesenterialverletzung. Sie ist rasch durchzuführen und nicht belastend. Die Dünndarmperforation kann sie nicht aufdecken.

Eine sichere diagnostische Methode ist die *Peritoneallavage* [16, 26, 31]. Falsch-positive oder falsch-negative Befunde sind sehr selten. Indiziert ist sie bei jedem Verdacht auf eine intraabdominelle Verletzung, v. a. beim bewußtlosen oder polytraumatisierten Patienten im Schock. Folgende Hinweise deuten auf eine Dünndarmverletzung hin:

- Die Spülflüssigkeit ist durch Darminhalt trübe verfärbt.
- Die Leukozytenbestimmung in der Spülflüssigkeit (sehr wichtig!) ergibt einen Wert über 500/mm^3.
- Mikroskopisch können Kolibakterien und Fasern festgestellt werden.

Die *Laparoskopie* zur Abklärung einer Dünndarmverletzung ist aufwendiger, ihre Aussagekraft aber mit 97,5% sehr sicher [2].

Die *diagnostische Laparotomie* zum Ausschluß einer Dünndarmverletzung ist nur angezeigt, wenn durch die vorgenannten Untersuchungsverfahren die Diagnose nicht exakt gesichert werden kann. Sie ist immer das letzte der diagnostischen Verfahren und schadet sicherlich weniger als das Übersehen oder die zu späte Versorgung einer Darmläsion.

Penetrierende Bauchverletzungen (s. auch Kap. 22)

Die äußere Wunde in der Bauchdecke kann oft klein und unauffällig sein (Messerstich, Schußöffnung). In die Wunde prolabierte Baucheingeweide oder der Austritt von Darminhalt beweisen die Verletzung des Darms. Die Laparotomie ist in nahezu jedem Fall indiziert [24, 27]. Weil [37] hat eine Untersuchungsmethode angegeben, die die Entscheidung zur Laparotomie erleichtern kann. In den Wundkanal wird ein Katheter eingeführt und außen mittels Tabaksbeutelnaht fixiert. Durch den Katheter injiziert man wenige Milliliter eines wasserlöslichen Kontrastmittels und fertigt eine Röntgenaufnahme an. Bei unverletztem Peritoneum ist ein Kontrastdepot zu erkennen, während sich bei Bauchfelleröffnung das Kontrastmittel zwischen den Darmschlingen diffus verteilt. Schließlich kommt selbstverständlich auch die Peritoneallavage zur Klärung einer Organbeteiligung bei perforierender Verletzung in Frage.

Therapie

Die Verletzungen des Dünndarms und seines Mesenteriums erfordern immer eine operative Versorgung. Je frühzeitiger diese erfolgt, um so günstiger sind die Ergebnisse. Bei polytraumatisierten Patienten hat immer die Versorgung der Verletzung Vorrang, die das Leben des Kranken am ehesten gefährdet. Unmittelbare Lebensgefahr besteht immer durch eine massive Blutung. Die Blutstillung wird damit zur erstrangigen Aufgabe; dies gilt auch bei Ein- oder Abrissen des Mesenteriums.

Die *Sofortbehandlung* muß in erster Linie die Funktionen des Herzens, der Lunge und des Kreislaufs berücksichtigen. Die Schockbehandlung sollte möglichst schon auf dem Transport in die Klinik eingeleitet werden. Die Versorgung einer Dünndarmruptur gestattet – im Gegensatz zur Blutung aus einem abgerissenen Mesenterium – einen gewissen Aufschub, so daß man Zeit hat zur Vorbereitung des Patienten (Schocktherapie, Magenableitung usw.).

Zugangsweg

Zur Revision der Bauchhöhle empfiehlt sich die mediane großzügige Laparotomie, die ggf. problemlos verlängert werden kann. Vollständige Übersicht über die gesamte Bauchhöhle muß garantiert sein. Andere Schnitte sind, wenn sie verlängert werden müssen, ungünstig.

Revision der Bauchhöhle

Nach Eröffnung des Abdomens werden zunächst stärkere Blutungen und die deutlich erkennbaren Verletzungen versorgt. Unerläßlich ist eine gründliche und systematische Untersuchung (Inspektion, Palpation) sämtlicher Abdominalorgane, da Mehrfachverletzungen nicht selten sind. Dies gilt auch für den Dünndarm. Man sollte auch die Bursa omentalis eröffnen, damit eventuelle Schäden an der Magenhinterwand oder am Pankreas nicht übersehen werden.

Organversorgung

Bei Dünndarmverletzungen kommen je nach Ausmaß des Traumas eine Übernähung, eine Keilre-

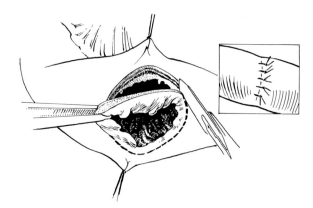

Abb. 8. Quetschverletzungen an der antimesenterialen Seite des Dünndarms. Sie wird exzidiert, um die Wundränder zu glätten, und dann quer vernäht

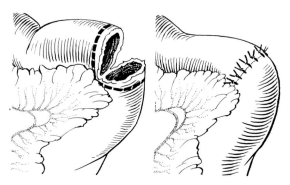

Abb. 9. Keilexzision aus dem Dünndarm bei nahezu vollständiger querer Durchtrennung des Lumens. Die Keilexzision wird ohne Resektion des Mesenteriums vorgenommen und die Dünndarmkontinuität durch End-zu-End-Anastomose wiederhergestellt

sektion, eine mehr oder weniger ausgedehnte Darmresektion, Blutstillung am Mesenterium durch Umstechung oder Gefäßnaht (selten) und nur im äußersten Falle eine Darmvorlagerung in Frage.

Isolierte Einrisse des Dünndarms, überwiegend antimesenterial lokalisiert, lassen sich meist problemlos nach Anfrischen der Wundränder ein- oder zweireihig vernähen (Abb. 8). Unter Umständen ist, um glatte Darmflächen für die Anastomose zu erhalten, eine keilförmige Resektion des Dünndarms bei Schonung seines Mesenteriums sinnvoll (Abb. 9). Bei größeren Defekten, vor allem auch, wenn Einrisse des Mesenteriums vorliegen und eine Ernährungsstörung des Darmes droht, ist immer die Darmresektion mit End-zu-End-Anastomose notwendig. Bei großen Hämatomen in der Darmwand sollte man ebenfalls resezieren, da sie noch nach Tagen zu einer Ernährungsstörung und Perforation führen können. Findet man ein ausgedehntes Mesenterialhämatom, muß die Darmdurchblutung sorgfältig geprüft werden. Bestehen Zweifel an einer ausreichenden Durchblutung, so sollte man die Second-look-Operation innerhalb von 24 h in Erwägung ziehen.

Bei einem *Abriß des Mesenteriums* mit Beteiligung der A. mesenterica superior wird man möglichst die Gefäßnaht versuchen, ggf. auch eine gefäßchirurgische Rekonstruktion mit Hilfe eines Venentransplantates. Denck u. Poigenfürst [7] konnten über einen derartigen Fall berichten. Ansonsten sind, wenn der Darm in seiner Blutversorgung gestört ist, ausgedehnte bis subtotale Dünndarmresektionen unumgänglich. Subtotale Resektionen haben natürlich die entsprechenden Folgeerscheinungen, z. B. Störungen der Fettresorption. Spohn u. Schreier [33] berichteten über einen 7jährigen Knaben, bei dem etwa 90% des Dünndarms reseziert werden mußten und der trotzdem eine fast normale Entwicklung zeigte. Wichtig ist, daß wenigstens ein Teil des Ileums erhalten bleibt.

Die im infizierten Gebiet ausgeführte Anastomose ist immer insuffizienzgefährdet. Eine Vorverlagerung des traumatisierten Dünndarmsegmentes mit *späterer* Anastomose sollte trotzdem möglichst vermieden werden, da erhebliche Eletrolyt- und Flüssigkeitsverluste auftreten, die trotz sorgfältigster Substitution schwer zu kompensieren sind.

Die Bauchhöhle wird abschließend mit physiologischer Kochsalzlösung mechanisch gesäubert und ggf. drainiert. Je nach Ausdehnung und Alter der Peritonitis führen wir postoperativ eine Peritonealspülung durch und applizieren Antibiotika.

Bei penetrierenden Verletzungen wird die Wunde in der Bauchdecke nach erfolgter Revision der Bauchhöhle exzidiert, drainiert und mit Situationsnähten verschlossen. Ist die Wunde nur klein, bleibt sie offen und kann sekundär heilen.

Ergebnisse

Die *Letalität* nach Dünndarmverletzungen ist von mehreren Faktoren abhängig:
- von der gesamten Traumatisierung des Patienten, z. B. bei einem Polytrauma;
- von der Ausdehnung der Dünndarmverletzung;
- von der Zeitspanne zwischen Unfall und Operation (Peritonitis!).

Die Letalität bei alleiniger Dünndarmverletzung wird in der Literatur mit 8–32% [1, 6, 12, 14, 15, 17, 25, 29, 36] angegeben. Die Prognose der Darmverletzung ist also ernst und verschlechtert sich unter Zuwarten noch rapide. Schenck et al. [29] hatten in ihrem Krankengut eine Letalität von 33% bei Eingriffen innerhalb der 10 h-Grenze und von 67%, wenn dieser Zeitpunkt überschritten wurde. Robbs et al. [25] berichten über keinen Todesfall bei Eingriffen innerhalb von 24 h, aber über eine Letalität von 47,2% nach diesem Zeitpunkt. Weitere statistisch signifikante Einflüsse auf die Sterblichkeit in ihrem Krankengut (n = 52) sahen sie in der *Anzahl* der Darmverletzungen (21,2 bzw. 57,8%), der Größe der Perforation (<2 cm = 25,8%, >2 cm = 52,4%) und der *Entfernung* vom Treitz-Band (<35 cm = 25%, >35 cm = 40,6%).

Als *Spätfolgen* von Dünndarmverletzungen sind *Abszesse* nach inkompletter Ruptur und *narbige Stenosen* infolge lokaler Ernährungsstörungen zu erwähnen [28].

Literatur

1. Allgöwer M (1977) Das Bauchtrauma: Verletzungen an Verdauungstrakt und retroperitonealen Organen. Helv Chir Acta 44:63
2. Amman J, Engelhart G, Blessing H (1977) Die Stellung der Laparoskopie beim stumpfen Bauchtrauma. Helv Chir Acta 44:89
3. Appel W, Adomeit W, Kühnel A, Bratzke H (1975) Gurt. Monatsschr Unfallheilkd 78:460
4. Benz K (1978) Isolierte Dünndarmverletzungen infolge Sicherheitsgurt. Unfallheilkunde 81:604
5. Bilgin I, Burdurlu Y, Alparslan A (1983) Schußverletzungen der Leber und ihrer großen Gefäße. In: Häring R (Hrsg) Chirurgie der Leber. Edition Medizin, Weinheim Deerfield Beach Florida Basel, S 123
6. Bünte H, Filler D (1974) Das traumatisch bedingte akute Abdomen. MMW 116:1301
7. Denck H, Poigenfürst J (1969) Erfolgreiche Versorgung einer Zerreißung der A. mesenterica superior. Chirurg 40:476
8. Dotzauer G (1970) Organverletzungen nach stumpfem Bauchtrauma. Hefte Unfallheilkd 107:63
9. Fenner A (1976) Skilanglauf und spontane Darmperforation beim Hernienträger. Helv Chir Acta 43:565
10. Garrett JW, Braunstein PW (1962) The seat belt syndrome. J Trauma 2:220
11. Hamelmann H, Nitschke J (1971) Intraperitoneale Blutungen nach stumpfen Bauchtraumen. Chirurg 42:433
12. Hammann J, Spohn K (1971) Peritonitis nach stumpfen Verletzungen des Bauches. Chirurg 42:437
13. Huber FB (1972) Darminfarkt nach stumpfem Abdominaltrauma. Schweiz Med Wochenschr 102:339
14. Hunt KE, Garrison RN, Fry DE (1980) Perforating injuries of the gastrointestinal tract following blunt abdominal trauma. An Surg 46:100

15. Kirschner P, Brünner H (1974) Die Verletzungen des Dünndarms im Rahmen stumpfer abdominaler Kombinationstraumen. Therapiewoche 24:4268
16. Klaue P, Kern E (1974) Diagnostik beim stumpfen Bauchtrauma. Unfallheilkunde 79:333
17. Kremer K, Böhme H (1968) Beurteilung und Behandlung von Verletzungen der Bauchorgane. Langenbecks Arch Chir 322:285
18. Kümmerle F (1959) Die stumpfen Bauchverletzungen. Ihre Erkennung und Behandlung. In: Bürkle de la Camp (Hrsg) Vorträge aus der praktischen Chirurgie. Enke, Stuttgart S 55
19. Largiadèr J, Glinz W, Uhlschmid G (1982) Dünndarmperforation bei stumpfem Bagatelltrauma. Helv Chir Acta 49:829
20. Müller HP, Nöthiger F, Hoffmann R, Oesch J (1977) 16 Jahre stumpfes Bauchtrauma. Allgemeine Statistik, Analyse der Todesfälle. Helv Chir Acta 44:73
21. Nöthiger F, Hoffmann R, Oesch J, Müller HP (1977) Primäre und postprimäre Darmläsionen beim stumpfen Bauchtrauma. Helv Chir Acta 44:119
22. Peiper HJ, Peitsch W (1976) Das stumpfe Bauchtrauma. Unfallheilkunde 79:34
23. Rehn J (1970) Allgemeine Grundsätze der klinischen Diagnostik und Behandlung des stumpfen Bauchtraumas. Hefte Unfallheilkd 107:69
24. Rehn J, Müller-Farber J (1979) Offene Brustkorb- und offene Bauchverletzungen (einschließlich Stich-, Schuß- und Pfählungsverletzungen). Hefte Unfallheilkd 138:44
25. Robbs JV, Moore SW, Pillay SP (1980) Blunt abdominal trauma with jejunal injury: A review. J Trauma 20:308
26. Rückert K, Manegold G, Loth R (1977) Zur Diagnose der Darmverletzung und der Pankreasläsion nach stumpfem Bauchtrauma. Unfallchirurgie 3:253
27. Rueff FL, Pelzl H (1969) Behandlung von penetrierenden Bauchverletzungen. MMW 14:778
28. Schega HW (1957) Die traumatische Darmstenose als Spätfolge einer stumpfen Bauchverletzung. Monatsschr Unfallheilkd 60:293
29. Schenk WG, Lonchyna V, Moylan JA (1983) Perforation of the jejunum from blunt abdominal trauma. Trauma 23:54
30. Schütze U, Dietz R, Daum R, Kaboth H (1978) Die Fahrradlenkerverletzung, eine typische Verletzung im Kindesalter. Unfallchirurgie 4:95
31. Schwemmle K, Filler D, Kirndörfer D (1981) Behandlungsgrundsätze und Prioritäten des Polytraumas in der Allgemeinchirurgie. Unfallchirurgie 7:70
32. Sefrin P (1976) Verletzungen von PKW-Fahrern bei ungenügender Fixation durch Sicherheitsgurte. Chir Prax 21:97
33. Spohn K, Schreier K (1958) Subtotale Dünndarmresektion nach Abriß der A. mesenterica cranialis unter besonderer Berücksichtigung postoperativer Stoffwechselveränderungen. Klin Wochenschr 36:468
34. Sube J, Zipermann HH, McIver WJ (1967) Seat belt trauma to the abdomen. Am J Surg 113:346
35. Thaiss St, May E (1977) Sicherheitsrisiko durch Sicherheitsgurte? Aktuel Traumatol 7:137
36. Thiede A, Petersen R, Hamelmann H (1983) Darmverletzungen. Langenbecks Arch Chir 361:213
37. Weil H (1967) Some new aspects in management of penetrating injuries of the abdomen. Vortrag Tag. Société International de Chirurgie, Wien
38. Witte CL (1968) Mesentery and bowel injury from automotive seat belts. Ann Surg 167:486

18 Verletzungen des Kolons (einschließlich abdominopelvine Verletzungen)

E.H. Farthmann und R. Kirchner

Kolonverletzungen

Beim traumatisierten Adomen nehmen Kolonverletzungen eine gewisse Sonderstellung ein. Zu den charakteristischen Besonderheiten zählt ihr relativ seltenes Vorkommen im Vergleich zu anderen Organverletzungen. So finden sich Kolonverletzungen bei Laparotomien wegen stumpfem Bauchtrauma nur in 3–15% der Fälle [29]. Die initiale Symptomarmut kann Diagnose und Therapie verzögern. Art und Ausmaß der Verletzungen variieren von nicht unbedingt therapieerfordernden Läsionen bis zu fataler Organzerstörung. Kolonverletzungen haben eine hohe Komplikationsrate.

Unfallmechanismen

Im wesentlichen sind es 3 Unfallmechanismen, die eine Kolonverletzung zur Folge haben können: das stumpfe Bauchtrauma, häufig durch PKW-Unfälle verursacht; das penetrierende Bauchtrauma durch Schuß- und Stichverletzung; das abdominopelvine Trauma mit Beckenfrakturen, auch als Folge von Pfählungsverletzungen.

Beim stumpfen Bauchtrauma kann das Kolon zwischen einwirkender Kraft und Wirbelsäule gequetscht werden, so daß es zur kompletten (meist bei leerem Darm [41]) oder inkompletten Zerreißung kommt. Die einwirkende Gewalt geht beim nicht angeschnallten PKW-Fahrer meist von der Lenksäule aus, auf die er bei einem Auffahrunfall prallt. Bei angeschnallten PKW-Insassen ist es nicht selten der unsachgemäß angelegte Sicherheitsgurt, der über die Beckenkämme nach oben gleitet und das stumpfe Bauchtrauma verursacht [9, 12, 22, 45, 51, 52]. Wird das gas- oder flüssigkeitsgefüllte Kolon von einem Stoß getroffen, kann es zur Berstung kommen [5]. Das plötzliche Auftreten von Scherkräften an den Fixpunkten des Dickdarms führt zu Darm- und Mesenterialabrissen. Penetrierende Verletzungen sind seltener und führen häufig zu mehrfachen Darmläsionen (s. Kap. 22). Bei abdominopelvinen Verletzungen dominiert das direkte Trauma durch Pfählung. Indirekte Verletzungen durch Zerreißung des Bekkenbodens und der Sphinkteren bei schweren Beckenfrakturen sind seltener [38].

Anatomische Vorbemerkungen

Klinische Symptomatik und operatives Vorgehen nach Kolonverletzungen hängen u. a. von der Lokalisation der Läsion ab. Enge topographische Beziehungen einzelner Kolonabschnitte zu anderen Abdominalorganen bedingen typische Begleitverletzungen [54].

Während Colon ascendens und descendens an der dorsalen Bauchwand fixiert sind und mit ca. $1/3$ bzw. $2/3$ ihrer Zirkumferenz retroperitoneal liegen, haben Colon transversum und sigmoideum ein relativ langes Mesokolon und sind mobil. Verletzungen durch stumpfes Bauchtrauma betreffen oft den Übergang von fixierten zu mobilen Darmsegmenten [29]. Das Colon transversum ist durch seinen queren Verlauf von der rechten zur linken Flanke und seine ventrale Lage besonders der Verletzungsgefahr ausgesetzt [19]. Durch die enge Nachbarschaft von Magen und Pankreas muß stets mit Begleitverletzungen dieser Organe gerechnet werden. Zusätzliche Organverletzungen sind auch bei Läsionen der Kolonflexuren zu erwarten. Im Bereich der rechten Flexur können Leber, Gallenblase, rechte Niere, V. cava und Duodenum mitverletzt sein, an der linken Flexur Milz, Pankreasschwanz und linke Niere. Dagegen kommen Verletzungen des Colon ascendens und descendens meist solitär vor und haben daher eine niedrigere Letalitätsrate [54].

Symptomatik und klinischer Verlauf einer Kolonverletzung werden wesentlich dadurch bestimmt, ob sie intra- oder retroperitoneal lokalisiert ist.

Die Lokalisation der Kolonverletzung beeinflußt die Wahl der Therapiemethode. Mobile Dickdarmareale wie Querkolon, Sigma und Zäkum lassen sich vorverlagern, während für fixierte Areale bei größeren Verletzungen nur die Resektion bleibt.

Art und Folgen der Kolonverletzungen

Kolonverletzungen haben eine große Variationsbreite. Sie reicht von der Kontusion über das intramurale Hämatom bis zur inkompletten und kompletten Zerreißung mit Einschluß von Mesenterialeinrissen.

Nach kompletter Zerreißung der Darmwand kommt es relativ rasch zur Peritonitis oder zur retroperitonealen Phlegmone. Dagegen können sich Verletzungsfolgen nach Kontusion, intramuralem Hämatom, partieller Zerreißung und Mesenterialeinrissen in Form von sekundärer Perforation und Stenose erst nach einem freien posttraumatischen Intervall einstellen [1, 30, 42, 48]. Das Auftreten von Symptomen Tage oder Wochen nach dem Unfall ist keine Seltenheit [4, 6, 9, 56]. Mesenterialeinrisse können allerdings auch initial stärkere intraabdominale Blutungen zur Folge haben.

Diagnostik

Häufig ist die klinische Symptomatik der Kolonverletzungen nach stumpfem Bauchtrauma durch andere intraabdominale Organverletzungen maskiert, die ihrerseits eine sofortige Laparotomie notwendig machen. Liegt jedoch eine isolierte Kolonverletzung vor, kann zunächst jede Symptomatik fehlen, wenn es nicht zu einer intraabdominalen Blutung kommt. In dieser Situation sind engmaschige klinische Untersuchungen sowie wiederholte Thorax- und Abdomenleeraufnahmen zum Nachweis von freier oder retroperitonealer Luft notwendig. Die Indikation zur Peritoneallavage oder zur Kontrastmitteldarstellung ist in dieser Situation begrenzt. Im Zweifel sollte eher die Laparotomie durchgeführt werden. Entscheidend für die Laparotomie ist der klinische Befund, d. h. der Verdacht auf eine Kolonverletzung.

Eigenes Krankengut

Von 1978 bis 1981 behandelten wir 21 Patienten mit stumpfen Verletzungen des Kolons. Bezogen auf die Gesamtzahl der Laparotomien wegen eines stumpfen Bauchtraumas in diesem Zeitraum

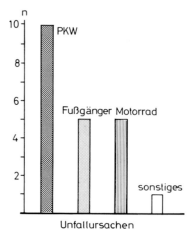

Abb. 1. Verteilungsmuster der Unfallursachen von Kolonverletzungen durch stumpfes Bauchtrauma (1978—1981)

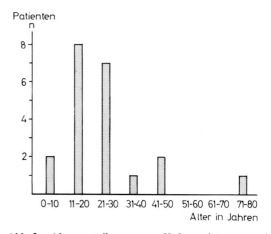

Abb. 2. Altersverteilung von Kolonverletzungen durch stumpfes Bauchtrauma (1978—1981)

machten die Kolonverletzungen 14,7% aus. Gemessen an der Anzahl der Organverletzungen ist der Prozentsatz mit 10,1% etwas niedriger. Bei den Unfallmechanismen dominierte der Verkehrsunfall (Abb. 1). Am häufigsten waren jugendliche Erwachsene betroffen (Abb. 2). Im gleichen Zeitraum kamen 7 Patienten mit penetrierenden Kolonverletzungen zur Aufnahme (4 mal Schuß- und 3 mal Stichverletzung). Bemerkenswert ist ein Häufigkeitsvergleich der Unfallmechanismen mit einer amerikanischen Statistik (Abb. 3): Obwohl unsere Patientenzahl im Vergleich zu der von LoCicero et al. [24] klein ist, kann das gegensätzliche Verhältnis von penetrierenden zu stumpfen Traumen als repräsentativ angesehen werden.

Bei unseren Patienten dominierten stumpfe Verletzungen des Kolons. Die häufigsten Verletzungs-

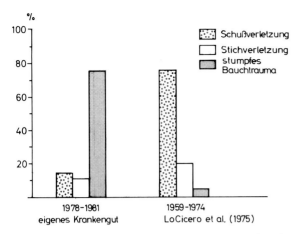

Abb. 3. Häufigkeit der Verletzungsmechanismen des Kolons; Vergleich des eigenen Krankengutes mit der Statistik von LoCicero et al. [28]

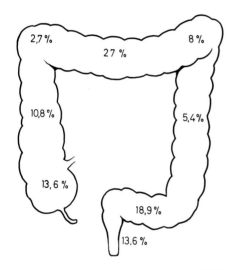

Abb. 4. Lokalisation der Kolonverletzungen (1978–1981) bei 33 Patienten mit 37 Verletzungen

arten waren inkomplette Zerreißungen und Mesenterialein- bzw. abrisse. 7 penetrierende Verletzungen verursachten Kolonperforationen. Die Lokalisationsverteilung zeigt, daß das Querkolon am häufigsten betroffen war (Abb. 4). Die Ursache dafür wird in seinem queren Verlauf vor der Wirbelsäule sowie in seiner relativ ventrale Lage gesehen [19, 21]. Die durchschnittliche Anzahl intraabdominaler Begleitverletzungen betrug 1,7.

Therapie

Die Behandlung von Kolonverletzungen basiert auf Kriegserfahrungen. Während die Letalitätsrate bei konservativem Vorgehen wie im amerikanischen Bürgerkrieg bei 90 % lag, sank sie nach operativen Rekonstruktionsversuchen im 1. Weltkrieg auf 60 % und im 2. Weltkrieg durch differenziertere Maßnahmen, wie Vorverlagerung des verletzten Kolonareals und Kolostomie, auf 30 %. Die Verbesserung adjuvanter Maßnahmen, wie Antibiotika, Bluttransfusionen und Asepsis, senkten die Letalität in der Folge weiter [17].

Heute stehen folgende Operationsmethoden zur Verfügung:
– primäre Naht,
– Vorverlagerung,
– Resektion,
– Kolostomie.

Die Methodenwahl wird durch mehrere Faktoren bestimmt: Patientendaten, wie Alter, Allgemeinzustand und Begleiterkrankungen; Anzahl und Schwere von Begleitverletzungen; Merkmale der Kolonverletzung selbst, wie Art, Ausmaß, Lokalisation, Kontamination der Bauchhöhle und Durchblutung der Darmwand.

Voraussetzungen für eine primäre Naht sind: kein präoperativer Schock, geringer Blutverlust, wenige Begleitverletzungen, geringe intraabdominale Kontamination, kurzes Zeitintervall zwischen Trauma und Operation, geringer Schweregrad der Kolonverletzung und gute Durchblutung der Darmwand. Fehlen diese Bedingungen, muß die protektive Kolostomie mit der primären Naht oder der Resektion kombiniert werden.

Sind die Voraussetzungen für eine primäre Naht nicht gegeben, bietet sich bei kleineren Verletzungen die Vorverlagerung des betroffenen Kolonsegmentes an. Die Vorverlagerung eignet sich aus anatomischen Gründen nur für Verletzungen des Zäkums, des Querkolons und des Sigmas. Sie ist nur bei Läsionen an der antimesenterialen Darmwand zu empfehlen. Dabei kann der Defekt offen gelassen und als Kolostomie verwendet werden (Abb. 5a). Die Vorverlagerung kann auch in Kombination mit der primären Naht erfolgen (Abb. 5b). Heilt die Darmwand komplikationslos, ist eine Rückverlagerung nach ca. 14 Tagen möglich. Kommt es zur Nahtinsuffizienz, wird die Naht zur Kolostomie geöffnet.

Erheblich kontusionierte Darmareale mit schlechter Durchblutung müssen reseziert werden. Sind die Begleitumstände günstig, kann eine End-zu-End-Anastomose durchgeführt werden. Bei ausgedehnten Verletzungen des Colon ascendens ist die Hemikolektomie rechts mit anschließender Ileotransversostomie indiziert (Abb. 6a, b). Beste-

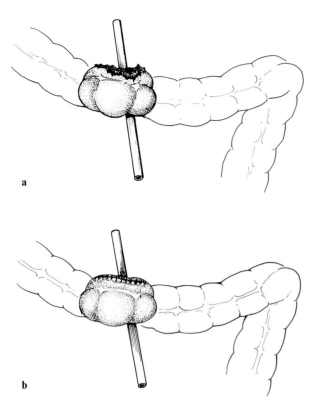

Abb. 5a, b. Verletzung des Colon transversum. **a** Vorverlagerung; **b** primäre Naht und Vorverlagerung (schematische Darstellung; bei Vorverlagerung mit Naht muß die Darmpassage gewährleistet sein)

hen Zweifel an der Heilungsfähigkeit, wird besser auf die primäre Anastomose verzichtet und ein endständiges Ileostoma sowie eine Schleimfistel des Querkolons angelegt (Abb. 6c). Anastomosen von Kolon zu Kolon nach Resektion traumatisierter Darmareale sind äußerst problematisch [11]. Bei Verletzungen des Colon descendens und des Sigmas, die eine Resektion erforderlich machen, ist die primäre End-zu-End-Anastomose nur in Kombination mit einer vorgeschalteten Kolostomie vertretbar [15] (Abb. 7a, b). Schließen ungünstige Begleitumstände eine Anastomose aus, kann der proximale Stumpf als endständige Kolostomie herausgeleitet werden, während der distale, wenn er für eine Schleimfistel zu kurz ist, blind verschlossen wird (Abb. 7c).

Bei der operativen Versorgung unserer 28 Patienten war die primäre Naht ohne Kolostomie das häufigste Verfahren (17mal). Dies lag am geringen Schweregrad der Verletzungen und den günstigen Begleitumständen.

Behandlungsergebnisse

In bezug auf den Heilungsprozeß unterscheidet sich die Prognose von Läsionen im rechten Kolon nicht von denen des linken Kolons [39].

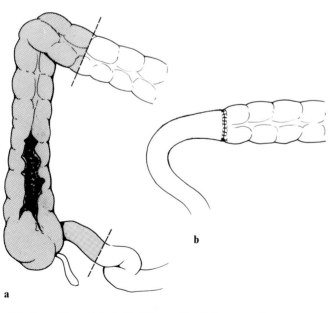

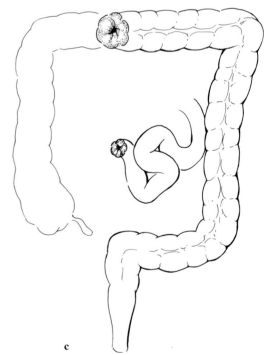

Abb. 6a–c. Ausgedehnte Verletzung des Colon ascendens. **a** Resektionsgrenzen gestrichelt; **b** primäre End-zu-End-Ileokolostomie; **c** Anlage eines endständigen Ileostomas und einer Schleimfistel des Querkolons

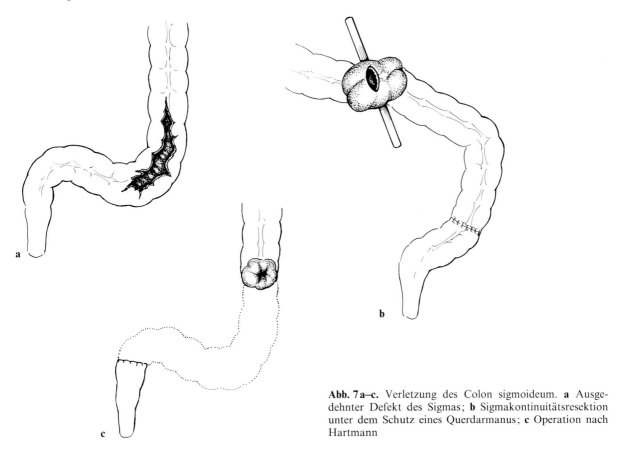

Abb. 7a–c. Verletzung des Colon sigmoideum. **a** Ausgedehnter Defekt des Sigmas; **b** Sigmakontinuitätsresektion unter dem Schutz eines Querdarmanus; **c** Operation nach Hartmann

Die Morbidität der Kolonverletzungen ist u. a. abhängig vom Zeitintervall zwischen Trauma und operativer Versorgung. Robbs u. Hegarty [35] fanden bei einem Zeitintervall von mehr als 6 h eine Wundinfektionsrate von 38,4 % sowie intraabdominale Abszesse in 20 % der Fälle gegenüber 23,6 % bzw. 3,7 % bei einem Intervall unter 6 h. Ein weiterer Morbiditätsfaktor ist das Ausmaß der intraabdominalen Kontamination. Ist sie massiv, muß mit einer höheren Infektionsrate gerechnet werden [7, 37]. Ebenso beeinflussen Anzahl und Schwere intraabdominaler Begleitverletzungen die Komplikationsrate. Yaw beobachtete bei 73 Patienten mit einer durchschnittlichen Anzahl von 1,8 Begleitverletzungen keine postoperativen Komplikationen. Demgegenüber wiesen 57 Patienten mit durchschnittlich 2,6 Begleitverletzungen Komplikationen wie Wundinfektion, Wunddehiszenz, intraabdominale Abszesse, Sepsis und gastrointestinale Blutungen auf [55]. Auch die Operationsmethode beeinflußt die Morbiditätsrate. Stone u. Fabian [44] verglichen in einer randomisierten Studie die primäre Naht mit der Vorverlagerung. Bezogen auf Wundinfekte und intraabdominale Infektionen war die Morbiditätsrate nach Vorverlagerung 10mal höher als nach primärer Naht.

Tabelle 1. Letalität bei Kolonverletzungen über einen Zeitraum von 40 Jahren

Autor	Publikationsjahr	Anzahl der Patienten	Letalität [%]
Ogilvie	1944 [31]	160	53
Wilkinson et al.	1946 [50]	37	76
Woodhall u. Ochsner	1951 [54]	55	20
Tucker et al.	1954 [46]	42	14
Wolma u. Williford	1965 [53]	34	12
Schrock	1972 [40]	124	15
LoCicero et al.	1975 [24]	393	9
Steele u. Blaisdell	1977 [43]	124	7
Wiener et al.	1981 [49]	181	7
Cook et al.	1984 [8]	207	4

Bei unseren 21 Patienten mit stumpfen und 7 mit penetrierenden Kolonverletzungen kam es 5mal zur Wundinfektion und 2mal zur Peritonitis. Daraus resultiert eine Komplikationsrate von 25%.

Letalitätsraten bei Kolonverletzungen sind wegen der gewöhnlich kleinen Fallzahl nur schwer zu vergleichen. In einer Literaturübersicht zeichnet sich ein drastischer Abfall der Letalitätsrate im Laufe der letzten 40 Jahre ab (Tabelle 1) [8, 24, 31, 40, 43, 46, 49, 50, 53, 54]. Sie liegt jetzt bei 10% und darunter. Von unseren 28 Patienten starben 2 (7,1%) infolge schwerer Begleitverletzungen.

Abdominopelvine Verletzungen

Die Besonderheiten der Kolonverletzungen, wie relative Seltenheit, große Variationsbreite und hohe Morbiditätsrate, treffen in verstärktem Maße auf abdominopelvine Traumen zu. Von 1978 bis 1981 behandelten wir nur 5 Patienten mit derartigen Verletzungen durch Pfählung. In einem Beobachtungszeitraum von 10 Jahren (1973–1983) kamen nur 10 Patienten zur Aufnahme. Auch in der Literatur finden sich fast nur kasuistische Beiträge über wenige Fälle. Eine Ausnahme stellt lediglich die Sammelstatistik von Madelung aus dem Jahre 1925 [26] dar.

Verletzungsmechanismen

Unterschiedlich stark ausgeprägte Pfählungen waren die Ursache der 10 von uns beobachteten Verletzungen von Rektum, Anus und Beckenboden. Während früher überwiegend landwirtschaftliche Unfälle beschrieben wurden [26], handelt es sich in unserem Krankengut in 6 Fällen um Motorradunfälle und nur bei einem Patienten um einen landwirtschaftlichen Unfall.

Anatomische Grundlagen

Bei der Wahl des operativen Zuganges, der funktionsgerechten Versorgung und effizienten Drainage muß die besondere Topographie des Rektums und des Analkanals berücksichtigt werden. Läsionen des Rektums können sich ober- bzw. unterhalb der peritonealen Umschlagsfalte befinden. Verletzungen unterhalb des M. levator ani betreffen den Analkanal, den Anus und das Peri-

neum [13]. Perforationen des Mastdarms führen daher oberhalb der Umschlagsfalte zur Peritonitis, retro- bzw. subperitoneal zu phlegmonösen Entzündungen, Abszessen und pelvirektalen Fisteln. Funtionelle Einbußen sind nur bei Verletzungen des Sphinkterapparates zu erwarten. Während anatomisch und funtionell der innere glattmuskuläre Sphinkter von den umgebenden quergestreiften Schließmuskeln unterschieden wird, sind bei Verletzungen praktisch immer beide Strukturen betroffen. In bezug auf die Funktion ist die Unversehrtheit des Angelpunktes der Kontinenz in Höhe der puborektalen Schlinge entscheidend.

Symptomatik

Von 10 Patienten mit Pfählungsverletzungen des Becken- und Dammbereichs hatten 8 bei Klinikaufnahme einen hämorrhagischen Schock. Ursache waren in 7 Fällen dominierende Begleitverletzungen, lediglich in einem Fall eine Sphinkterverletzung.

Verletzungsmuster

Nur bei 3 unserer Patienten lagen isolierte Beckenboden- und Mastdarmverletzungen vor. Bei den übrigen 7 Patienten handelte es sich um schwere Polytraumen mit zusätzlichen Verletzungen des Urogenitalsystems, der Beckengefäße, des knöchernen Beckens, Verletzungen intraperitonealer Organe, Schädel-Hirn-Traumen und Frakturen.

Diagnostik

Bei der äußeren Inspektion von Pfählungsverletzungen darf eine kleine Eintrittspforte nicht über das wahre Verletzungsausmaß hinwegtäuschen. Blut am Fingerling bei der digitalen Austastung weist auf eine Läsion des Mastdarmes hin. Weiteren Aufschluß gibt die Prokto- und Rektoskopie. Von den bildgebenden Verfahren sind Becken- und Abdomenübersichtsaufnahmen obligat. Bei entsprechendem Verdacht ist ein wäßriger Kontrasteinlauf bzw. die Darstellung der harnableitenden Wege indiziert. Blutungen im kleinen Becken werden am besten mit der Sonographie und der Computertomographie nachgewiesen. Sie können die Angiographie, auch zur Therapie, erforderlich machen.

Therapie

Basierend auf den Erfahrungen des 2. Weltkrieges gelten heute bei der Behandlung von Rektumverletzungen folgende Prinzipien: Versuch der Nahtrekonstruktion; Stuhlableitung durch proximale Kolostomie; Spülung des ausgeschalteten Darmsegmentes zur Entfernung von Stuhlresten; ausgiebige Drainage des perirektalen Raumes; Applikation von Breitbandantibiotika [2, 23, 31, 34, 47].

Blutung und Schock erfordern in den meisten Fällen die sofortige chirurgische Intervention. Sie beginnt mit der Blutstillung und dem Ausschluß anderer Organverletzungen. Daran schließt sich die Entfernung von Fremdkörpern, ein sorgfältiges Debridement und die Präparation der zerrissenen Strukturen an. Interaperitoneale Rektumläsionen werden über eine mediane Unterbauchlaparotomie versorgt. Liegt der Defekt unterhalb der peritonealen Umschlagsfalte, muß das Peritoneum inzidiert und der präsakrale Raum bis zum M. levator ani revidiert werden. Die Rektumverletzung wird, soweit sie erreichbar ist, primär durch Naht versorgt. Bei Zerreißung ist in jedem Fall die Kolostomie zur Stuhlableitung erforderlich. Die Spülung des ausgeschalteten Darmsegments hat die Morbiditätsrate deutlich gesenkt [2, 23, 27, 28, 36]. Intraperitoneale Verletzungen werden nach proximal durch die Bauchwand drainiert. Bei Verletzungen unterhalb der peritonealen Umschlagsfalte reichen transabdominale Drainagen oft nicht aus, so daß parasakral drainiert werden muß [15, 21, 25, 36].

Übereinstimmend wird für die Beckenboden- und Sphinkterverletzungen die Primärversorgung empfohlen [3, 10, 14, 18, 20]. Nach sparsamen Debridement erfolgt die Nahtrekonstruktion sowohl der viszeralen als auch der somatischen Strukturen. Sie wird prinzipiell von innen nach außen, also vom Damm zum Beckenboden hin durchgeführt. Die Anlage einer Kolostomie muß vom Ausmaß der Verletzung abhängig gemacht werden.

Prognose

Das Letalitätsrisiko hängt von der Anzahl und Schwere der Begleitverletzungen ab und wird durch Blutung und Infektion bestimmt. Für die Funktion ist das Ausmaß der Sphinkter- und Beckenbodenverletzung bestimmend. Ausgedehnte Sphinkterläsionen können eine motorische Inkontinenz zur Folge haben. Hinsichtlich des Zeitinter-valls haben primäre Rekonstruktionen ein besseres Ergebnis als sekundäre [16]. Ein weitere prognostischer Faktor ist das Ausmaß der Kontamination. Ein Wundinfekt kann die sorgfältigste Rekonstruktion zunichte machen.

Eigene Ergebnisse

Nur einer von 10 Patienten mit Pfählungsverletzungen wies einen komplikationslosen Heilungsverlauf auf. 3 Patienten mit multiplen Organverletzungen starben. Bei 6 Patienten konnten wir das funktionelle Ergebnis nach Rekonstruktion von Sphinkter- und Beckenbodenveletzungen beurteilen: Nach primärer Rekonstruktion in 4 Fällen kamen 3mal gute Resultate und in einem Fall ein befriedigendes Ergebnis zustande. Die bei 2 Patienten durchgeführte sekundäre Nahtrekonstruktion nach Parks [32, 33] führte in einem Fall zu einem guten und in einem anderen zu einem unbefriedigenden Ergebnis. Die Ursache dieses Mißerfolges war ein ausgedehnter Substanzverlust an Spinktermuskulatur. Dieses Ergebnis ließ sich jedoch durch die Transplantation von denervierter quergestreifter Muskulatur aus dem M. palmaris longus verbessern.

Schlußfolgerungen

Die relative Seltenheit und initiale Symptomarmut von Kolonverletzungen verlangt eine intensive Überwachung. Abdominopelvine Traumen erfordern gerade bei polytraumatisierten Patienten eine hohe diagnostische Wachsamkeit. Die große Variationsbreite der Kolon- und Rektumverletzungen macht ein individuelles Vorgehen in der Planung und Durchführung der Operation notwendig. Die hohe Komplikationsrate erfordert protektive Maßnahmen wie Kolostomie und Antibiotikatherapie.

Literatur

1. Altner PC (1964) Constrictive lesions of the colon due to blunt trauma to the abdomen. Surg Gynecol Obstet 118:1257–1262
2. Bartizal JF, Boyd DR, Folk FH, Smith D, Lescher TC, Freeark RJ (1974) A critical review of management of

392 colonic and rectal injuries. Dis Colon Rectum 17:313–318

3. Black CT, Pokorny WJ, McGill CW, Harberg FJ (1982) Anorectal trauma in children. J Pediatr Surg 17/5:501–504

4. Blumenberg RM (1967) The seat belt syndrome: Sigmoid colon perforation. Ann Surg 165:637–639

5. Böttger G, Friedrich B (1971) Geschlossene Verletzungen des Dickdarms. Hefte Unfallheilkd 107:93–95

6. Bubenik O, Meakins JL, Peter A (1980) Delayed perforation of the colon in blunt abdominal trauma. Can J Surg 23/5:473–475

7. Chilimindris C, Boyd DR, Carlson LE, Folk FA, Baker RJ, Freeark RJ (1971) A critical review of management of right colon injuries. J Trauma 11/8:651–660

8. Cook A, Levine BA, Rusing TH, Sirinek KR, Gaskill HV (1984) Traditional treatment of colon injuries; an effective method. Arch Surg 119:591–594

9. Doersch KB, Dozier WE (1968) The seat belt syndrome: The seat belt sign, intestinal and mesenteric injuries. Am J Surg 116:831–833

10. Fox PF (1951) Impalement perforations of the perineum. Am J Surg 82:511–516

11. Ganchrow MI, Lavenson GS, McNamara JJ (1970) Surgical management of traumatic injuries of the colon and rectum. Arch Surg 100:501–520

12. Garrett JW, Braunstein PW (1962) The seat belt syndrome. J Trauma 2:220

13. Haas PA, Fox TA (1979) Civilian injuries of the rectum and anus. Dis Colon Rectum 22/1:17–23

14. Hagihara PF, Griffen WO (1976) Delayed correction of anorectal incontinence due to anal sphincteral injury. Arch Surg 111:63–66

15. Hanna SS, Jirsch DW (1979) Management of colonic and rectal injuries. Can Med Assoc J 120:1387–1391

16. Häring R, Berlien P, Karavias T (1982) Die Rekonstruktion des Anus naturalis mit Hilfe quergestreifter Muskulatur. Chirurg 53:605–610

17. Haygood FD, Polk HC Jr (1976) Gunshot wounds of the colon. A review of 100 consecutive patients, with emphasis on complications and their causes. Am J Surg 131:213–218

18. Helmig H (1985) Zum Problem der Pfählungsverletzungen. Beitr Klin Chir 196:32–42

19. Howell HS, Bartizal JF, Freeark RJ (1976) Blunt trauma involving the colon and rectum. J Trauma 16:624–632

20. Hughes LE (1969) Penetrating injuries of the extra peritoneal rectum. Br J Surg 56/3:169–172

21. Josen AS, Ferrer JM, Forde KA, Zikria BA (1972) Primary closure of civilian colorectal wounds. Ann Surg 176/6:782–786

22. Junghanns K (1978) Abdominalverletzungen bei Sicherheitsgurtträgern. Langenbecks Arch Chir 347:373–376 (Kongreßband)

23. Lavenson GS, Cohen A (1971) Management of rectal injuries. Am J Surg 122:226–230

24. LoCicero J III, Tajima T, Drapanas T (1975) A half century of experience in the management of colon injuries: Changing concepts. J Trauma 15:575–579

25. Lung JA, Turk RP, Miller RE, Eisemann B (1970) Wounds of the rectum. Ann Surg 172/6:985–990

26. Madelung OW (1925) Die Pfählungsverletzung des Afters und des Mastdarms. Arch Klin Chir 137:1–80

27. Maull KI, Sachatello CR, Ernst CB (1977) The deep perineal laceration – an injury frequently associated with open pelvic fractures: A need for aggressive surgical management. J Trauma 17:685–696

28. Maxwell TM (1978) Rectal injuries. Can J Surg 21/6:524

29. McKenzie AD, Bell GA (1979) Nonpenetrating injuries of the colon and rectum. Surg Clin North Am 59/2:735–746

30. Nance FC, Crowder VH (1968) Intramural hematoma of the colon following blunt trauma to the abdomen. Am Surg 34/1:85–87

31. Ogilvie WH (1944) Abdominal wounds of the western desert. Surg Gynecol Obstet 78:225–238

32. Parks AG (1979) Anorektale Chirurgie. In: Zenker R, Deucher F, Schink W (Hrsg) Chirurgie der Gegenwart, Bd 2, Verdauungsorgane. Urban & Schwarzenberg, München Wien Baltimore, S 1–60

33. Parks AG, McPartlin JF (1977) Surgical repair of anal sphincters following injury. In: Todd IP (ed) Operative surgery; fundamental international techniques, colon, rectum and anus. Butterworths, London, pp 245–248

34. Riedler L, Steiner E (1977) Beitrag zu anorektalen Verletzungen. Unfallheilkunde 80:471–473

35. Robbs JV, Hegarty MM (1975) The management of colon injuries. S Afr Med J 49:1967–1972

36. Robertson HD, Ray JE, Ferrari BT, Gathright JB (1982) Management of rectal trauma. Surg Gynecol Obstet 154/2:161–164

37. Samhouri F, Grodsinsky C, Fox T (1978) The management of colonic and rectal injuries. Dis Colon Rectum 21:426–429

38. Sauer H, Frick J (1972) Perinealverletzungen im Kindesalter. Z Kinderchir [Suppl] 11:575–581

39. Schrock TR (1982) Trauma to the colon and rectum. In: Blaisdell FW, Trunky DD (eds) Abdominal trauma. Trauma Management, vol 1. Thieme-Stratton, New York, Thieme, Stuttgart New York, pp 165–184

40. Schrock TR, Christensen N (1972) Management of perforating injuries of the colon. Surg Gynecol Obstet 135:65–68

41. Snyder CJ (1972) Bowel injuries from automobile seat belts. Am J Surg 123:312–316

42. Spencer R, Bateman JD, Horn PL (1956) Intramural hematoma of the intestine, a rare cause of intestinal obstruction. Surgery 41/5:794–804

43. Steele M, Blaisdell FW (1977) Treatment of colon injuries. J Trauma 17:557–560

44. Stone HH, Fabian TC (1979) Management of perforating colon trauma; randomization between primary closure and exteriorization. Ann Surg 190:430–436

45. Towne JB, Coe JD (1971) Seat belt trauma of the colon. Am J Surg 122:683–685

46. Tucker JW, Frey WP, Shreveport L (1954) The management of perforating injuries of the colon and rectum in civilian practice. Surgery 35:213–220

47. Vannix RS, Carter R, Hinshaw DB, Joergenson EJ (1963) Surgical management of colon trauma in civilian practice. Am J Surg 106:364

48. Westcott JL, Smith JRV (1975) Mesentery and colon injuries secondary to blunt trauma. Diagn Radiol 114:597–600

49. Wiener I, Rojas P, Wolma FJ (1981) Traumatic colonic perforation. Review of 16 years' experience. Am J Surg 142:717–720

50. Wilkinson RS, Hill M, Wright LJ (1946) Gunshot wounds of the abdomen. Surgery 19:415–424
51. Williams JS, Kirkpatrick JR (1971) The nature of seat belt injuries. J Trauma 11:207–218
52. Williams R, Sargent FT (1962) The mechanism of intestinal injury in trauma. J Trauma 3:288–294
53. Wolma FJ, Williford F (1965) Treatment of injuries to the colon. Am J Surg 110:772–775
54. Woodhall JP, Ochsner A (1951) The management of perforating injuries of the colon and rectum in civilian practice. Surgery 29:305–320
55. Yaw PB, Smith RN, Glover JL (1977) Eight years experience with civilian injuries of the colon. Surg Gynecol Obstet 145:203–205
56. Zacheis HG, Condon RE (1972) Seat belt and intra-abdominal trauma: Report of two unusual cases. J Trauma 12:85–90

19 Verletzungen von Duodenum, Pankreas und Gallenwegen

K. SCHWEMMLE

Häufigkeit und Ursachen

Die Gallenblase und die überwiegend retroperitoneal liegenden Organe Pankreas, Duodenum und Ductus hepatocholedochus sind bei Bauchtraumen im Vergleich zu den intraabdominell liegenden Organen, v. a. Milz und Leber, gut geschützt. Zwölffingerdarmverletzungen sind daher selten. Läsionen von Gallenblase und extrahepatischen Gallenwegen gehören zu den ausgesprochenen Raritäten. In 13 Jahren sahen wir nur 3 Fälle einer Duodenalverletzung und nicht einen Patienten mit Schäden am extrahepatischen Gallengangssystem (Tabelle 1).

Häufiger werden Pankreasverletzungen beobachtet. Im eigenen Krankengut waren sie mit 16% vertreten (Tabelle 1). Andere Autoren geben wesentlich niedrigere Zahlen mit allerdings steigender Tendenz an [16, 20, 28, 42]. Die unterschiedliche Häufigkeit läßt sich ohne weiteres mit der Zusammensetzung des Krankenguts erklären: Während bei uns perforierende Verletzungen selten beobachtet werden, erreicht ihr Anteil in den Vereinigten Staaten bis zu 75% [28, 58]. In unserer Klinik stehen 262 Patienten mit stumpfen Bauchtraumen nur 30 Patienten mit perforierenden Verletzungen gegenüber.

Unter den Ursachen führen Dezelerationstraumen, überwiegend Verkehrsunfälle. So hatten 55 von 70 Patienten mit Pankreasverletzungen, die wir in Erlangen und Gießen betreut haben, Verkehrsunfälle erlitten (Tabelle 2).

Besonders typisch sind Lenkstangenverletzungen mit ihrer umschriebenen, aber kräftigen Gewalteinwirkung, wobei die retroperitonealen Organe, v. a. die Bauchspeicheldrüse, vor der Wirbelsäule getroffen werden. Naturgemäß kommt dieser Unfallmechanismus häufig im Kindesalter vor, so daß sich die in dieser Altersgruppe höhere Frequenz von Pankreasverletzungen [31, 50] ohne weiteres erklären läßt. Eine Ruptur der relativ dünnen und leicht verletzlichen Duodenalwand kann wahrscheinlich auch durch tangential angreifende Scherkräfte verursacht werden [62]. Eine

Perforation droht v. a. dann, wenn das Duodenum durch Nahrungsbestandteile, Sekrete und Luft angefüllt ist und sein Inhalt sich über einen zum Unfallzeitpunkt verschlossenen Pylorus oder über die durch Zug am Treitzschen Band ebenfalls eingeengte Flexura duodenojejunalis nicht rasch genug entleeren kann (Abb. 1).

Verletzungen des Ductus hepatocholedochus entstehen auch in amerikanischen Ländern häufiger durch stumpfe als durch perforierende Traumen [62]. Durch kräftige Kompression wird der Choledochus gegen die Wirbelsäule oder gegen die unteren Rippen gepreßt. Aber auch indirekte Gewalteinwirkungen mit starkem Zug am Choledochus infolge einer kräftigen Beschleunigung der Leber nach kranial, evtl. mit zusätzlicher rotierender Bewegung, sind denkbar. Es wird auch darüber spekuliert, ob eine plötzliche Kompression von Leber und Gallenblase den intraduktalen Druck so steigern kann, daß es zu einer Ruptur kommt. Dabei könnten eine funktionelle oder organische Papillenstenose oder Choledochussteine die Verletzungsanfälligkeit vergrößern [25]. Die in

Tabelle 1. Verteilung abdomineller Verletzungen nach stumpfen Bauchtraumen (n = 262)

Verletzung	n	[%]
Milz, Leber, Mesenterium	181	19
Magen, Dünndarm, Dickdarm	36	14
Duodenum	3	1
Pankreas	42	16

Tabelle 2. Ursachen von Pankreasverletzungen (n = 70)

Ursache	n
Verkehrsunfälle (darunter 14 Zweiradunfälle)	55
Arbeitsunfälle	6
Unfälle bei Spiel und Sport	5
Schußverletzungen	2
andere	2

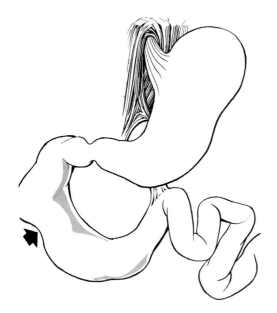

Abb. 1. Besondere Verletzungsgefahr des gefüllten Duodenums bei kontrahiertem Pylorus und Einengung der Flexura duodenojejunalis durch Kontraktion des Zwerchfells

unmittelbarer Nachbarschaft liegende Pfortader ist fast nie verletzt. Weil klappenlos, kann sie sich rasch entleeren.

Die Gallenblase liegt hinter Rippenbogen und Leber relativ gut geschützt. Im Jahre 1981 konnten Spigos et al. [56] aus der Weltliteratur insgesamt nur 162 Fälle mit Gallenblasenverletzung sammeln. Sehr selten ist die Gallenblase allein betroffen, viel häufiger die Leber mitverletzt [54].

Diagnostik

Klinische Symptomatik und Ausmaß der abdominellen Verletzung stehen sich nicht selten diametral gegenüber. Gerade bei isolierten retroperitonealen Verletzungen bestehen anfangs oft nur geringe und uncharakteristische Beschwerden, die manchmal auch nicht annähernd das Ausmaß des Schadens erkennen lassen. Kombinationsverletzungen werfen erst recht diagnostische Schwierigkeiten auf, da die Symptome von anderen abdominellen Organläsionen, Frakturen, Thoraxverletzungen und Schädel-Hirn-Traumen ganz im Vordergrund stehen. Es gibt keine diagnostischen Maßnahmen, die gezielt retroperitoneale Verletzungen erfassen könnten. Es bleibt daher oft nichts anderes übrig, als sie im Sinne einer Ausschlußdiagnostik einzukreisen. Voraussetzung ist allerdings, daß man

diese Verletzungen überhaupt in das differentialdiagnostische Konzept mit einbezieht. Trotz moderner bildgebender Verfahren wird in vielen Fällen erst nach Eröffnung der Bauchhöhle die richtige Diagnose gestellt. Nach wie vor hat in Fällen, die auf anderem Weg nicht zu klären sind, bei stumpfen Bauchverletzungen die explorative Laparotomie ihre Berechtigung. Bei den perforierenden Wunden wird man sich ohnehin zur raschen Laparotomie entscheiden müssen.

Hilfreich für die Diagnose kann die *Anamnese* sein. Der behandelnde Arzt sollte unbedingt über den Unfallhergang, sowie über Ausmaß und Schwere eines Unfalls informiert sein, da er dann besser abschätzen kann, ob eine Kontusion des Abdomens angenommen werden muß. Bei perforierenden Verletzungen sind Art der Waffe, die Länge und Beschaffenheit eines Messers, seine wahrscheinliche Stichrichtung, bei Schußwaffen die verwendete Munition usw. von Bedeutung.

Im Rahmen der *klinischen Untersuchung* muß man sehr sorgfältig nach sichtbaren Folgen einer stumpfen Gewalteinwirkung fahnden, wie Prellmarken, diskrete Hämatome, Kontusionsschürfverletzungen, Abdrücke von Reifenprofilen oder Sicherheitsgurten. Lokalisierte Druckschmerzen im Epigastrium und eine umschriebene oder erst recht eine diffuse Bauchdeckenspannung sind wichtige Indizien für eine Verletzung. Die klinische Untersuchung kann bei isolierten Organläsionen und bewußtseinsklaren Patienten in der Regel ohne Zeitdruck erfolgen. Eine orientierende und rasche Exploration darf aber als „Blitzuntersuchung" [60] auch bei Schwerverletzten und Bewußtlosen nicht unterlassen werden. Sie kann ohne weiteres parallel zu therapeutischen Notfallmaßnahmen vorgenommen werden. Bei unklarer Symptomatik sind wiederholte Untersuchungen durch einen erfahrenen Arzt notwendig, um eine Änderung, v. a. die Zunahme von subjektiven Beschwerden und objektivem Befund rechtzeitig registrieren zu können. Diese Forderung läßt sich am besten auf der Intensivstation verwirklichen.

Nach wie vor halten wir die *Übersichtsaufnahme des Abdomens* – wenn es dem Patienten zugemutet werden kann, im Stehen – für eine wichtige diagnostische Maßnahme. Auch bei polytraumatisierten Patienten läßt sich nach der Thoraxaufnahme zumindest eine Aufnahme des Abdomens im Liegen ohne Zeitverlust anschließen. Indizien für eine retroperitoneale Verletzung sind ein nicht mehr abgrenzbarer Psoasschatten, Verdrängungen von Magen, Querkolon und Nieren und gelegentlich ein sympathischer Pleuraerguß. Offenbar außerhalb des Darms medial der Leber gelegene Luftblasen, manchmal mit kleinem Spiegel, machen eine Verletzung des Zwölffingerdarmes sehr wahrscheinlich.

Kontrastmitteluntersuchungen von Magen und Duodenum kommen nur bei bewußtseinsklaren Patienten in Frage und auch nur dann, wenn schwerwiegende akute Symptome fehlen. Außerdem darf ausschließlich wasserlösliches Kontrastmittel (Gastrografin) verwendet werden. Wenn diese Voraussetzungen vorliegen, kann die Kontrastuntersuchung für die Diagnose einer retroperitonealen Perforation des Duodenums [16, 37] oder eines Duodenalwandhämatoms hilfreich sein. Letzteres äußert sich in einer Magenektasie, einer Stenosierung des Darmlumens, manchmal mit Sekretspiegel, und einer Deformierung der Kontrastmittelsäule („coiled spring" oder „packed coin").

Die *Angiographie* bringt keinen wesentlichen diagnostischen Gewinn. Zudem handelt es sich um eine invasive Methode, die man den oft unruhigen Patienten schwerlich zumuten kann.

Die *Computertomographie (CT)* hat ohne Zweifel die diagnostischen Möglichkeiten, v. a. bei Läsionen der Bauchspeicheldrüse bereichert. Jeffrey et al. [27] diagnostizierten bei 13 Patienten 11mal die Pankreasverletzung korrekt, 2 Rupturen wurden übersehen. Man kann die CT keinesfalls als Untersuchung der ersten Wahl bezeichnen, erst recht nicht bei Polytraumatisierten. Sie eignet sich aber hervorragend, um Verletzungskomplikationen nach der akuten Phase, wie traumatische Pankreatitis, Pseudozysten, Abszesse, Hämatome, Gallezysten usw., festzustellen.

Die *Ultrasonographie* mit mobilen Geräten gewinnt in der Diagnostik stumpfer Bauchtraumen als rasch durchführbare und nichtinvasive Methode zunehmende Bedeutung. Hauenstein et al. [23] hatten mit dieser Untersuchung bei 282 Patienten mit Bauchtraumen eine Fehlerquote von nur 1,4%. Die Untersuchung eignet sich hervorragend auch für Kinder [49] und macht in vielen Fällen die intraperitoneale Lavage überflüssig. Der erfahrene Untersucher kann retroperitoneale Hämatome in der Pankreasloge und im Lig. hepatoduodenale ebenso feststellen wie Gasblasen nach Duodenalperforation. Ähnlich der CT eignet sich die Ultraschalluntersuchung außerdem, um Spätkomplikationen, insbesondere Pseudozysten und Abszesse zu diagnostizieren [30].

Die *intraperitoneale Lavage* hat unstrittig die Diagnose intraperitonealer Blutungen wesentlich

verbessert. Bei den retroperitonealen Verletzungen ist allerdings nur dann ein positives Ergebnis zu erwarten, wenn ein Hämatom Anschluß an die freie Bauchhöhle gefunden hat oder wenn eine gallige Verfärbung der Spülflüssigkeit auf eine Perforation des Gallengangssystems oder des Duodenums hinweist. Man sollte nicht versäumen, v. a. wenn keine intraabdominelle Blutung besteht, in der Spülflüssigkeit die Amylase zu messen, da deren Erhöhung ein wichtiges, allerdings nicht unbedingt frühzeitiges Indiz für eine Pankreas- oder Duodenalverletzung sein kann [35].

Obwohl die *Laparoskopie* auch in chirurgischen Kliniken zunehmend zur Routinemaßnahme geworden ist, hat sie in der Diagnostik von abdominellen Verletzungen keine Bedeutung. Sie ist der Ultraschalluntersuchung und der peritonealen Spülung unterlegen. Das gleiche gilt für die *endoskopischen Methoden*. Die Gastroduodenoskopie ist allenfalls bei Verdacht auf eine Duodenalperforation denkbar, wobei man aber mit der Luftinsufflation sehr zurückhaltend sein sollte. Hilfreich kann die *intraoperative Duodenoskopie* sein, v. a., wenn der Zwölffingerdarm an mehreren Stellen verletzt wurde [48]. Die endoskopische Füllung von Pankreasgang und/oder Choledochus mit Kontrastmittel ist im akuten Stadium viel zu zeitaufwendig und zu riskant. Die *retrograde endoskopische Cholangiopankreatikographie* eignet sich jedoch, um primär übersehene Verletzungen von Ductus hepatocholedochus und Pankreasgang zu diagnostizieren [59].

Von Weissmann et al. [63] wurde neuerdings die *Szintigraphie* mit ^{99m}Tc IDA (mit Technetium 99 beladenes Acetanilid-Iminodi-Essigsäure-Derivat) angegeben, um bei hepatobiliären Verletzungen den Austritt von Galle festzustellen. Ansonsten hat die Szintigraphie bei retroperitonealen Verletzungen keine diagnostische Bedeutung.

Mit genügender Trennschärfe auf retroperitoneale Verletzungen hinweisende *Laboruntersuchungen* gibt es nicht. Dies gilt auch für die Amylasebestimmung. Selbstverständlich sollte man dieses Ferment messen und bei einer Erhöhung an eine Duodenal- oder Pankreasverletzung denken. Der Anstieg der Amylase erfolgt aber erst Stunden bis Tage nach dem Unfall, und eine Korrelation zum Schweregrad der Verletzung besteht nicht. Es kann sich um eine relativ harmlose Pankreaskontusion handeln, die keiner operativen Therapie bedarf. Umgekehrt kann die Amylase selbst dann im Normbereich liegen, wenn die Drüse komplett durchtrennt ist [12, 35, 62]. Ein erhöhter Amylasewert im Serum ist also nur ein diagnostischer Mosaikstein, der erst zusammen mit anderen Symptomen das weitere Vorgehen im Sinne einer chirurgischen Intervention mitbestimmt. Nach stumpfen Verletzungen soll die Amylase häufiger erhöht sein als nach perforierenden [28]. Aber auch nach stumpfer Gewalteinwirkung fanden Stone et al. [58] nur bei 56% der Patienten Amylaseerhöhungen.

Ein Bilirubinanstieg im Serum infolge einer Perforation der extrahepatischen Gallenwege ist erst Tage bis sogar Wochen nach dem Unfall zu erwarten.

Zugang zur Bauchhöhle

Wie in der Tumorchirurgie ist bei intraabdominellen Verletzungen eine ideale Übersicht über die gesamte Bauchhöhle zwingend notwendig. Man weiß nie, ob man es nur mit der Verletzung eines Organs zu tun hat oder ob zusätzliche Verletzungen vorliegen. Wir bevorzugen die mediane Laparotomie, die ohne Schwierigkeiten nach oben und nach unten verlängert werden kann. Bei Kindern und Säuglingen ist ein leicht bogenförmig nach oben konvexer Querschnitt oberhalb des Nabels ebenso geeignet. Beide Schnittführungen lassen eine unbehinderte Exploration zu. Para- und Transrektalschnitte oder schräge Inzisionen halten wir für wesentlich ungünstiger, weil sie viel häufiger zu Komplikationen führen, v. a., wenn sie verlängert werden müssen (Abb. 2).

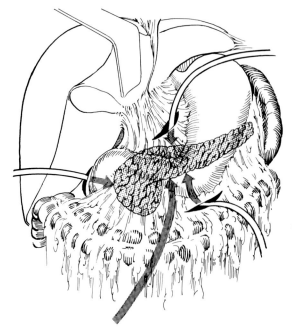

Abb. 3. Zugangswege zum Pankreas

Intraoperative Diagnostik

Verletzungen der *Gallenblase* sind unschwer zu erkennen. Retroperitoneale Verletzungen werden aber gar nicht so selten auch bei eröffneter Bauchhöhle übersehen. Ein Hämatom an der Leberpforte, im Lig. hepatoduodenale, v. a., wenn es sich hinter das Duodenum fortsetzt, sowie ein mehr oder weniger ausgeprägtes Ödem müssen den Verdacht auf eine Verletzung wecken. Sie wird zur Gewißheit, wenn das Gewebe gallig durchtränkt gefunden wird oder Gasblasen nachgewiesen werden können.

Einen ersten Eindruck über die *Bauchspeicheldrüse* gewinnt man besonders bei schlanken Patienten durch Palpation von unten durch das Mesocolon transversum hindurch (Abb. 3). Aber erst nach breiter Eröffnung der Bursa omentalis, also nach Durchtrennung des Lig. gastrocolicum außerhalb der Gefäßarkaden der großen Magenkurvatur kann das Pankreas richtig beurteilt werden. Hämatome und/oder Einrisse von Kapsel und Parenchym zeigen eine Verletzung dieses Organs. Eine ausgiebige Mobilisierung des Pankreaskopfs mit einem Kocher-Manöver (Durchtrennung des hinteren Bauchfells an der Konvexität des Duodenums und stumpfes Abschieben von Duodenum und Pankreaskopf in diesem gefäßarmen Bereich) ist dann unbedingt erforderlich. Durch bimanuelle

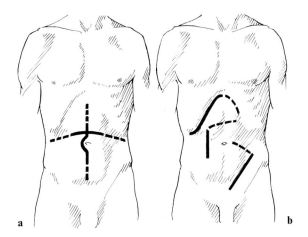

Abb. 2a, b. Schnittführung bei abdominellen Verletzungen. **a** Gute Übersicht bei Median- oder Querschnitt, **b** schlechte Übersicht bei Pararektal- und Schrägschnitten

Abtastung von Pankreaskopf und -korpus lassen sich Rupturen sichern oder ausschließen. Eine zusätzliche Mobilisierung auch des Pankreaskörpers und -schwanzes über eine Inzision des Peritoneums am Unterrand des Pankreas ist in aller Regel nicht erforderlich.

Das Kocher-Manöver erlaubt auch einen guten Überblick über die retroperitonealen Anteile der Pars horizontalis superior und der Pars descendens des *Duodenums*. Nur bei begründetem Verdacht auf eine Duodenalläsion, nicht obligat, wie gelegentlich bei stumpfer wie bei perforierender Verletzung empfohlen [1], lösen wir die rechte Kolonflexur mit den angrenzenden Abschnitten von Colon transversum und Colon descendens ab, um auch Zugang zu den beiden unteren Abschnitten des Duodenums zu gewinnen. Durch Instillation von blauem Farbstoff werden kleine Lecks oder multiple Perforationen sicher erkannt. Auf die Möglichkeit der intraoperativen endoskopischen Untersuchung wurde bereits hingewiesen.

Operative Therapie

Pankreasverletzungen

Es ist nicht verwunderlich, daß wegen der unsicheren Diagnose die Laparotomie oft verzögert erfolgt. Im eigenen Krankengut wurden von 67 Patienten nur 42 innerhalb von 12 h nach dem Unfall, weitere 5 noch am 1. Tag, aber 20 erst 2 Tage bis 12 Wochen später operiert. Das chirurgische Vorgehen richtet sich naturgemäß nach dem Schweregrad. Man unterscheidet [42]: Oberflächliche Läsionen, tiefe Rupturen mit Eröffnung des Ductus pancreaticus (Wirsungi) und kombinierte Verletzungen von Pankreas und Duodenum.

Bei leichten Verletzungen (kleine Kontusionsherde, Hämatome, Kapseleinrisse und oberflächlicher Berstung des Parenchyms) sind Manipulationen an der Bauchspeicheldrüse selbst unnötig. Wir verzichten auch auf eine Naht der Pankreaskapsel. Es genügt die *Drainage der Pankreasloge* mit nicht zu dünnen Drains. Ein Schlauch wird parallel zum Pankreas in die Bursa omentalis, ein zweiter subhepatisch eingelegt und nach lateral ausgeleitet. Zigarettendrains oder Penrose-Drainagen sollte man nicht verwenden, da sie offenbar häufiger zu Fistelbildungen und anderen Komplikationen führen [11, 28, 58]. Die Drainage war auch im eigenen Krankengut die am häufigsten

Tabelle 3. Behandlung von Pankreasverletzungen (n = 70)

Behandlung	n
Drainage der Pankreasloge (3 mit Kapselnaht)	45
Linksresektion (3 ohne Splenektomie)	18
Y-Pseudozystojejunostomie	3
Y-Pankreojejunostomie	1
Keine Operation	3

angewandte Behandlungsmethode (Tabelle 3). Kleine Pankreasfisteln verschließen sich fast immer.

Ganz anders ist die Situation, wenn der Ductus pancreaticus verletzt wurde. Die Drainage als einzige Maßnahme ist dann nur in einer akuten Situation wegen vitaler Gefährdung des Verletzten sinnvoll und erlaubt, um den Eingriff rasch beenden zu können [20, 21]. Ansonsten sind die Behandlungsergebnisse unbefriedigend und mit hoher Sterblichkeit und häufigen Komplikationen belastet: Pankreatitis, Pseudozysten, peripankreatische Abszesse, Pankreasfisteln und manchmal lebensgefährliche Blutungen [24, 62]. Es kommt also entscheidend darauf an, eine Pankreasgangverletzung zu erkennen, und zwar an:
- der sichtbaren Gangverletzung,
- dem Austritt von Pankreassekret,
- der Durchtrennung der Drüse,
- der perforierenden zentralen Läsion,
- der ausgedehnten Zertrümmerung des Parenchyms.

Das operative Vorgehen ist dann entsprechend zu modifizieren. Nur in Zweifelsfällen ist es ratsam, den Ductus pancreaticus entweder über eine Duodenotomie orthograd [3] oder über eine kleine Pankreasschwanzresektion retrograd mit Kontrastmittel sichtbar zu machen, obwohl der großzügige Einsatz dieser Methode durchaus empfohlen wird [7]. Wir selbst haben bisher noch nie die Notwendigkeit zur intraoperativen Gangdarstellung gesehen.

Eine Naht des Ductus pancreaticus [39] oder eine transpapilläre Drainage nach Sphinkterotomie [13] lassen sich kaum realisieren. Die am häufigsten angewandte und auch schnellste Methode ist ohne Zweifel die *Linksresektion* mit Splenektomie [2, 3, 9, 11, 16, 24, 58]. Dieses Verfahren fällt um so leichter, je peripherer die Verletzung liegt. Gerade bei stumpfen Verletzungen findet man jedoch die Ruptur nicht selten im Korpusbereich oder noch näher am Duodenum.

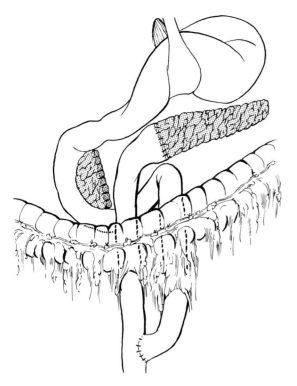

Abb. 4. Roux-Y-Pankreojejunostomie

Es stellt sich dann die Frage, ob die großzügige Resektion einen Diabetes mellitus proviziert. Lankisch u. Schmidt [32] fanden allerdings keine definitiven Funktionsstörungen. Wahrscheinlich muß man erst dann damit rechnen, wenn mehr als 80% der Drüse reseziert werden müssen [11, 28]. In eigenen Untersuchungen [50] fanden wir nach Pankreastrauma bei Kindern allerdings eine Verminderung der Insulinreserven ohne manifeste Zuckerkrankheit. Wir meinen daher, daß man bei den zentralen Rupturen die Indikation zur Resektion zurückhaltend stellen sollte, wenn es die lokale Situation erlaubt und wenn für eine Anastomose des peripheren Pankreasanteils mit dem Gastrointestinaltrakt Zeit ist. Einer Verbindung mit dem Magen [44] ziehen wir eine *Dünndarmanastomose* vor. Überwiegend wird eine Y-förmig ausgeschaltete Jejunumschlinge verwendet [15, 20, 33] (Abb. 4). Allerdings dauert der Eingriff relativ lang und sollte daher nur Patienten mit isolierten Pankreasverletzungen, nicht aber Polytraumatisierten zugemutet werden. Für die Anastomose verwenden wir eine einreihige Naht mit Einzelknopfnähten (3 × 0 Vicryl oder Dexon), die am Pankreas Kapsel und oberflächliches Parenchym, am Dünndarm Serosa, Muskularis und Submukosa faßt. Die zweireihige invaginierende Technik

(Teleskopanastomose) wenden wir nicht mehr an, da die Bauchspeicheldrüse wesentlich ausgiebiger mobilisiert werden muß und die Gefahr von Blutungen aus der Milzvene und ihren Zuflüssen entsprechend steigt. Um die Gefahr einer Anastomoseninsuffizienz zu senken, wird die Nahtreihe mit Fibrinkleber gesichert. Außerdem besteht die Möglichkeit, die Speichelsekretion mit Somatostatin vorübergehend wesentlich zu reduzieren.

Anastomosen mit dem zentralen Pankreasanteil sind unnötig. Es genügt, den Ductus pancreaticus zu umstechen und die vordere und hintere Kapsel mit Einzelknopfnähten anzunähern. In neuerer Zeit wurden wiederholt die Vorteile einer maschinellen Versorgung unter Verwendung des Staplers (TA 55, 3,5-mm-Klammern) hervorgehoben [11, 16, 43, 62].

Um bei Linksresektionen, v. a. im Kindesalter, die Folgen des Milzverlustes im Sinne des Overwhelming-postsplenectomy-Syndroms zu verhindern, haben wir in 3 Fällen die Milz erhalten [16, 46]. Es empfiehlt sich, die Resektion von der Verletzungsstelle aus zu beginnen und unter leichtem Zug an der Bauchspeicheldrüse die feinen Gefäße zwischen Milzvene und Pankreashinterfläche einzeln zu versorgen. Als Einschränkung für diese Methode muß aber die wesentlich längere Operationsdauer genannt werden, die schwerverletzten Patienten nicht zugemutet werden darf [11]. Als Alternative bietet sich die Autotransplantation von Milzgewebe an (s. auch Kap. 16).

Die Versorgung von glücklicherweise seltenen Verletzungen des Pankreaskopfes nahe dem Duodenum ist wesentlich problematischer als die der mehr peripher gelegenen Läsionen. In geeigneten Fällen wurde mit Erfolg eine Anastomose zwischen dem Verletzungsbezirk und einer Y-förmig ausgeschalteten Jejunumschlinge hergestellt [9, 12, 62].

Die *partielle Duodenopankreatektomie* gilt als letzter Ausweg. Sie hat bei den in der Regel mehrfach Verletzten ein hohes Risiko. In einer Zusammenstellung von Lowe et al. [34] starben von 70 Patienten 21. Eine ähnlich hohe Letalität fand Jones [28]: 33% bei 180 Verletzten. Die Whipple-Operation kommt v. a. dann in Betracht, wenn schwere Kombinationsverletzungen von Pankreas und Duodenum vorliegen, wie sie überwiegend bei Schußverletzungen und Explosionen beobachtet werden. Wir selbst mußten uns bisher zu diesem Eingriff nicht entschließen.

Insgesamt sind die Ergebnisse der operativen Versorgung von Pankreasläsionen durchaus nicht schlecht. Im eigenen Krankengut starben zwar von 70 Patienten 22,8 %, aber nur in 3 von 16 Fällen war die Pankreasverletzung selbst Todesursache. Über ähnliche Erfahrungen berichtet z. B. Jones [28].

Unter den *Spätfolgen der Pankreasverletzungen* sind Pseudozysten und äußere Pankreasfisteln am häufigsten. Die Versorgung der Pseudozysten unterscheidet sich nicht von der der postpankreatitischen Pseudozysten. Als Standardmethode hat sich die innere Drainage, die breite Anastomose mit einer Y-förmig ausgeschalteten Dünndarmschlinge durchgesetzt. Der Eingriff sollte nicht zu früh, sondern erst 4–6 Wochen nach dem Unfall vorgenommen werden, da die Wand der Pseudozyste erst dann genügend tragfähig für die Anastomosennähte geworden ist. Speichelfisteln schließen sich in der Regel spontan, wenn der Sekretfluß nicht über eine Verbindung zum Ductus pancreaticus unterhalten wird. In hartnäckigen Fällen ist ein Behandlungsversuch mit Somatostatin sinnvoll. Wenn sich eine chirurgische Intervention nicht umgehen läßt, ist eine Anastomose mit dem Jejunum oder dem Duodenum [26] dem einfachen Verschluß der Fistel vorzuziehen.

Verletzungen des Duodenums

Läsionen des Zwölffingerdarmes sind zwar seltener als Pankreasverletzungen. Aus Kliniken mit einem hohen Anteil perforierender Verletzungen werden jedoch große Serien vorgestellt. So behandelten Martin et al. [40] in 12 Jahren 313 Patienten. Je nach Ausmaß der Verletzung werden verschiedene Schweregrade unterschieden (nach [36]):
- Schweregrad I: intramurales Wandhämatom,
- Schweregrad II: Perforation des Duodenums,
- Schweregrad III: Duodenumverletzung in Kombination mit leichter Pankreasverletzung,
- Schweregrad IV: Duodenumverletzung in Kombination mit schwerer Pankreasverletzung.

Das *Wandhämatom des Duodenums* kommt bei Kindern häufiger vor als bei Erwachsenen. Es äußert sich gelegentlich als „akutes Abdomen" mit peritonaler Symptomatik, so daß die sofortige Laparotomie indiziert ist [19]. Häufiger besteht zunächst ein symptomloses oder symptomarmes Intervall von bis zu einer Woche, in dem der Allgemeinzustand kaum beeinträchtigt erscheint. Erst dann entwickeln sich zunehmend Symptome einer Magenausgangsstenose mit Übelkeit und galligem Erbrechen. Der Bluterguß breitet sich zwischen Serosa und Muskulatur aus, perforiert aber nur selten nach innen oder außen. Bei Gerinnungsstörungen und angeborenen Blutungsübeln soll das Hämatom mehr intramural liegen [14]. Durch Resorption des Hämatoms kann sich die Stenose innerhalb von etwa 2 Wochen wieder zurückbilden, so daß sich ein operativer Eingriff erübrigt. Etwa die Hälfte der Patienten muß aber operiert werden. Die Behandlung besteht in Inzision der Serosa und vorsichtigem Ausmelken des Hämatoms, ohne das Darmlumen zu eröffnen. Eine erneute Stenosierung durch narbige Veränderungen kommt vor, die dann mit einer Y-förmigen Jejunoduodenostomie, nicht mit einer Gastroenterostomie, umgangen werden sollte.

Bei einer umschriebenen *Perforation der Duodenalwand,* die ohne Verzögerung operiert wird, genügt in der Regel die einreihige Naht mit Ableitung des Darminhaltes über eine nasogastrale, bis in das Duodenum vorgeschobene Duodenalsonde. Ohne Zweifel wird die Gefahr einer Nahtinsuffizienz gemindert, wenn die Sekrete aus dem Duodenum möglichst weitgehend eliminiert werden. Die Ausleitung der Sonde über eine Gastrostomie oder noch konsequenter über eine doppelte Jejunostomie, deren aboraler Schenkel zur Ernährung verwendet werden kann, wurde vielfach empfohlen [18, 57, 62].

Eine primäre Naht ist wegen der erhöhten Insuffizienzgefahr nicht mehr möglich, wenn sich eine *größere Defektwunde* findet oder wenn zerfetzte Wundränder ein ausgiebiges Debridement erzwingen. Eine mehr oder weniger ausgeprägte Spannung der Naht läßt sich kaum vermeiden, da wegen der engen Beziehung des Zwölffingerdarmes zum Pankreaskopf und zum Lig. hepatoduodenale die Mobilisierung der Duodenalwand begrenzt bleiben muß. Wegen der aggressiven Enzyme aus dem Pankreas und dem Duodenum selbst haben Wunden im Zwölffingerdarm ohnehin eine schlechtere Heilungstendenz als an anderen Darmabschnitten [40]. Für ein wesentlich komplikationsärmeres Verfahren halten wir die Anastomose des Defekts mit einer Y-förmigen ausgeschalteten Jejunumschlinge (Abb. 5). In einem Fall konnten wir damit einen 8 cm langen Längsriß im zweiten Abschnitt des Duodenums mit Erfolg behandeln.

Noch weiter gehen Operationsverfahren, welche die Ausschaltung des Zwölffingerdarmes bezwecken. Für schwere Verletzungen des Duodenums (Schweregrad III und IV), wie sie v. a. nach Schußwunden vorkommen, kann eine komplette Aus-

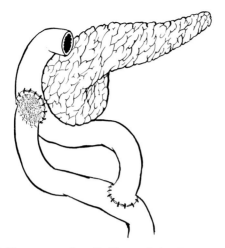

Abb. 5. Versorgung einer Defektwunde im Duodenum mit einer Y-Anastomose

schaltung der Duodenalpassage angezeigt sein. Dafür gibt es im wesentlichen zwei Methoden: die vorübergehende Ausschaltung oder die sogenannte Divertikulation des Duodenums.

Bei der *temporären Ausschaltung* wird über eine Gastrotomie der Pylorus vorgezogen und mit einer fortlaufenden [40] oder einer Tabaksbeutelnaht [21] verschlossen und die Entleerung des Magens über eine Gastrojejunostomie ermöglicht. Als Nahtmaterial wurden Chromcatgut, synthetische resorbierbare Fäden (Vicryl, Dexon) und nicht resorbierbare Nähte (Prolene) verwendet. Nach etwa 3 Wochen soll sich unabhängig vom Nahtmaterial der Magenausgang wieder öffnen. Die Vagotomie wird als unnötig angesehen [11, 29, 40, 61], weil beim Menschen die ulzerogene Wirkung der Gastroenterostomie nicht bewiesen sei und Ulzera nicht häufiger als statistisch zu erwarten vorkommen. Martin et al. [40] haben unter 128 Pylorusausschaltungen nur je ein Magen- und ein Zwölffingerdarmgeschwür gesehen, die beide auf konservative Therapie gut ansprachen. Die Letalität betrug in dieser Serie 22%, wobei allerdings bei über 40% der Verletzten mehrere Duodenalsegmente betroffen waren. Außerdem hatten 55 Patienten zusätzliche Pankreasverletzungen und 76 Kranke Gefäßläsionen.

Die *Divertikulation,* von Berne et al. 1968 beschrieben [5], erfolgt unter der Vorstellung, daß laterale Fisteln bei erhaltener Duodenalpassage wesentlich schlechter heilen als Duodenalstumpffisteln. Die Divertikulation besteht aus einer Antrektomie mit oder ohne zusätzliche Vagotomie, einer Gastroenterostomie und einem Verschluß

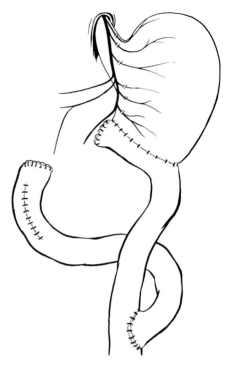

Abb. 6. Sogenannte Divertikulation des Duodenums

der Duodenalläsionen (Abb. 6). Zusätzlich kann das Duodenum über eine Schlauchduodenostomie entlastet und die Galle über eine T-Drainage abgeleitet werden.

Nur bei schwersten Verletzungen von Duodenum und Pankreas sollte eine *partielle Duodenopankreatektomie* erwogen werden. Wie schon bei den Pankreasverletzungen erwähnt, hat die Whipple-Operation eine hohe Letalität (36%) [40] und bleibt Einzelfällen vorbehalten.

Extrahepatische Gallengangsverletzungen

Unabhängig von der Unfallursache entstehen Verletzungen des *Ductus hepatocholedochus* fast immer unmittelbar neben der Bauchspeicheldrüse. Die Wand des Gallengangs ist relativ fest. Sie gibt wenig nach und reißt an ihren Fixpunkten am Eintritt in das Pankres [8, 17, 65] oder – extrem selten – hilusnah ein. Auch in dem von uns beobachteten Fall [41], einem kleinen Mädchen, das in einen Heulader gekommen war, handelte es sich um einen Ausriß des Choledochus aus der Bauchspeicheldrüse.

Nach nicht erkannter Gallengangsverletzung entwickelt sich erst nach mehreren Tagen ein Ikte-

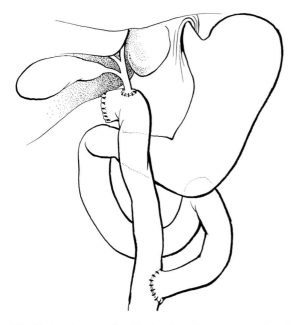

Abb. 7. Anastomose des Ductus hepaticus communis mit einer Y-förmig ausgeschalteten Jejunumschlinge wegen Gallengangsverletzung

rus. Der Stuhl wird acholisch, und die Patienten klagen über intermittierende Schmerzen. Da die Galle steril ist, entwickeln sich nur ganz allmählich entzündliche Symptome mit subfebrilen Temperaturen und Sekundärfolgen: geblähter Bauch, Übelkeit, Erbrechen, Appetitlosigkeit, schließlich Gewichtsverlust. Aszites und ein tastbarer Tumor im rechten Oberbauch durch Ansammlung von galliger Flüssigkeit im Lig. hepatoduodenale können folgen. Die gallig-ödematöse Auftreibung dieses Ligaments ist bei der intraoperativen Exploration typisch für eine Gallengangsverletzung. Für deren Lokalisierung muß v. a. die Präparation der periduodenalen Region vorgenommen werden. In schwierigen Situationen kann man versuchen, das Leck mit einer Cholangiographie über die Gallenblase zu lokalisieren oder die Verletzungsstelle durch den Galleaustritt nach Kompression der Gallenblase sichtbar zu machen.

Nur kleinere tangentiale Läsionen des Ductus hepatocholedochus sollten zugenäht werden. Nach primärer Anastomose eines durchtrennten Gallengangs [22, 38] ist bei mindestens einem Drittel der Fälle die Striktur vorprogrammiert [8, 10], weil durch die Verletzung selbst und die notwendige Mobilisierung der beiden Enden die Durchblutung verschlechtert wird [4]. Besser als der Versuch einer anatomischen Rekonstruktion ist die Neuim-

plantation des Choledochus in das Duodenum [47] oder in eine ausgeschaltete Jejunumschlinge [8, 10, 52] (Abb. 7), kombiniert mit einer Cholezystektomie. Anastomosen von Choledochus oder Gallenblase mit dem Magen empfehlen sich nicht. Wenn rasch gehandelt werden muß oder wenn bei Kindern der Durchmesser des Coledochus für eine Anastomose ungeeignet erscheint, ist es jedoch sinnvoll, die Gallenblase mit dem Duodenum zu verbinden [22, 41, 51]. Eine Cholezystostomie ohne Rekonstruktion des Gallengangs kommt nur in verzweifelten Fällen in Frage. Fast immer entwickelt sich danach eine Striktur im Verletzungsbereich, die später operativ beseitigt oder mit einer Hepatojejunostomie umgangen werden muß.

Auch die Symptome einer *Gallenblasenverletzung* sind anfangs uncharakteristisch und entwickeln sich wenig dramatisch. Große Gallezysten mit 4–10 l Inhalt als Spätfolge von Gallenblasenverletzungen wurden beschrieben [56]. Es ist daher nicht weiter verwunderlich, daß nahezu alle Gallenblasenverletzungen erst bei der Laparotomie entdeckt wurden. Eine Einteilung der Gallenblasenverletzungen [45, 53, 55] in Kontusion, Abriß, Perforation, traumatische Cholezystitis und traumatische biliäre Peritonitis ohne Perforation hat für die Praxis kaum Bedeutung, da sich als einzige operative Maßnahme die Cholezystektomie anbietet.

Schlußbemerkungen

Das chirurgische Vorgehen bei Verletzungen von Choledochus, Duodenum und Pankreas läßt sich nicht standardisieren. Es ist abhängig von Art und Ausmaß der Läsion und wird auch von den Begleitverletzungen mitbestimmt. Die Prognose hängt wesentlich von einer recht-, d. h. frühzeitigen operativen Intervention ab. Wir plädieren daher im Zweifelsfall für eine explorative Laparotomie. Entscheidend wichtig ist, daß man an eine retroperitoneale Verletzung überhaupt denkt und eine entsprechende Revision des Retroperitoneums vornimmt, auch wenn zunächst andere Unfallfolgen, z. B. stark blutende Milz- oder Leberrupturen ganz im Vordergrund stehen. Eingriffe am Pankreas und am Duodenum sind keine Anfängeroperationen, sondern sie stellen an die Erfahrung und das Können des Operateurs hohe Anforderungen. Ihnen ist nur ein Chirurg gewachsen, der ständig Abdominalchirurgie betreibt.

Literatur

1. Abu-Dalu K, Ayalon A, Durst AL, Saltz NJ (1981) Surgical management of duodenal injury. Int Surg 66:171–173
2. Anane-Sefah J, Norton LW, Eiseman B (1975) Operative choice and technique following pancreatic injury. Arch Surg 110:161–166
3. Bach RD, Frey DF (1971) Diagnosis and treatment of pancreatic trauma. Am J Surg 121:20–29
4. Belzer FO, Watts JM, Ross HB, Dunphy JE (1965) Auto-reconstruction of the common bile duct after venous patch graft. Ann Surg 162:346
5. Berne CJ, Donavan AJ, Hagen WE (1968) Combined duodenal pancreatic trauma. Arch Surg 96:712–722
6. Berne CJ, Donavan AJ, White EJ, Yellin AE (1974) Duodenal diverticulation for duodenal and pancreatic injury. Am J Surg 127:503–507
7. Berni GA, Bandyk DF, Oreskovich MR, Carrico CJ (1982) Role of intraoperative pancreaticography in patients with injury to the pancreas. Am J Surg 143:602–605
8. Busuttil RW, Kitahama A, Cerise E, McFadden M, Lo R, Longmire WP (1980) Management of blunt and penetrating injuries to the porta hepatis. Ann Surg 191:641–649
9. Campbell R, Kennedy T (1980) The management of pancreatic and pancreaticoduodenal injuries. Br J Surg 67:845–850
10. Carmichael DH (1980) Avulsion of the common bile duct by blunt trauma. South Med J 73:166–172
11. Cogbill TH, Moore EE, Kashuk JL (1982) Changing trends in the management of pancreatic trauma. Arch Surg 117:722–728
12. Dickerman RM, Dunn EL (1981) Splenic, pancreatic and hepatic injuries. Surg Clin North Am 61:3–16
13. Doubilet H, Mulholland JH (1959) Surgical management of injury to the pancreas. Ann Surg 150:854–859
14. Felson B, Levin EJ (1954) Intramural hematoma of the duodenum. A diagnostic roentgen sign. Radiology 63:823
15. Filler D, Schwemmle K, Muhrer KH (1978) Die Pankreasverletzung im Kindesalter. Z Kinderchir 24:145–153
16. Fitzgibbons TJ, Yellin AE, Maruyama MM, Donavan AJ (1982) Management of the transected pancreas following distal pancreatectomy. Surg Gynecol Obstet 154:225–231
17. Fletcher WS (1972) Non-penetrating trauma to the gallbladder and extrahepatic bile duct. Surg Clin North Am 52:711–717
18. Flint LM, McCoy M, Richardson D, Polk HC (1980) Duodenal injury. Analysis of common misconceptions in diagnosis and treatment. Ann Surg 191:697–702
19. Freeark RJ, Norcross WJ, Corley RD (1966) Operation for obstructing duodenal hematoma. Surg Clin North Am 46:85
20. Graham JM, Mattox KL, Jordan GL Jr (1978) Traumatic injuries to the pancreas. Am J Surg 136:744–748
21. Graham JM, Mattox KL, Vaughan GD, Jordan GL (1979) Combined pancreatoduodenal injuries. J Trauma 19:340–346
22. Hartman SW, Gereaney EM Jr (1964) Traumatic injuries to the biliary system in children. Am J Surg 108:150
23. Hauenstein KH, Wimmer B, Billmann P, Nöldge G, Zavisic D (1982) Die Rolle der Sonographie beim stumpfen Bauchtrauma. Radiologe 22:106–111
24. Heitsch RC, Knutson CO, Fulton RL, Jones CE (1976) Delineation of critical factors in the treatment of pancreatic trauma. Surgery 80:523–529
25. Huljic P, Knaepler H (1982) Stumpfes Bauchtrauma und Choledochusruptur bei Choledochuskonkrementen. Fragen des Zusammenhanges. Chirurg 53:137–139
26. Jaschke W, Hiemer W (1982) Zur Therapie von Pankreasverletzungen im Kindesalter. Aktuel Traumatol 11:169–173
27. Jeffrey RB Jr, Federle MP, Crass RA (1983) Computed tomography of pancreatic trauma. Radiology 147:491–494
28. Jones RC (1978) Management of pancreatic trauma. Ann Surg 187:555–564
29. Kashuk JL, Moore EE, Cogbill TH (1982) Management of the intermediate severity duodenal injury. Surgery 92:758–764
30. Kaude JV, McInnis AN (1982) Pancreatic ultrasound following blunt abdominal trauma. Gastrointest Radiol 7:53–56
31. Käufer C, Hiller U, Wülfing D (1972) Stumpfe Bauchverletzungen im Kindesalter. Z Kinderchir [Suppl] 11:467–487
32. Lankisch PG, Schmidt H (1978) Pankreasfunktion nach Pankreastrauma und traumatischer Pankreatitis. Schweiz Med Wochenschr 108:101–104
33. Letton AH, Wilson JP (1959) Traumatic severance of pancreas treated by Roux-Y anastomosis. Surg Gynecol Obstet 109:473–478
34. Lowe RJ, Saletta JD, Mos GS (1977) Pancreatoduodenectomy for penetrating pancreatic trauma. J Trauma 17:732–741
35. Lucas CE (1977) Diagnosis and treatment of pancreatic and duodenal injury. Surg Clin North Am 57:49–65
36. Lucas CE, Ledgerwood AM (1975) Factors influencing outcome after blunt duodenal injury. J Trauma 15:839–849
37. Lüdtke-Handjery A (1983) Die retroperitoneale Duodenalruptur nach stumpfem Bauchtrauma. Chirurg 54:341–344
38. Maier WP, Lightfoot WP, Rosemond GP (1968) Extrahepatic biliary ductal injury in closed trauma. Am J Surg 116:103
39. Martin LW, Henderson BM, Welsch N (1968) Disruption of the head of pancreas caused by blunt trauma in children: A report of two cases treated with primary repair of the pancreatic duct. Surgery 63:697
40. Martin TD, Feliciano DV, Mattox KL, Jordan GL (1983) Severe duodenal injuries. Treatment with pyloric exclusion and gastrojejunostomy. Arch Surg 118:631–635
41. Mühe E, Schwemmle K (1970) Diagnostik und Therapie von Abrissen des Ductus choledochus bei stumpfen Bauchtraumen. Chirurg 41:83–85
42. Northrup WF, Simmons RL (1972) Pancreatic trauma: A review. Surgery 71:27–43
43. Papachristou DV, D'Agostino H, Fortner JG (1980) Ligation of the pancreatic duct in pancreatectomy. Br J Surg 67:260–262
44. Park CD, Mackie JA, Rhodes JE (1967) Pancreaticogastrostomy. Am J Surg 113:85–89

45. Penn J (1962) Injuries to the gallbladder. Br J Surg 49:636–641
46. Robey E, Mullen JT, Schwab CW (1982) Blunt transection of the pancreas treated by distal pancreatectomy, splenic salvage and hyperalimentation. Ann Surg 196:695–699
47. Rydell WB (1970) Complete transection of the common bile duct due to blunt abdominal trauma. Arch Surg 100:724
48. Schäfer JH, van Lessen HG (1976) Duodenalverletzungen bei stumpfem Oberbauchtrauma. MMW 118:1353–1358
49. Schulz RD, Willi U (1983) Ultraschalldiagnostik nach stumpfen Bauchverletzungen im Kindesalter. Ultraschall 4:154–159
50. Schwemmle K, Grabner W, Phillip T, Bötticher R (1973) Die operative Therapie der Pankreasverletzungen. Bruns Beitr Klin Chir 220:675–681
51. Shorthouse AJ, Singh MP, Treasure T (1978) Isolated complete transection of the common bile duct by blunt abdominal trauma. Br J Surg 65:543
52. Skow JR, Longmire WP (1974) Common duct stricture secondary to blunt abdominal trauma. Am Surg 40:576
53. Smith SW, Hastings TN (1954) Traumatic rupture of the gallbladder. Ann Surg 139:517–520
54. Soderstrom CA, Maekawa K, Dupriest RW, Cowley RA (1981) Gallbladder injuries resulting from blunt abdominal trauma. An experience and review. Ann Surg 193:60–66
55. Solheim K (1972) Blunt gallbladder injury. Injury 3:246–248
56. Spigos DG, Tan WS, Larson G, Palani C, Zaitoon MM, Capek V (1981) Diagnosis of traumatic rupture of gallbladder. Am J Surg 141:731–735
57. Stone HH, Fabian TC (1979) Management of duodenal wounds. J Trauma 19:334–339
58. Stone HH, Fabian TC, Satiani B, Turkleson ML (1981) Experiences in the management of pancreatic trauma. J Trauma 21:257–262
59. Taxier M, Sivak MV, Cooperman AM, Sullivan BH (1980) Endoscopic retrograde pancreatography in the evaluation of the trauma of the pancreas. Surg Gynecol Obstet 150:65–68
60. Trede M, Kersting KH (1978) Abdominalverletzungen beim Polytraumatisierten. Chirurg 49:672–678
61. Vaughan GD III, Frazier OH, Graham DY et al. (1977) The use of pyloric exclusion in the management of severe duodenal injuries. Am J Surg 134:785–790
62. Weil PH (1980) Management of retroperitoneal trauma. Curr Probl Surg 20:542–619
63. Weissmann HS, Byun KJC, Freeman LM (1983) Role of Tc-99m IDA szintigraphy in the evaluation of hepatobiliary trauma. Semin Nucl Med 13:199–222
64. Wiener J, Watson LC, Wolma FJ (1982) Perforation of the gallbladder due to blunt abdominal trauma. Arch Surg 117:805–807
65. Zollinger R Jr, Keller R, Hubay C (1972) Traumatic rupture of the right and left hepatic ducts. J Trauma 12:563–569

20 Gefäßverletzungen im Abdomen

P.C. Maurer und J. Lange

Unter abdominellen Gefäßverletzungen verstehen wir alle Verletzungen von Gefäßen zwischen Zwerchfell und Leistenband einerseits sowie zwischen ventralem Bauchwandperitoneum und Wirbelkörpern bzw. angrenzender Muskulatur andererseits. Die Verletzung von Milz und Leber, auch wenn sie zu massiven Blutungen führt, ist hierbei ausgespart, da sie in anderen Kapiteln abgehandelt wird (s. auch Kap. 12, 13, 16). Grundsätzlich finden sich abdominelle Gefäßverletzungen in Mitteleuropa nur bei etwa 1% der polytraumatisierten Patienten. Je nach verwendeter Quelle wird die Häufigkeit mit weniger als 1% bis zu über 7% aller Gefäßverletzungen [3, 5] angegeben.

Ätiologie

Ursache für abdominelle Gefäßverletzungen sind meist direkte Prellungen und Quetschungen des Abdomens durch starke Gewalteinwirkung. Dorsal bilden Wirbelsäule und Rückenmuskulatur ein starres Widerlager, während gleichzeitig die vordere Bauchwand gegen eine ventrale Gewalteinwirkung kaum Schutz bietet. So können bei starkem Trauma Aorta und V. cava gegen die Wirbelsäule gepreßt werden. Dies kann zu einer Berstung der Gefäße führen, häufiger jedoch zu einer Intimadissektion mit nachfolgender Thrombose. Dennoch sind diese schweren Gefäßverletzungen aufgrund der geschützten Lage relativ selten. Wesentlich häufiger findet sich ein Ein- oder Abriß von Lumbalarterien bzw. -venen. In Mitteleuropa sind Verkehrs- und Berufsunfälle die häufigste Ursache solcher Verletzungen, z. B. Aufprall auf Lenkrad, Quetschung durch überrollendes Lastwagenrad oder Einklemmung zwischen Traktor und Anhänger. Ganz anders in den Vereinigten Staaten: hier fällt auf, daß Gefäßverletzungen des Abdomens nicht nur wesentlich häufiger vorkommen, sondern zum großen Teil durch Schuß- und Stichverletzungen hervorgerufen werden (s. auch Kap. 22). Diese Art der Verletzung bildet im europäischen Krankengut die Ausnahme.

Ekbom et al. [4] berichteten 1981 über 81 Patienten mit Verletzungen der großen Gefäße im Bauchraum, die sie zwischen 1970 und 1978 behandelt hatten. Nur 10mal lag ein stumpfes Trauma vor, in allen anderen Fällen handelte es sich um Schuß- oder Stichverletzungen. Leitz et al. [7] haben zwischen 1973 und 1977 21 Gefäßverletzungen im Abdomen gesehen. Keine dieser Verletzungen war durch eine Waffe verursacht. Im Krankengut von Heberer et al. [5] war bei 118 Polytraumatisierten, die wegen Blutung laparotomiert wurden, nur 4mal die Blutungsquelle eine Gefäßverletzung.

Diagnostik

Die Erkennung eines Gefäßtraumas kann besonders bei schweren Mehrfachverletzungen schwierig sein. Die retroperitoneale Lage von V. cava, Aorta und Iliakalgefäßen erschwert den diagnostischen Zugang.

Nur in wenigen Fällen kann ein Hämatom rektal getastet werden oder ist am Skrotum sichtbar. Meist finden wir keine peripheren Ischämiezeichen oder fehlende Pulse an den unteren Extremitäten. Besteht kein hämorrhagischer Schock oder eine sonstige Gefährdung der vitalen Funktionen, sollte die routinemäßige Notfalldiagnostik ablaufen: Laborparameter, Thoraxaufnahme, Abdomenübersichtsaufnahme, bei Verdacht auf Nierentrauma i.v.-Pyelogramm bzw. retrogrades Zystogramm. In den letzten Jahren hat die Sonographie in der Notfalldiagnostik entscheidende Bedeutung gewonnen (s. Kap. 5). Sie ist auch in Akutsituationen ohne großen Aufwand anwendbar und bietet ein erstaunliches Maß an Treffsicherheit. Gerade intraabdominelle Blutungen können schon bei wenigen Millilitern (ca. 100 ml) nachgewiesen werden. Die großen Gefäße können dargestellt, eine Ruptur, ein traumatisches Aneurysma oder auch eine Thrombose ohne großen Aufwand diagnostiziert werden. Bei stabilen Kreislaufverhältnissen muß bei Verdacht auf Gefäßverletzung eine Katheterangiographie durchgeführt werden. Neben der Gefäßläsion können damit auch Verletzungen der parenchymatösen Organe wie Nieren, Milz und Leber bestätigt bzw. ausgeschlossen werden. Verletzungen großer Gefäße machen allerdings eine extensive angiographische Diagnostik unmöglich. Amerikanische Statistiken zeigen [4], daß ca. 30% dieser Patienten mit einem systolischen Blutdruck von unter 60 mm Hg eingeliefert werden, bei 10% war der Blutdruck nicht mehr meßbar. Der Verdacht auf eine größere innere Blutung ist eine Indikation zur sofortigen Operation, und zwar ohne aufwendige vorherige Untersuchungen. Die Operation ist dann zwar auch ein diagnostischer Akt, in erster Linie jedoch wird sie durch Beseitigung der Blutungsquelle zum wesentlichen Bestandteil der Kreislaufbehandlung.

Operative Therapie

Verletzungen der Aorta

Eine Berstung oder Zerquetschung der Aorta bedarf größter Gewaltanwendung, es sei denn, es handelt sich um Stich- oder Schußverletzungen. Meistens führt diese Art der Verletzung zum Verblutungstod noch vor Einsetzen der Behandlung. Bleibt jedoch der Adventitiaschlauch erhalten, d. h. bildet sich ein falsches Aneurysma, dann kann die Gefäßrekonstruktion evtl. möglich sein. Das gleiche gilt, wenn das Trauma zur Intimadissektion mit nachfolgender Thrombose führt.

Zugang der Wahl ist die mediane Laparotomie vom Xyphoid bis zur Symphyse. Der Thorax sollte hierbei mit desinfiziert und abgedeckt werden, falls ein abdominothorakales Vorgehen nötig werden sollte.

Nach Eröffnung des Abdomens wird die Blutung zunächst durch manuellen Druck gestillt und Volumen ersetzt, bis sich die Kreislaufverhältnisse stabilisiert haben. Bei Blutungen aus der suprarenalen Aorta erreicht man relativ rasch eine Blutungskontrolle durch thorakales Abklemmen der Aorta nach linksseitiger Thorakotomie im 7. ICR. Die Darstellung der Aorta geschieht, indem man Milz, Colon descendens und Pankreasschwanz aus dem Retroperitonealraum löst und nach rechts klappt. Der Hiatus aorticus kann nach proximal inzidiert werden. Nach Möglichkeit sollte eine Ischämiezeit der Leber und Niere von 30–45 min nicht überschritten werden.

Bei Verletzungen der infrarenalen Aorta wird diese nach Inzision der Mesenterialwurzel in Höhe der linken Nierenvene abgeklemmt. Der Verschluß der Gefäßwunde erfolgt durch fortlaufende Naht oder, bei größeren Defekten, durch Interposition einer Kunststoffprothese. Bei Mitverletzung anderer Organe, insbesondere des Darms, empfiehlt sich die direkte Naht oder eine autologe Venenpatchplastik. Kunststoff darf wegen der hohen Infektionsgefahr in diesen Fällen nicht verwendet werden. Zur Überbrückung von Defektstrecken läßt sich aus mehreren Venenstreifen ein Interponat mit ausreichendem Lumen gewinnen.

Verletzungen der V. cava

Verletzungen der V. cava sind in unserem Krankengut selten. Anders bei Schuß- und Stichverletzungen. So finden wir sie bei Stichverletzungen in einem von 300 Fällen, bei Schußverletzungen in einem von 50 Fällen [7]. Handelt es sich um die infrarenale V. cava, kann zunächst mittels manueller Kompression oder durch Bauchtücher eine Blutstillung bis zur Kreislaufstabilisierung erreicht werden. Die Freilegung der V. cava erfolgt durch Kocher-Mobilisation (s. Kap. 7) des Duodenums und Linksverlagerung des Colon ascendens. Meist genügt eine direkte Naht des verletzten Gefäßes. Bei polytraumatisierten Patienten, bei denen sich aus vitalen Gründen eine zeitraubende Rekonstruktion verbietet, kann durchaus die infrarenale V. cava zur Blutstillung ligiert werden. Blutungen aus der suprarenalen V. cava verlaufen so gut wie immer letal. Entsprechend der Publikation von Lim et al. [8] würden wir heute versuchen, einen intrakavalen Shunt (s. Kap. 7) von unten in die V. cava einzuführen, um die sonst notwendige Sternotomie mit dem internen Shunt vom rechten Vorhof zur suprarenalen V. cava zu vermeiden. Inwieweit jedoch dieses technisch aufwendige Verfahren erfolgreich zur Anwendung gebracht werden kann, muß die Zukunft zeigen. Walt [11] schrieb 1975: „Es gibt mehr Autoren, die Methoden zu dieser chirurgischen Problematik angegeben haben, als es letztlich Patienten gibt, die die Anwendung der Methode auch überlebten".

Verletzungen der A. hepatica (s. auch Kap. 12)

Verletzungen der A. hepatica communis oder propria sind extrem selten, meist sind sie Folge von Schuß- oder Stichverletzungen bzw. eines medizinischen Eingriffs. Dabei ist eine Verletzung der A. hepatica communis bei erhaltener A. gastroduodenalis nicht problematisch, da die Kollateralversorgung zur Leber auch bei Ligatur ausreichend ist. Eine Unterbrechung der A. hepatica propria oder eines Astes derselben – etwa bei früher Aufzweigung – kann dagegen zur Lebernekrose führen. Ein solch ungünstiger Verlauf muß jedoch nicht immer eintreten, da auch hier eine Kollateralversorgung über das Lig. falciforme bzw. triangulare, ggf. über einen Ast aus der A. gastrica sinistra oder kleinere Gefäße ins Lig. hepatoduodenale erfolgen kann. Da jedoch der Ausgang bei Unterbrechung der A. hepatica propria nicht vorhersehbar ist, sollte man versuchen, eine Gefäßrekonstruktion vorzunehmen. Hierzu scheint es bei den meist kleinen Gefäßverhältnissen günstiger, ein Veneninterponat bzw. eine Venenpatchplastik vorzunehmen, als eine direkte Naht zu versuchen.

Verletzungen der A. renalis (s. auch Kap. 21)

Hier verbietet sich im Gegensatz zur A. hepatica, wenn die Funktionserhaltung gewünscht ist, die Ligatur des Gefäßes. Während die Verletzung mit freier Blutung eher die Ausnahme ist, findet sich eine Intimadissektion mit konsekutiver Thrombose häufiger. Auch diese Verletzungen finden wir meist bei polytraumatisierten Patienten infolge von Verkehrsunfällen. Entscheidend für den Erfolg der Rekonstruktion ist der Zeitraum zwischen Trauma und Operation. Geht man davon aus, daß die Niere eine warme Ischämiezeit von maximal 1 h hat, dann wäre eine gefäßchirurgische Wiederherstellung der Strombahn eigentlich nie von Erfolg gekrönt. Die Zeitspanne zwischen Trauma, Einlieferung ins Krankenhaus, Diagnosestellung und Operation wird selbst unter idealen Bedingungen – diese sind höchst selten – immer bei 1 h liegen. Wir wissen allerdings, daß es sich oft nur um einen Teilverschluß bzw. eine sich langsam entwickelnde Thrombose handelt. Selbst bei Totalverschluß der Nierenarterien kann die Versorgung über einen gewissen Zeitraum über Kollateralen, wie Kapselgefäße, Äste der suprarenalen Arterien sowie der A. spermatica bzw. ovarica, aufrecht erhalten werden. Man sollte daher auch nach Stunden, ja sogar nach Tagen noch eine Wiederherstellung der Strombahn anstreben.

Nach der Literatur wurde bei über der Hälfte der Patienten eine Heminephrektomie bzw. Ne-

phrektomie durchgeführt. Nur bei einem geringen Prozentsatz konnte eine Gefäßrekonstruktion vorgenommen werden. Als Operationsverfahren kommen in Frage: Resektion mit End-zu-End-Anastomose, Resektion mit Interponat, Thrombektomie mit Patch und evtl. Ersatz der Nierenarterie durch die Milzarterie. Zeigt sich allerdings intraoperativ ein irreversibler Nierenschaden, dann sollte primär die Nephrektomie vorgenommen werden.

Verletzungen der Iliakalgefäße

Da die Beckengefäße gut geschützt liegen, sind diese Verletzungen selbst bei Beckenfrakturen glücklicherweise selten. Rothenberger et al. [10] geben für ihr einschlägiges Krankengut eine Mortalität von 83% an. Die Hälfte dieser Patienten verblutete, die anderen erlagen entweder einer Niereninsuffizienz, einer Schocklunge oder einer allgemeinen Infektion. Denck et al. [3] konnten 1975 bei einer großen Umfrageaktion 96 Fälle mit traumatischen Verletzungen großer Gefäße und Beckenfrakturen zusammenstellen. 55% der Patienten verstarben, davon 72% an der Beckenverletzung. Die vollständige Zerreißung der A. und V. iliaca war bei allen Verletzten tödlich. Nur 50% aller bei Beckenfrakturen auftretenden Gefäßverletzungen konnten erfolgreich behandelt werden.

Der operative Zugang wird, wenn möglich, extraperitoneal sein, wobei die anterolaterale Schnittführung ohne Schonung des Leistenbandes S-förmig durchaus bis in die Inguinalregion fortgeführt werden kann. Bei Verletzung intraperitonealer Organe wird man den transperitonealen Zugang wählen. Grundsätzlich sollte man jedoch auch hierbei retrokolisch operieren, d. h. Zäkum bzw. Rektosigmoid aus dem Retroperitoneum lösen und nach medial verlagern. Wenn möglich sollte auch im Beckenbereich eine direkte Gefäßnaht angestrebt werden. Ist sie nicht zu erzielen, sind Venenpatch und Veneninterponat das Ersatzmaterial der Wahl. Nur in Ausnahmefällen sollten Kunststoffimplantate Verwendung finden.

Retroperitoneales Hämatom

An den tödlich verlaufenden Beckenbrüchen haben retroperitoneale Hämatome einen wesentlichen Anteil. Die Letalitätsangaben für diese Form der Blutung liegen um 20%. Bedrohliche retroperitoneale Blutungen stammen überwiegend aus kleineren Gefäßen, von denen der Retroperitonealraum eine unübersehbare Anzahl enthält. Handelt es sich um ein stationäres retroperitoneales Hämatom, sollte dies nicht eröffnet werden, da es durch Selbsttamponade meist zur Blutstillung kommt. Pulsierende Hämatome bzw. Hämatome, deren Größe zunimmt, müssen möglichst rasch revidiert werden. Eine Möglichkeit der Therapie, die sich schon bei der diagnostischen Angiographie durchführen läßt, ist die gezielte Embolisierung der blutenden Arterien. Von zahlreichen Autoren [6, 9] wird für diffuse Blutungen immer wieder die beidseitige Ligatur der A. iliaca interna empfohlen. Andere lehnen sie wegen angeblicher Nutzlosigkeit und wegen Schädlichkeit für den Überlebenden ab [1, 7]. 24 Erfolge bei 31 solcher Arterienligaturen im Krankengut von Chatelain u. Masse [2] scheinen jedoch dieses Therapieprinzip zu bestätigen.

Retroperitoneale Hämatome im Bereich des Pankreas, des Duodenums oder des Kolons sollten grundsätzlich eröffnet und inspiziert werden, da hierbei neben der Gefäßverletzung auch eine Organläsion ausgeschlossen werden muß.

Zusammenfassung

Die Letalität abdominaler Gefäßverletzungen ist erschreckend hoch, wobei zu berücksichtigen ist, daß es sich in den meisten Fällen um polytraumatisierte Patienten nach massiver Gewalteinwirkung handelt, in Mitteleuropa in der Regel nach Verkehrsunfällen. Ob die Patienten überleben, ist stark abhängig von der Art des Traumas und von der Anzahl der Begleitverletzungen. Bei Verletzungen der Aorta und/oder der V. cava erreichen nur 15–20% lebend die Klinik. Die Gesamtletalität bei abdominellen Gefäßverletzungen liegt je nach Literaturangabe zwischen 35% und 45%. Mit zunehmendem Anteil nicht gefäßbezogener Begleitverletzungen steigt die Sterblichkeit von 20% bei Patienten mit ausschließlich Gefäßtraumen bis auf 100%, wenn 5 oder mehr weitere Verletzungen vorliegen.

Die Mehrzahl der Patienten stirbt an den Folgen des hypovolämischen Schocks; dies ist verständlich, wenn man bedenkt, daß $2/3$ des Kreislaufvolumens durch den Abdominalraum fließen. Auch die Spättodesfälle sind meist die Folge des primären hämorrhagischen Schocks, also Nierenversagen, Schocklunge oder Allgemeininfektionen.

Eine Verbesserung der Überlebenschancen von Patienten mit Gefäßverletzungen des Abdomens scheint nur durch möglichst rasches Handeln erreichbar zu sein. Der Patient mit intraabdominellem Gefäßtrauma muß interdisziplinär betreut werden. Gefäßchirurg, Bauchchirurg, Unfallchirurg und Intensivmediziner müssen eng miteinander kooperieren. Die frühzeitig einsetzende optimale Schockbehandlung am Unfallort muß fließend in eine ebenso optimale intra- und postoperative Betreuung und Behandlung übergehen. Nach Aufnahme des Patienten in die Klinik darf keine wertvolle Zeit durch überflüssige diagnostische Maßnahmen verloren werden. Der rasche Entschluß zur Operation ist der wichtigste Schritt der erfolgreichen Schockbehandlung, oft ist nur die sofortige Laparotomie lebensrettend. Die Gefäßrekonstruktion darf nicht um jeden Preis erzwungen werden.

Literatur

1. Beck E (1976) Die Verletzungen des Beckens und komplizierende Verletzungen. In: Chirurgie der Gegenwart, Bd IV, Beitrag 33. Urban & Schwarzenberg, München Berlin Wien
2. Chatelain C, Massé C (1975) Les hemotomes retro-péritoneaux. Masson, Paris
3. Denck H, Ender HG, Jonas M (1975) Gefäßverletzungen bei Beckenbrüchen und ihre Behandlung. In: Jonasch E (Hrsg) 10. Tagung der Österreichischen Gesellschaft für Unfallchirurgie, Salzburg 1974. Springer, Berlin Heidelberg New York (Hefte zur Unfallheilkunde, H 124)
4. Ekbom GA, Towne JB, Majewski JT, Woods JH (1981) Intra-abdominal vascular trauma – A need for prompt operation. J Trauma 21/12:1040–1044
5. Heberer G, Becker HM, Dittmer H, Stelter WJ (1983) Vascular injuries in polytrauma. World J Surg 7:68–79
6. Horton RE, Hamilton SGI (1968) Ligature of the internal iliac artery for massive haemorrhage complicating fracture of the pelvis. J Bone Joint Surg [B] 50/2:376–379
7. Leitz KH, Trentz O, Borst HG (1978) Retroperitoneale Gefäßverletzungen. Langenbecks Arch Chir 347:166–171
8. Lim RC Jr, Lau G, Steele M (1976) Prevention of complications after liver trauma. Am J Surg 132:156–162
9. Patterson FP, Morton KS (1977) The cause of death in fractures of the pelvis: With a note on treatment by ligation of the hypogastric (internal iliac) artery. J Trauma 13:849
10. Rothenberger DA, Fischer RP, Perry JF Jr (1978) Major vascular injuries secondary to pelvic fractures: An unsolved clinical problem. Am J Surg 136:660–662
11. Walt AJ, Wilson RF (1975) Specific abdominal injuries. In: Management of trauma, pitfalls and practice. Lea & Febiger, Philadelphia

21 Verletzungen des Urogenitalsystems

W. Schütz

Die Inzidenz von Verletzungen des Urogenitalsystems bei Unfallverletzten beträgt nach verschiedenen Statistiken etwa 1–3% [19, 24]. Die Nieren sind bei den Urogenitalverletzungen zu 50%, Blase und Harnröhre sowie äußeres Genitale zu jeweils 25% beteiligt [19].

Da die Symptomatik von Nieren- und Blasenverletzungen beim polytraumatisierten Patienten häufig klinisch nicht im Vordergrund steht, werden diese Verletzungen nicht selten gar nicht oder zu spät erkannt. So konnten bei 287 nicht ausgewählten Unfallsektionen in 28,9% der Fälle klinisch nicht erkannte Verletzungen der Nieren und Nierengefäße festgestellt werden [9, 13].

Deshalb verdient die Fahndung nach Traumen des Urogenitaltraktes beim Unfallverletzten besondere Aufmerksamkeit.

Nierenverletzungen

Nierenverletzungen werden in offene (perforierende) und geschlossene (stumpfe) Verletzungen unterteilt.

Die *offenen* Nierentraumen bereiten diagnostisch meist keine Schwierigkeiten und zeigen sich in ihrem Ausmaß bei der erforderlichen Organinspektion durch Laparotomie. Im Falle kleinerer Verletzungen ist das therapeutische Ziel die Organerhaltung durch Verschluß von Hohlsystem und Parenchym, Entfernung von Gewebssequestern und eine ausgiebige Drainage des Wundbetts. Bei kompletter Organzertrümmerung, was bei perforierenden Nierenverletzungen selten ist, und massiver Blutung bei irreparablen Nierenstielverletzungen, steht die Nephrektomie im Vordergrund. Wenn es der Zustand des Patienten erlaubt, sollte vorher durch Ausscheidungsurogramm (AUG), Computertomogramm mit Kontrastmittel oder zumindest Sonogramm der Nachweis einer kontralateralen und funktionsfähigen Niere erbracht werden, was im Schock und durch Sonographie allein jedoch nur bedingt möglich ist.

Die *geschlossenen* oder stumpfen Nierenverletzungen sind bei unfallverletzten Patienten (Straßenverkehr, Sport) häufiger und machen bis zu 90% aller renalen Traumen aus [15]. Äthiologie und Pathogenese der stumpfen Nierentraumen lassen im wesentlichen zwei pathogenetische Formen zu: die *direkte* Gewalteinwirkung durch Schlag auf das Organ mit konsekutiver Kompressionsruptur oder durch die das Organ hiebwaffenartig zerteilende Wirkung der 12. Rippe, die zu Polabrissen oder Nierenhalbierungen führt; die *indirekte* Gewalteinwirkung bei Auffahrunfall oder Sturz aus großer Höhe, die zur Traumatisierung des Parenchyms oder zu Intimaeinrissen am Gefäßstiel bis zum totalen Gefäßabriß führen kann.

Die Nierenverletzungen lassen sich nach Entstehungsmechanismus, nach pathologisch-anatomischen Veränderungen und nach klinischen Gesichtspunkten klassifizieren. Stellvertretend für viele mögliche Einteilungen sei hier die klassische pathologisch-anatomische Einteilung nach Küster erwähnt, die 4 Stadien unterscheidet:
1. Trauma der Capsula fibrosa (Nierenkontusion),
2. Zerreißung des Nierenparenchyms ohne Hohlsystembeteiligung,
3. Zerreißung des Nierenparenchyms mit Hohlsystemeröffnung,
4. völlige Nierenzertrümmerung mit Abriß von Nierengefäßen.

Symptomatologie und Manifestation von Nierenverletzungen

Das klinische Bild hängt vom Schweregrad der Nierenverletzung ab. Kleinere Nierentraumen mit kleinem subkapsulärem Hämatom wie bei der Nierenkontusion, etwa 75% aller stumpfen Nierenverletzungen [8, 15], verursachen Flankenschmerz und Hämaturie. Größere Verletzungen, wie multiple Parenchymeinrisse, Hohlsystemeröffnungen, Polabrisse oder Läsionen am Gefäßstiel mit Ein- oder Abrissen desselben, verursachen eine Schocksymptomatik, Flankenschmerz, zunehmenden

Flankentumor und meistens Hämaturie. Die Hämaturie steht jedoch nicht immer im Verhältnis zur Schwere der Nierenverletzung. Kontusionen, also leichte Nierenverletzungen, können eine massive Hämaturie verursachen, andererseits kann bei Nierengefäßstielabrissen, Harnleiterabrissen und massiven Nierenzerreißungen mit Eröffnung des Peritoneums die anfängliche Hämaturie sistieren oder ganz fehlen. Dies kann in 10–20% der Fälle so sein [6, 11, 22]. Prinzipiell muß man davon ausgehen, daß ausgeprägte Schocksymptomatik mit Flankenschmerzen und zunehmendem perirenalem Hämatom unabhängig von der Hämaturie auf eine schwere Nierenverletzung hinweisen. Diese Symptome können jedoch besonders beim polytraumatisierten Patienten und bei fehlender Hämaturie durch Symptome anderer schwerer Verletzungen überlagert sein, die u. U. eine sofortige chirurgische Intervention erforderlich machen (Thoraxtrauma, Pneumothorax).

Diagnostische Maßnahmen

Erlaubt es der Gesamtzustand des Patienten, so sind vor einer operativen Intervention nach ausreichender körperlicher Inspektion und Anamnese (wenn möglich) folgende diagnostische Maßnahmen zur Abklärung eines Nierentraumas geeignet:

1. Die *Abdomenleeraufnahme* zur Beurteilung des Psoasrandschattens (verstrichen bei massiver retroperitonealer Blutung) und zum Ausschluß möglicher Frakturen der unteren Rippen.

2. Das *Infusionsurogramm* (im Schock wertlos) zum Nachweis der Nierenfunktion, zur Beurteilung der Nierenkontur, zur Beurteilung einer Kontrastmittelextravasation und zum Nachweis einer kontralateralen funktionsfähigen Niere.

3. Die *Sonographie* der Nieren zum Nachweis von perirenalen Hämatomen und zur Darstellung der Nierenkontur.

4. Das *Computertomogramm* (mit Kontrastmittel) kann in vielen Fällen das AUG ersetzen, jedoch werden zusätzliche Harnleiterabrisse im distalen Teil leicht übersehen (Abb. 1).

5. Die *Nierenangiographie* läßt eine exakte Abgrenzung zwischen Gefäß- und Parenchymschäden erkennen, sollte jedoch nur dann durchgeführt werden, wenn im AUG die Niere nicht zur Darstellung kommt und andere nichtinvasive Verfahren (CT) zur Diagnosestellung nicht ausreichend sind (Abb. 2).

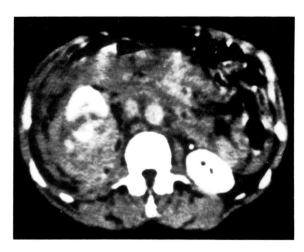

Abb. 1. Computertomogramm beider Nieren. Traumatisch bedingte Fragmentation des Nierenparenchyms der rechten Niere mit großem retroperitonealem Hämatom, welches deutlich über die Nierenfettkapsel hinausreicht

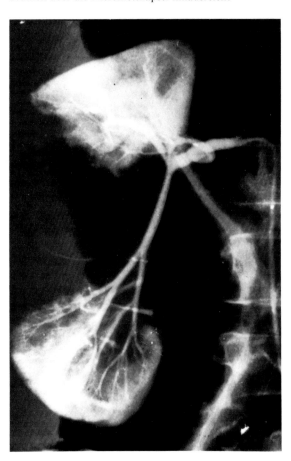

Abb. 2. Traumatisch bedingte Nierenhalbierung rechts. Das selektive Renovasogramm zeigt eine erhaltene arterielle Versorgung des Ober- und Unterpols. Dazwischen ein großes retroperitoneales Hämatom, welches zur Dislokation beider Nierenpole geführt hat. Weite Teile des Mittelgeschosses der Niere sind von der Gefäßversorgung abgeschnitten

6. Die *Isotopennephrographie* gibt zwar Hinweise auf den Durchblutungs- und Funktionszustand der Niere, jedoch ein zuwenig genaues pathologisch-anatonomisches Bild.

Da ungefähr 25–30% der Patienten mit einem Nierentrauma zusätzlich Verletzungen im Abdominal- oder Thorakalbereich haben [15, 16] und somit primär in die Versorgung des Unfallchirurgen gelangen, sollte bei dem geringsten Verdacht einer Nierenschädigung im Rahmen des chirurgischen Diagnostikprogramms ein Nierentrauma ausgeschlossen werden.

Therapeutische Prinzipien bei Nierenverletzungen

Konservatives Vorgehen: Die *Nierenkontusion* mit kleinem subkapsulärem Hämatom ohne stärkeren und progredienten Hb-Abfall und ohne Hinweis auf Parenchymeinrisse wird konservativ stationär behandelt.

Operatives Vorgehen: Nierenverletzungen mit größeren Parenchymeinrissen, mit Verletzung der Fettkapsel, die durch die Gerota-Faszie umgeben ist, können zu erheblichen Blutungen innerhalb dieser Faszie führen und sollten dann operativ versorgt werden. Das Hämatom wird ausgeräumt, Parenchymeinrisse mit Chromcatgut adaptiert und das Retroperitoneum ausgiebig drainiert. Verletzungen der Niere mit Eröffnung des Hohlsystems (Kontrastmittelaustritt) sind eine klare Indikation zur operativen Revision.

Ausräumung des perirenalen Hämatoms, Entfernung von Koagula aus dem eröffneten Hohlsystem, fortlaufende Naht des Hohlsystems mit 4-0 atraumatischem Chromcatgut, Umstechung von Interlobar- oder Interlobulararterien mit 4-0 atraumatischem Chromcatgut, Entfernung von nicht durchbluteten Gewebssequestern, Parenchym- mit Nierenkapselnaht und retroperitonealer Drainage sind therapeutische Zielsetzungen.

Bei schweren Nierenverletzungen kann häufig die Entscheidung zur Erhaltung oder Entfernung der Niere erst am freigelegten Organ gefällt werden. Um zu verhindern, daß ein erhaltenswertes Organ aufgrund einer massiven Blutung aus dem Organ oder dem Nierengefäßstiel nach primärer Eröffnung der Fettkapsel durch plötzliches Nachlassen der Tamponade im Retroperitoneum zur Rettung des Patienten entfernt werden muß, ist

es vorteilhaft und sicherer, über einen transperitonealen Zugang (gleichzeitige Inspektion der Bauchhöhle) erst die Aorta und V. cava am Abgang der Nierengefäße durch Inzision des Retroperitoneums freizulegen und die Gefäße der betroffenen Niere abzuklemmen. Nach Lösen der lateralen Kolonfixation und Medialverlagerung des Kolons, ist nun nach Ausräumung des Hämatoms eine wohlüberlegte Einschätzung der Nierenverletzung hinsichtlich Rekonstruktion oder Entfernung möglich [22].

Da die Indikation für konservatives oder operatives Vorgehen besonders beim polytraumatisierten Patienten häufig nicht leicht zu stellen ist, sind im folgenden wesentliche Kriterien zusammengestellt, die für die Entscheidung richtungsweisend sind.

Die Indikation zu einer *abwartend konservativen* Behandlung ist gegeben:

- bei stabilem klinischem Status oder Vorliegen eines Schocks, der erst stablisiert werden muß,
- bei vorübergehender oder leichter Hämaturie,
- bei angemessener Erhaltung der Nierenfunktion und -konfiguration,
- bei Extravasation, wenn sie nur auf die Nierenkapsel beschränkt ist,
- bei schweren Begleitverletzungen, die Priorität in der Versorgung haben,
- wenn anzunehmen ist, daß die sofortige chirurgische Intervention zu einer schweren Blutung führt, die aus vitaler Indikation zur Entfernung einer erhaltenswerten Niere zwingt.

Faktoren, die für eine *operative* Intervention sprechen, sind:

- persistierende *Hämorrhagie* über 24 h und zunehmende Kreislaufinstabilität *trotz Infusion* von 1 500 cm³ Vollblut,
- persistierender Funktionsausfall,
- Fragmentation oder Totalverlust der Nierenkonfiguration und -struktur,
- zunehmende Ausdehnung oder Pulsation des perirenalen Hämatoms,
- Extravasation außerhalb der Nierenkapsel mit oder ohne Infektion,
- Harnleiter- oder Nierenstielverletzungen,
- fortschreitende Verschlechterung der Nierenfunktion,
- rasch zunehmender Schock,
- gleichzeitig vorliegende Nierenerkrankung der kontralateralen Niere (z. B. pyelonephritische Schrumpfniere),
- Obstruktion im distalen Ureter der geschädigten Niere.

Prinzipiell sollte bei größeren Verletzungen (ausgenommen Kontusion) stets das operative Vorgehen bevorzugt werden, zumal die Komplikationsraten nach operativem Eingriff bei 5%, bei konservativem Vorgehen jedoch mit 17% eindeutig höher liegen [5].

Nierenstielverletzungen

Nierenstielverletzungen entstehen häufig als Contrecoupeffekt beim plötzlichen Abgebremstwerden des Körpers, wie beim Fall aus großer Höhe oder beim Verkehrsunfall und führen dadurch zu Intimaeinrissen der Nierenarterie. Da Hinweise auf eine mögliche Nierenstielverletzung wie Makro- oder Mikrohämaturie häufig fehlen, ist, bei Kenntnis eines Unfallherganges, der zum Contrecoupeffekt führen kann, eine Nierenstielverletzung durch Ausscheidungsurographie und/oder Angiographie auszuschließen. Die erfolgreiche Revaskularisierung der Niere hängt von der frühzeitigen Rekonstruktion des Nierengefäßstiels ab. Verzögerte Diagnosestellung mindert die Erfolgschancen auf 80% nach 12 h und auf 57% nach 18 h [14].

Komplikationen

Komplikationen nach Nierentrauma sind zum einen die posttraumatischen und postoperativen Frühkomplikationen, im wesentlichen schwere Blutungen, Oligo/Anurie, Infektion (Abszeß, Sepsis) und Harnfisteln, die u. U. noch zur Organentfernung zwingen.

Spätkomplikationen (10–20%) [3] sind vorwiegend durch den Heilungsprozeß bedingte Veränderungen und erst nach etwa 3 Monaten zu erwarten. Das organisierte Hämatom kann zu Abflußbehinderungen führen (posttraumatische Hydronephrose, Harnsteinbildung, Concretio renis), Entzündungen zu Pyelonephritis, Abszeßbildung und Pyonephrose. Im Bereich der Gefäße sind arteriovenöse Fisteln, extra- und intrarenale Aneurysmen und Arterienthrombosen möglich. Funktionseinschränkungen bis hin zu Funktionsverlust und die renale Hypertonie sind weitere Spätkomplikationen. Kontrolluntersuchungen zur Erfassung der Spätfolgen müssen daher zunächst in etwa halbjährlichem Abstand erfolgen.

Harnleiterverletzungen

Offene (penetrierende) Harnleiterverletzungen lassen sich durch Harnaustritt aus der Wunde erkennen, oder die Verletzung als solche läßt durch ihre Lokalisation bereits eine Mitverletzung des Harnleiters vermuten. Offene Harnleiterverletzungen werden in der Regel sofort rekonstruktiv chirurgisch versorgt.

Die geschlossene (stumpfe) Harnleiterverletzung, die beim Unfalltrauma häufiger im oberen Drittel auftritt (geschützte Lage des mittleren und unteren Harnleiterdrittels), macht sich aufgrund der häufig fehlenden Hämaturie mitunter erst nach Tagen durch Urinextravasation mit peritonealer Reizung und Schwellung von Unterbauch und Flankengegend bemerkbar.

Die Diagnose ist eindeutig durch retrograde Ureteropyelographie zu stellen, die selbstverständlich bei dringendem Verdacht auch im Schockzustand möglich ist.

Therapie

Kleine Harnleiterverletzungen mit minimaler Urinextravasation werden durch einen Ureterkatheter geschient und prophylaktisch antibiotisch behandelt.

Größere Harnleiterverletzungen müssen freigelegt, die Extravasate und Hämatome abgesaugt und ausgeräumt werden. Harnleiterabrisse werden dann mit einer schrägen End-zu-End-Anastomose unter gleichzeitiger Schienung des Harnleiters mit 4-0 atraumatischem Chromcatgut adaptiert und das Retroperitoneum drainiert. Infektprophylaxe! Kontrolle der Anastomose in zunächst viertel- bis halbjährigen Abständen (Strikturierungsgefahr).

Harnblasenverletzungen

Verletzungen an Harnblase und Harnröhre sind selten, sie machen etwa 2% aller Unfalltraumen aus [20]. In 94% der Fälle liegen jedoch neben einer Blasenverletzung gleichzeitig weitere abdominale Verletzungen vor [4]. Beckenfrakturen verursachen in 25% der Fälle eine Blasenverletzung, wobei meist eine extraperitoneale Ruptur vorliegt.

Traumatische Blasenverletzung

Je nach Art und Richtung der Gewalteinwirkung lassen sich Blasenverletzungen unterteilen in offene (penetrierende) und geschlossene (stumpfe), die intraperitoneal, extraperitoneal oder kombiniert intra- und extraperitoneal vorliegen können.

Die *offenen* Blasenverletzungen verursachen meist keine diagnostischen Schwierigkeiten. Nach ausgiebiger Wundrevision ist eine zweischichtige Blasennaht anzustreben mit Verschluß des Peritoneums, einer Harnableitung durch suprapubische Zystostomie oder transurethralen Dauerkatheter und perivesikaler Drainage. Wichtig ist eine hochdosierte Infektionsprophylaxe.

Die *geschlossene* Blasenruptur hat als Ursache die hydraulische Sprengwirkung bei gefüllter Blase, wenn äußere Kräfte zu einem spontanen steilen Druckanstieg führen. Typischerweise kommt es an der Pars libera, im wesentlichen dem von Peritoneum bedeckten Teil der Blase, zur Ruptur (es resultiert die intraperitoneale Blasenruptur), während die extraperitoneale Blasenruptur durch spießende Knochenfragmente bei Bekkenfrakturen oder durch Schwerkräfte an der Blasenverankerung (Lig. pubovesicale) mit vorwiegender Lokalisation in Blasenhalsnähe auftritt. Die intra- und extraperitoneale Blasenruptur ist zu 80 % Teil einer Polytraumatisierung [1, 12, 23].

Blasenrupturen sind lebensgefährliche Verletzungen, zumal die Letalität nach 25 h ohne Behandlung um das 4fache ansteigt [20].

Symptomatologie und Diagnostik

Bei Verdacht auf Vorliegen einer Blasenruptur ist unter Beachtung der Frühsymptome mit der Diagnostik sofort zu beginnen. Frühsymptome wie Schock oder Kollaps, Spontanschmerz im Unterbauch, peritonitische Zeichen (bei intraperitonealer Blasenruptur) sowie ein imperativer Harndrang bei gleichzeitiger Unfähigkeit, Wasser zu lassen, sind wichtige Hinweise auf das Vorliegen einer Blasenruptur. Eine Hämaturie ist keinesfalls obligat [21].

Vorrangige diagnostische Maßnahmen sind, neben genauer Anamnese und klinischer Untersuchung des Verletzten, das Ausscheidungsurogramm und das retrograde Urethrozystogramm. Gibt das AUG (z. B. im Schock) keinen Aufschluß über das Vorliegen einer Blasenruptur, so ist die

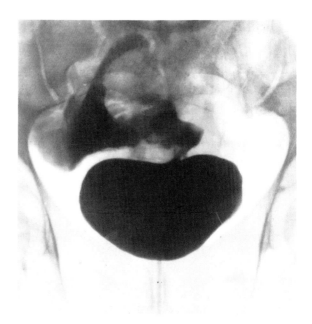

Abb. 3. Urethrozystogramm bei intraperitonealer Blasenruptur. Die Harnblase zeigt eine glatte Randkonfiguration. Das Kontrastmittel (250 ccm) breitet sich intraabdominal zwischen den Darmschlingen aus

retrograde Urethrozystographie indiziert. Wägt man ab zwischen dem Ausscheidungsurogramm und dem retrograden Urethrozystogramm, so ist das Urethrozystogramm unersetzbar, zumal es in 84 % der Fälle diagnostisch verläßlich ist [7]. Im Falle einer intraperitonealen Blasenruptur fließt das Kontrastmittel zwischen den Darmschlingen aus, der Blasenschatten zeigt eine klare Begrenzung (Abb. 3). Bei der extraperitonealen Blasenruptur in Verbindung mit einer Beckenfraktur, zeigt sich die typische Birnenform der Harnblase infolge der beidseitigen Kompression durch Blut- und Harnextravasate (Abb. 4).

Therapie

Die Therapie von Blasenverletzungen ist *grundsätzlich* operativ. In seltenen Fällen ist eine konservative Therapie möglich [10, 18], jedoch nur bei extraperitonealen Blasenrupturen und nur dann, wenn die Patienten infolge schwerster Begleitverletzungen nicht operabel sind. Dann ist jedoch eine ausgiebige Drainage der Blase über einen transurethralen Dauerkatheter unter Antibiotikaprophylaxe unumgänglich.

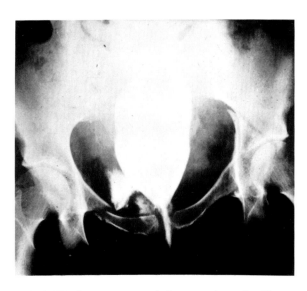

Abb. 4. Urethrozystogramm bei extraperitonealer Blasenruptur, verursacht durch eine Beckenringfraktur. Typische Birnenform der Blase durch beidseits vorliegendes retroperitoneales Hämatom. Kontrastmittelextravasation extraperitoneal rechts

Die *intraperitoneale* Blasenruptur erfordert immer eine Laparotomie, bei der gleichzeitig eine Revision der Bauchhöhle durchgeführt wird. Die Blase wird zweischichtig vernäht und eine Harnableitung durch suprapubische Zystostomie oder transurethralen Dauerkatheter erreicht. Eine Infektionsprophylaxe mit hohen Antibiotikadosen ist notwendig. Zusätzlich muß eine intraperitoneale Drainage gelegt werden.

Die *extraperitoneale* Blasenruptur erfordert ebenfalls ein suprapubisches Freilegen der Blase mit Reinigung des Retroperitoneums von Hämatomen und Urinextravasationen. Selbstverständlich ist bei der Freilegung auch nach intraperitonealen Blasenrupturstellen zu fahnden. Im allgemeinen wird die extraperitoneale Blasenruptur gleich in einer Sitzung mit der Beckenfraktur versorgt, falls hier ein operatives Vorgehen erforderlich ist. Auch bei der extraperitonealen Blasenruptur ist eine ausgedehnte Drainage und eine Zystostomie erforderlich. Eine Antibiotikaprophylaxe ist geboten.

Prognose und Komplikationen

Nach Schmiedt [20] übersteigt die Letalität einer Blasenverletzung nicht 10–17%, sofern diese innerhalb der ersten 6–12 h versorgt wird.

Komplikationen sind möglich durch Knochenverletzungen (Beckenosteomyelitis) sowie durch gleichzeitig vorliegende Darmverletzungen (Peritonitis).

Harnröhrenverletzungen

Neben den *offenen* penetrierenden Harnröhrenverletzungen interessieren im Rahmen des Polytraumas im wesentlichen die *geschlossenen* oder stumpfen Harnröhrenverletzungen, denn diese werden sowohl nach dem Unfallmechanismus als auch nach der Lokalisation unterschiedlich zugeordnet. Zu unterscheiden sind die *direkte* Harnröhrenruptur im Sinne der infradiaphragmalen extrapelvinen Form sowie die *indirekte* Harnröhrenruptur, die supradiaphragmale oder intrapelvine Form.

Die offenen Harnröhrenverletzungen, die im gesamten Bereich der Harnröhre liegen können, werden primär durch eine suprapubische Harnableitung versorgt. Die rekonstruktiven Maßnahmen erfolgen später durch den Urologen, der entweder einen primären Verschluß der Harnröhre anstrebt oder bei größeren Defekten eine plastische Deckung durch Anlegen einer künstlichen Hypospadie (1. Sitzung) mit Versenkung der Hypospadie nach Denis Brown (2. Sitzung) durchführt.

Von den *geschlossenen* Harnröhrenrupturen findet im Rahmen der Traumatologie die indirekte supradiaphragmale intrapelvine Form hier ausführlichere Darstellung, zumal sie häufiger ist als die direkte Harnröhrenruptur. Im wesentlichen kommen als Ursache Beckenbrüche in Frage, wobei durch Verschiebung der Schambeinäste es gleichzeitig zur Zerreißung des Diaphragma urogenitale mit Abriß des Lig. puboprostaticum kommt, welches die Pars membranacea urethrae umschließt.

Symptomatik

Die Symptome bestehen in starken Schmerzen im Bereich der Dammgegend, in imperativem Harndrang bei gleichzeitiger Unfähigkeit zur Miktion, evtl. Blutung aus der Harnröhre. Meist zeigt sich das typische Bild des schweren Schocks und des Kollapses, insbesondere aufgrund der massiven intrapelvinen Blutung.

Diagnostik

Zur Diagnose ist eine Röntgenübersichtsaufnahme des Beckens erforderlich, ein Ausscheidungsurogramm und/oder ein retrogrades Urethrozystogramm. Katheterversuche sind bei Verdacht auf Harnröhrenruptur primär unbedingt zu unterlassen [1]. Dagegen läßt sich durch die rektale Palpation leicht eine nach kranial dislozierte Prostata tasten und so bereits eine Verdachtsdiagnose stellen.

Die Ausscheidungsurographie zusammen mit der retrograden Urethrozystographie, ergibt ein typisches Bild. Durch das Ausscheidungsurogramm wird der Blasenschatten dargestellt und im Urethrozystogramm läuft das Kontrastmittel in den perivesikalen Raum, so daß sich durch die Blasenmuskulatur eine Aussparung ergibt. Das Urethrozystogramm sollte mit Beginn des Kontrastmittelflusses unter Bildwandlerkontrolle erfolgen (sog. dynamisches Urethrozystogramm). Nur so zeigt bereits geringfügiger Kontrastmittelaustritt exakt die Lokalisation der Rupturstelle. Die Aufnahme allein ist beweisend für die supradiaphragmale Harnröhrenruptur (Abb. 5). Die Frage, ob es sich hier um eine komplette oder inkomplette Ruptur handelt, erscheint z. T. von sekundärer Be-

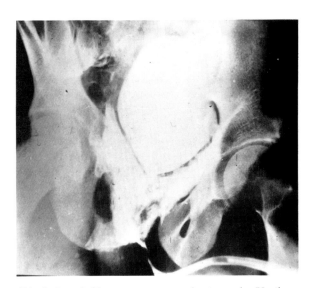

Abb. 5. Ausscheidungsurogramm und retrogrades Urethrozystogramm bei supradiaphragmaler Harnröhrenruptur. Die Blasenkonfiguration ist durch das Ausscheidungsurogramm dargestellt. Durch das retrograde Urethrozystogramm wird der supradiaphragmale und hier z. T. auch der infradiaphragmale Raum dargestellt. Die Aussparung zwischen beiden Kontrastmittelauffüllungen entspricht der Blasenwand

deutung, zumal in jedem Fall eine operative Rekonstruktion angestrebt wird.

Therapie

Eine konservative Therapie entfällt aus Gründen der erforderlichen und notwendigen Harnableitung. Deshalb sollte die Sofortoperation angestrebt werden. Hierbei wird die Blase suprapubisch freigelegt und das Hämatom entfernt. Eine begleitende Beckenfraktur sollte in gleicher Sitzung durch den Traumatologen mitversorgt werden [2].

Die Adaptation der Harnröhrenstümpfe erfolgt mit Hilfe eines Katheters unter leichtem Zug oder durch transperitoneale Nahtfixation der Prostata. Die Schienung der Harnröhrenstümpfe beim totalen Harnröhrenabriß gelingt meist nur durch Sectio alta und gleichzeitige Auffädelung der Harnröhre pro- und retrograd durch Metallbougies. Zur Sicherstellung der Harnableitung wird eine suprapubische Blasenfistel angelegt. Gleichzeitig werden der perivesikale Raum und das Cavum Retzii drainiert.

Ist eine Erstversorgung aufgrund ungünstiger Bedingungen, z. B. Mehrfachverletzungen, schlechter Zustand des Patienten, Nichtverfügbarkeit erfahrener Urologen, nicht möglich, so sollte der Chirurg die endgültige Rekonstruktion der Harnröhrenverletzung verschieben und sich mit einer einfachen Harnableitung im Sinne einer Zystostomie begnügen. Eine endgültige Rekonstruktion ist dann 3–6 Monate später vorzunehmen.

Komplikationen

An Komplikationen ist zwischen Früh- und Spätkomplikationen zu unterscheiden. Frühkomplikationen sind meistens direkte Folgen der Verletzung und nicht der Therapie. Zu den Spätkomplikationen jedoch gehören im wesentlichen die Striktur der Harnröhre (10%), die Inkontinenz (15–30%), die Impotenz (10–40%) und die neurogenen Blasenentleerungsstörungen.

Verletzungen des äußeren Genitales

Verletzungen am äußeren Genitale betreffen Penis, Scrotum und Hoden. Offene und geschlossene Verletzungen sind oft allein schon durch äußere

Inspektion und Palpation erkennbar und werden nach chirurgischen Regeln versorgt, wobei plastisch-rekonstruktive Eingriffe unter dem Ziel der Organerhaltung im Vordergrund stehen. Im Rahmen des Themas „traumatisiertes Abdomen" sollen diese hier keine weitere Darstellung finden.

Schlußbemerkungen

Bei polytraumatisierten Patienten steht die urologische Symptomatik oft nicht im Vordergrund, so daß die Erstversorgung dieser Patienten primär von den Chirurgen vorgenommen wird. Es ist jedoch bei der Erstinspektion und Diagnostik bereits daran zu denken, daß Verletzungen des Harntrakts vorliegen können, die eine ebenso dringende Versorgung erforderlich machen.

Deshalb erscheint es angebracht, daß bei Verdacht auf urogenitale Verletzungen, besonders beim polytraumatisierten Patienten, schon zur Diagnostik frühzeitig der Urologe hinzugezogen wird.

Zwischen dem Eintreffen des polytraumatisierten Patienten in der Klinik und der chirurgisch-operativen Versorgung ist der diagnostische Zeitaufwand oftmals erheblich. Dieser kann nur durch multidisziplinäre Zusammenarbeit sinnvoll ausgenutzt oder verkürzt werden. Ist aus vitaler Indikation ohne vorherige aufwendige Diagnostik eine Laparotomie erforderlich, so sollten auch hier die Vertreter der operativen Spezialdisziplinen zu einer sinnvollen Ergänzung des Operationserfolges beitragen, zumal die optimale Erstversorgung mitentscheidend ist für die Prognose des Unfallverletzten.

Literatur

1. Ahlers J, Müller W, Marberger M (1976) Diagnostische Probleme der Verletzungen der ableitenden Harnwege bei Beckenfrakturen. Therapiewoche 26:2814
2. Ahlers J, Marberger M, Walde HJ, Wilbert D (1977) Osteosynthese bei Mitverletzungen des Urogenitaltraktes. Aktuel Traumatol 7:259
3. Brinkmann WH (1962) Diagnostik und Therapie der Nierenverletzungen. Urologe 1:305
4. Cass AS (1976) Bladder trauma in the multiple injured patient. J Urol 115:667
5. Carlton E, Scott R Jr (1960) Penetrating renal injuries, an analysis of 100 cases. J Urol 84:599
6. Elkin M, Chien-Hsing M, Deparedes RG (1966) Roentgenologic evaluation of renal trauma with emphasis on renal angiography. AJR 98:1
7. Emmett JL, Witten DM (1970) Clinical urography, 3rd edn. Saunders, Philadelphia, p 1827
8. Glenn JF, Harvard BM (1960) The injured kidney. JAMA 173:1189
9. Heinrichs L (1966) Verletzungen der Nierengefäße. Dtsch Z Ges Gerichtl Med 58:28
10. Hinzsch E (1965) Die Verletzungen der Blase. Verh Dtsch Ges Urol 17:159
11. Hodges CV, Gilbert DR, Scott WW (1957) Renal trauma: A study of 71 cases. J Urol 66:627
12. Kuntz RM (1979) Die kombinierte Harnblasen-Zwerchfell-Ruptur beim stumpfen Beckentrauma. Med Welt 30:945
13. Lutzeyer W (1968) Traumatologie der Nieren und oberen Harnwege. Aktuel Chir 3:19
14. Maggio AJ, Brosman S (1978) Renal artery trauma. Urology 11:125
15. Nation EF, Massey BD (1963) Renal trauma: Experience with 258 cases. J Urol 89:775
16. Peterson NE, Norton LW (1973) Injuries associated with renal trauma. J Urol 109:766
17. Peterson NE, Kiracofe LH (1974) Renal trauma, when to operate. Urology 3/5:537
18. Robards VL Jr, Haglund RV, Lubin EN, Leach JR (1976) Treatment of rupture of the bladder. J Urol 116:178
19. Schmiedt E (1963) Unfallverletzungen der Harnorgane. Med Klin 8:315
20. Schmiedt E (1968) Beurteilung und Behandlung von Unfallverletzungen der Harnorgane. Langenbecks Arch Chir 322:300
21. Schönberger B, Brien G (1978) Verletzungen der Harnblase und Harnröhre. Z Urol Nephrol 69:213
22. Scott R Jr, Carlton CE Jr, Goldmann M (1969) Penetrating injuries of the kidney. J Urol 101:247
23. Truss F (1976) Traumafolgen am unteren Urogenitalsystem. Chirurg 47:513
24. Waterhouse K, Gross M (1969) Trauma to the genitourinary tract: A five year experience with 251 cases. J Urol 101:241

22 Das penetrierende Abdominaltrauma

J. Barrett und C.T. Bombeck *

Penetrierende Bauchverletzungen stellen in den USA immer noch ein verbreitetes Problem dar. Dies gilt insbesondere für große Stadtgebiete, in denen Gewaltanwendungen dieser Art endemisch zu sein scheinen. Die Traumastation am Cook-County-Hospital, die als regionales Traumazentrum für den Westen Chicagos dient, nimmt jährlich mehr als 3 500 Patienten auf. Davon haben 70 % penetrierende Bauchverletzungen (Schußwunden, Messerstiche und Schrotschußverletzungen), und fast 350 Patienten jährlich müssen sich aufgrund eines solchen Traumas einer Laparotomie unterziehen. Selbst in ländlichen Gebieten sind penetrierende Bauchverletzungen nicht ungewöhnlich. Landwirtschaftliche Unfälle mit offenen Abdominalverletzungen werden häufig gesehen. Daher sollte jeder Chirurg, der Notfälle behandelt, mit dem Problem der Erstbehandlung eines penetrierenden Bauchtraumas vertraut sein.

Erstbehandlung

Natürlicherweise besteht die Tendenz, bei einem Patienten mit penetrierendem Bauchtrauma die Aufmerksamkeit zunächst auf die abdominelle Verletzung zu richten. Man sollte aber immer daran denken, daß viele dieser Patienten multiple Verletzungen aufweisen und daß die Bauchverletzung – wenn sie auch die dramatischste zu sein scheint – nicht unmittelbar lebensbedrohlich für den Patienten sein muß. Bei allen Patienten sollten daher zunächst die Freiheit der oberen Luftwege und dann die Kreislauffunktion überprüft werden. Nur durch konsequente Kontrolle von Respiration und Kreislauffunktion bei der Erstuntersuchung können lebensbedrohliche Verletzungen rasch entdeckt und versorgt werden. So müssen eine Obstruktion der Atemwege, ein Spannungspneumothorax, eine offene oder luftsaugende Thoraxwunde oder ein Perikarderguß diagnostiziert und

noch vor der Therapie des abdominellen Befundes behandelt werden.

Die Aufmerksamkeit sollte sich erst nach dieser allgemeinen Erstuntersuchung bzw. der Wiederbelebung auf die abdominelle Wunde richten. Am Anfang steht eine vorsichtige, systematische Untersuchung des Abdomens. Eine *Magensonde* muß gelegt und der Mageninhalt abgesaugt werden. Viele dieser Patienten haben noch kurz vor dem Trauma gegessen (oder noch häufiger getrunken), und das Absaugen des Mageninhalts vermindert daher die Aspirationsgefahr. Außerdem entwickeln einige Patienten mit Abdominaltrauma eine akute Magendilatation, so daß eine Magensonde auch als Prävention dieser Komplikation nützlich ist.

Schließlich sollte der abgesaugte Mageninhalt auf Blutbestandteile hin überprüft werden. Der Nachweis von Blut im Magenaspirat in Zusammenhang mit einer penetrierenden Abdominalverletzung lenkt den Verdacht auf eine Verletzung des Ösophagus oder des Magens. Zwar sind Frakturen der lamina cribrosa des os ethmoidale an der Schädelbasis eine Kontraindikation für das Einlegen einer Magensonde, doch sind solche Verletzungen in Verbindung mit einem penetrierenden Bauchtrauma äußerst selten. Als Folge eines stumpfen Schädeltraumas kommen solche Frakturen jedoch vor. Sie werden durch den Austritt von zerebrospinalem Liquor aus der Nase nachgewiesen.

Die *Harnblase* sollte mit einem Foley-Katheter katheterisiert werden. Diese Maßnahme erlaubt die Feststellung einer Hämaturie, die ihrerseits auf eine penetrierende Verletzung des Urogenitaltrakts schließen läßt. Die laufende Bestimmung des Urinvolumens ist ohnehin im Rahmen der Therapie eines hämorrhagischen Schocks angezeigt. Über einen Foley-Katheter können zusätzlich Zystogramme zum Nachweis einer möglichen Blasenverletzung durchgeführt werden. Eine Kontraindikation für den Foley-Katheter stellt lediglich das Vorhandensein einer Urethraverletzung dar. Solche Verletzungen sind insbesondere bei männ-

---

* Übersetzung: Rüdiger Lange, München.

lichen Patienten ein Problem, da bei diesen die
Urethra einen längeren und geschlungeneren Verlauf als bei Frauen aufweist. Penetrierende Verletzungen, die die anatomische Lokalisation der
Urethra zu kreuzen scheinen, sollten durch ein retrogrades Ureterogramm vor Legen eines Foley-
Katheters abgeklärt werden. Ein solches Ureterogramm muß auch bei all denjenigen Patienten
durchgeführt werden, bei denen sich Blut an der
äußeren Harnröhrenöffnung findet oder bei denen
ein Verdacht auf Blut- oder Urinaustritt in das
Perineum oder Skrotum besteht.

Eine vorsichtige *rektale Untersuchung* sollte bei
allen Patienten mit abdominellem Trauma durchgeführt werden. Die Anwesenheit von Blut bei der
rektalen Untersuchung weist auf eine Verletzung
des Rektums oder Kolons hin. Außerdem zeigt
der Nachweis eines guten analen Sphinktertonus
bei Rückenmarkverletzten, daß die Sakralnerven
unbeschädigt sind und daher die Rückenmarkver-
letzung nicht komplett ist.

Operationsindikation

Für die Entscheidungsfindung des Chirurgen, ob
eine Laparotomie durchgeführt werden soll oder
nicht, ist es nötig zu wissen, ob überhaupt eine
intraabdominelle Verletzung vorliegt, die chirurgisch angegangen werden muß. Es ist nicht notwendig, schon präoperativ zu wissen, welches intraabdominelle Organ speziell verletzt ist. Der
Chirurg sollte in der Lage sein, sämtliche intraabdominellen Verletzungen im Verlauf der Laparotomie zu erkennen.

Zwei Gruppen von Patienten sollten sofort operiert werden. Sie müssen in der Notfallaufnahme
schnell erkannt und zügig in den Operationssaal
gebracht werden:

Die erste Gruppe besteht aus Patienten, die sich
im tiefen hämorrhagischen Schock befinden, aus
dem sie nicht herausgeholt werden können. Wenn
diese Patienten zur Aufnahme kommen, sollten
sie, nachdem die intiale Erstuntersuchung und die
initiale Stabilisierung abgeschlossen sind, mit
großkalibrigen venösen Zugängen versorgt werden. Dabei ist es wichtig zu prüfen, ob eine Verletzung der V. cava inferior stattgefunden haben
kann und ob ein adäquater venöser Zugang oberhalb des Diaphragmas angelegt werden muß. Die
initiale Volumenauffüllung wird durch Infusionen
großer Volumina einer Ringer-Laktatlösung sowie
von Blut oder Blutersatzprodukten durchgeführt.

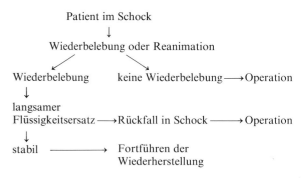

Abb. 1. Indikation zu sofortigen Operation

Sollte der Patient trotz adäquater Volumensubstitution im Schock verbleiben, muß eine persistierende Blutungsquelle als Grund der intraabdominellen Blutung angenommen werden. Solche Patienten müssen schnell erkannt und operiert werden. Die direkte chirurgische Versorgung der Blutungsquelle in der Abdominalhöhle ist die Voraussetzung für die Stabilisierung solcher Patienten.

Die zweite Gruppe von Patienten, bei denen die
Notwendigkeit zur sofortigen Operation besteht,
fällt weniger auf und ist daher schwieriger zu erkennen. Es handelt sich um Patienten im Schock,
bei denen anscheinend eine erfolgreiche Volumensubstitution erreicht wurde. Als Beispiel sei ein Patient genannt, der sich nach einer Schußverletzung
des Abdomens im Schockzustand befindet. Nach
Legen eines intravenösen Zugangs und ausreichender Volumensubstitution beginnen sich die Vitalparameter des Patienten zu stabilisieren. Wenn der
Patient nach adäquater Substitution wieder in den
Schock gerät, muß eine fortbestehende intraabdominelle Blutungsquelle angenommen werden, und
es wird eine sofortige Exploration zur chirurgischen Versorgung der Blutungsquelle notwendig.
Diese Procedere wird auch als „Volumenbedarfs-
test" bezeichnet (Abb. 17).

Glücklicherweise sind Patienten dieser beiden
Gruppen selten und stellen lediglich 5% aller Pa-
tienten, die wegen eines penetrierenden Traumas
im Cook-County-Hospital laparotomiert wurden.
Die meisten Patienten mit einem penetrierenden
Abdominaltrauma weisen entweder relativ stabile
Vitalparameter auf oder stabilisieren sich nach der
initialen Volumensubstitution schnell.

Befunderhebung

Nach der vorsichtigen klinischen Untersuchung
des Abdomens kann eine weitergehende, detail-

lierte Befunderhebung am stabilisierten Patienten durchgeführt werden. Penetrierende Gegenstände, die noch aus dem Abdomen hervorstehen, sollten nicht entfernt werden. Solche verbliebenen, durchspießenden Gegenstände müssen vorsichtig in ihrer Lage fixiert werden, um weitere Verletzungen zu verhindern.

Eine Röntgenuntersuchung des Abdomens in 2 Ebenen soll bei allen kreislaufstabilen Patienten durchgeführt werden. Diese Untersuchung erlaubt z. B. den Nachweis verbliebener Metallkörper und freier Luft in der Peritonealhöhle. Bei allen Patienten mit einer Hämaturie soll eine intravenöse Pyelographie durchgeführt werden. Diese Untersuchung sollte auch bei Patienten mit penetrierendem perirenalen Trauma erfolgen, selbst wenn keine Hämaturie nachweisbar ist. Außerdem meinen wir, daß bei allen Patienten, bei denen wegen eines Traumas eine diagnostische Laparotomie durchgeführt werden muß, zuvor eine intravenöse Pyelographie erfolgen sollte. Dies weniger, um eine mögliche Verletzung der Nieren aufzudecken, da diese ohnehin im Rahmen der operativen Exploration entdeckt würde, sondern vielmehr, um sicherzustellen, daß ggf. die kontralaterale Niere funktionstüchtig ist. Sollte der Chirurg dann mit der Notwendigkeit einer Nephrektomie konfrontiert werden, wird das Wissen um die Funktionstüchtigkeit der anderen Niere seinen Entschluß erleichtern.

Zusätzliche diagnostische Untersuchungsmethoden wie Computertomographie, Ultraschall oder Angiographie sind bei Vorliegen eines penetrierenden abdominellen Traumas selten indiziert.

Vorgehen bei speziellen Verletzungen

Schußwunden

Patienten mit abdominellen Schußwunden stellen hinsichtlich der Notwendigkeit einer chirurgischen Exploration kein Problem dar. Die Regel bei diesen Patienten ist einfach: Alle Patienten mit Schußwunden des Abdomens, die die Abdominalhöhle penetrieren, müssen diagnostisch laparotomiert werden. Im allgemeinen ist es relativ einfach zu entscheiden, ob ein Geschoß die Bauchhöhle durchdrungen hat. Bei Patienten, die Zeichen einer Peritonitis oder Spuren von Blut in Rektum, Magen oder Blase aufweisen, ist das Abdomen bzw. das Intestinum verletzt. Ebenso erlaubt der Vergleich von Ein- und Ausschußwunde bzw. der Ein-

schußwunde und des verbliebenen Geschosses, diese Entscheidung i. allg. relativ einfach zu fällen.

Jedoch gibt es zwei Problemgebiete bei abdominellen Schußwunden:

Tangentiale Schußwunden

Bei diesen Wunden ist es zwar offensichtlich, daß die Bauchwand durch die Kugel getroffen wurde, aber es ist nicht sicher, ob die Kugel in die eigentliche Abdominalhöhle eingedrungen ist. Viele werden argumentieren, daß derartige Verletzungen in jedem Fall einer Laparotomie bedürfen [3]. Dies um so mehr, als beschrieben worden ist, daß, selbst wenn das Geschoß nicht in das Intestinum eingedrungen ist, der „Explosionsdruckeffekt" seines Durchschlags bereits eine intraabdominelle Verletzung hervorrufen kann, ohne daß eine eigentliche Penetration stattgefunden hat. Obwohl dieses Argument in bezug auf Hochgeschwindigkeitsgeschosse oder Militärverletzungen zutreffend sein mag, hat es sich bei zivilen Verletzungen mit Geschossen niedrigerer Geschwindigkeit u. E. nicht bewahrheitet.

In einer Reihe von 307 Fällen der Unfallstation des Cook-County-Hospitals hatten 48 Patienten Schußwunden, die zwar die Abdominalwand getroffen hatten, aber nicht in die Peritonealhöhle eingedrungen waren [7]. Keiner dieser Patienten hatte eine intraabdominelle Verletzung. Auf der anderen Seite zeigte die gleiche Untersuchungsreihe, daß bei eigentlicher Penetration des Geschosses in 97,6% der Fälle eine signifikante intraabdominelle Verletzung vorlag. Wir empfehlen daher, bei Zivilverletzungen operativ zu explorieren, wenn Anhaltspunkte für eine Penetration vorliegen, den Patienten aber lediglich zu beobachten, wenn das Geschoß nicht penetriert hat. Dieses Vorgehen wirft jedoch die Frage auf, wie man bei anscheinend tangentialen Verletzungen die Möglichkeit einer intraabdominellen Verletzung ausschließen kann.

Die lokale Wundexploration oder das „Aufdecken" des Geschoßkanals ist oft schwierig und häufig unzuverlässig. Solche Geschoßkanäle können einen langen und verwickelten Verlauf haben, so daß die Exploration in der Notfallaufnahme schwierig wird. Oft ist es unmöglich, den Schußkanal komplett zu verfolgen. Die Injektion von Kontrastlösung in den Geschoßkanal mit anschließender radiologischer Untersuchung zum Nachweis einer Penetration ins Abdomen ist wegen der

Länge und Komplexität dieser Schußkanäle ebenso unzuverlässig [1]. Die verläßlichste Methode, um eine Penetration in diesen Fällen auszuschließen, ist die Peritoneallavage.

Obwohl die Peritoneallavage bereits seit 20 Jahren zur Anwendung kommt, wurde bislang die größte Erfahrung mit diesem diagnostischen Verfahren im Zusammenhang mit stumpfen Traumen gesammelt [4, 10, 11]. Die Kriterien für positive, falsch-positive und negative Resultate sind ausreichend definiert und generell akzeptiert (s. Kap. 4). Die Anwendung der Peritoneallavage beim penetrierenden Trauma mit dem Ziel zu entscheiden, ob es zu einer Penetration gekommen ist, ist noch neu, und exakte Beurteilungskriterien, die unter diesen Umständen für den positiven Ausfall herangezogen werden können, werden kontrovers diskutiert. Die meisten Autoren sind sich wohl darin einig, daß die Anwesenheit von Galle, Bakterien oder Fäzes ebenso wie der Nachweis erhöhter Leukozytenzahlen (>500 Leukozyten/mm^3) in der Lavageflüssigkeit als positives Resultat im Sinne einer Intestinalverletzung zu werten sind. Jedoch bestehen größere Differenzen hinsichtlich der Kriterien, die für die Anzahl roter Blutkörperchen herangezogen werden sollten. Ein Augenblick des Nachdenkens wird uns daran erinnern, daß theoretisch ein einzelnes rotes Blutkörperchen in der Lavageflüssigkeit auf eine Penetration des Geschosses hindeutet. Jedoch ist die Lavage selbst viel zu empfindlich, um eine so niedrige Zahl akzeptabel zu machen. Auf der anderen Seite ist die Zahl von 100 000 roten Blutkörperchen/mm^3, die allgemein anerkannt wird, viel zu hoch. Zahlen von 50 000, 20 000, 10 000 und 5 000 sind diskutiert worden. Bei uns gilt zur Zeit die Zahl von 10 000 roten Blutkörperchen/mm^3 als Richtwert.

In einer Studie, die auf der Traumastation des Cook-County-Hospitals [8] durchgeführt wurde, erhielten 235 aufeinanderfolgende Patienten mit penetrierenden Bauchverletzungen eine Peritoneallavage. Wenn die Lavageflüssigkeit mehr als 10 000 rote Blutkörperchen/mm^3 enthielt, wurde explorativ laparotomiert. War die Zahl geringer, wurde der Patient beobachtet. Gestützt auf diese Richtlinien führten wir aufgrund falsch-positiver Lavageresultate zwar in 13% der Fälle unnötige Laparotomien durch, übersahen aber nur 1% der intraabdominellen Verletzungen aufgrund falsch-negativer Resultate. Wäre die traditionelle Zahl von 100 000 Erys/mm^3 benutzt worden, dann wären keine falsch-positiven bzw. unnötigen Laparotomien durchgeführt worden, aber es wäre zu einer

hohen Zahl, nämlich 10,4% falsch-negativer Resultate bzw. übersehener Verletzungen gekommen. In Anbetracht der hohen Morbidität und Mortalität im Zusammenhang mit übersehenen Verletzungen betrachten wir die Anzahl von 13% unnötiger Laparotomien als akzeptabel. Bei Unterschreiten dieser Richtzahl von 10 000 Erys/mm^3 kommt es zu einer nicht vertretbar hohen Anzahl unnötiger Laparotomien. Das Überschreiten dieser Zahl führt zu einer nicht akzeptablen Anzahl übersehener Verletzungen. Die erste Regel in der Behandlung von Traumapatienten ist: „Verschlechtere nicht den Zustand des Patienten"; wir würden eine zweite Regel hinzufügen: „Übersieh keine Verletzungen".

Beckenschußwunden

Schußwunden des Beckens, Perineums und Gesäßes stellen eine besondere Herausforderung dar. Zunächst ist festzustellen, ob es zu einer Verletzung der Peritonealhöhle gekommen ist. Wenn in diesem Punkt Zweifel bestehen, empfehlen wir die Peritoneallavage, wobei 10 000 Erys/mm^3 das Entscheidungskriterium darstellen. Das andere Problem, das solche Wunden aufwerfen, insbesondere wenn das Geschoß die Mittellinie gekreuzt hat, ist die Frage nach Verletzung der Beckenorgane. Nach Verletzungen der Blase, der Urethra, der Vagina und v. a. des Rektums muß vorsichtig geforscht werden. Jeder dieser Patienten wird bei uns einer Zystourethrographie, einer vorsichtigen vaginalen Spekulumuntersuchung und einer proktoskopischen Untersuchung mit dem starren Instrument unterzogen. Diese Verfahren werden v. a. dann durchgeführt, wenn nicht bereits bei der rektalen und der vaginalen Untersuchung Blut nachweisbar oder eine Hämaturie aufgetreten ist. Obwohl diese Untersuchungen sehr zeitraubend sind, kann ihre Bedeutung nicht genug betont werden. Selbst bei einer Laparotomie könnten u. U. solche Verletzungen übersehen werden, da sie sich extraperitoneal befinden, der Chirurg ein intaktes Beckenperitoneum vor sich sieht und so die Verletzung nicht erkennen kann. Jede Notaufnahmeeinheit sollte so ausgerüstet sein, daß solche Untersuchungsverfahren routinemäßig durchgeführt werden können.

Stichwunden

Bei der Betrachtung abdomineller Stichverletzungen richten wir unser Augenmerk zunächst auf die

Stichverletzungen des vorderen Abdomens. Letzteres definieren wir als den Bauchabschnitt, der unterhalb des Rippenbogens, oberhalb der Leistenbänder und vor der mittleren Axillarlinie gelegen ist. Die Behandlung von Stichverletzungen dieses Bereiches ist stark umstritten [2, 5]. Die Kontroverse dreht sich v. a. um die Frage, ob die Penetration der Abdominalhöhle durch das Messer eine Indikation zur explorativen Laparotomie darstellt.

Nur annähernd 50% der Messerstiche penetrieren die Abdominalhöhle, und nur etwa 50% derjenigen, bei denen es zur Penetration kommt, führen zu einer intestinalen Verletzung, die einer chirurgischen Revision bedarf. Eine obligatorische Exploration aller Stichwunden, die die Peritonealhöhle penetrieren, wird eine negative Laparotomierate von 50% zur Folge haben. Allerdings würde damit auch das Übersehen intraabdomineller Verletzungen verhindert. Manche Autoren halten eine so hohe Zahl falsch-negativer Laparotomien für durchaus gerechtfertigt und sprechen sich deshalb generell für eine Laparotomieindikation bei penetrierenden Stichwunden aus.

Wie kann nun die Penetration einer Stichverletzung festgestellt werden [12]? In diesem Zusammenhang wurde die lokale Wundrevision befürwortet. Diese wird allerdings nur zeigen, ob eine Penetration der anterioren Faszie stattgefunden hat, und ist als unzuverlässig in der Entdeckung intraabdomineller Penetrationen anzusehen. Die Peritoneallavage ist verläßlicher, wirft aber wiederum die Frage auf, welche Kriterien für eine Penetration sprechen. Es scheint, daß auch hier die Richtzahl von 10000 roten Blutkörperchen/mm^3 als zuverlässiges Kriterium dienen kann.

Die Alternative zu diesem Vorgehen, die auch wir verfolgen, ist die Politik der selektiven Exploration bei Stichwunden des anterioren Abdomens [9]. Durch dieses Vorgehen ist die Penetration des Abdomens per se noch kein Kriterium für die explorative Laparotomie. Wir fordern eher, daß der Patient Hinweise auf eine Verletzung intraabdomineller Organe aufweist. Patienten, die sich im Schock befinden, fallen sicher ebenso wie Patienten, die die Symptome eines kontinuierlichen Blutverlustes oder einer Peritonitis aufweisen, in diese Indikationsgruppe. Eviszeration von Abdominalinhalt ist ebenfalls eine Indikation zur Laparotomie. Das Omentum ist das intraabdominelle Organ, das am häufigsten vorfällt. Fettgewebsanteile, die aus der Wunde hervorschauen, sollten mit großer Vorsicht untersucht werden, da sie vorfallendes Omentum vortäuschen können. Ein Dünn-

darmprolaps wird ebenfalls häufig gesehen. In der Notfallaufnahme sollte nicht versucht werden, exenterierten Darm durch die Stichwunde hindurch zu reponieren. Vielmehr sollten die prolabierten Darmanteile durch Bauchtücher feucht und warm gehalten und der Patient in den Operationssaal gebracht werden. Versuche, den Darm präoperativ zu entlasten, sind zum Scheitern verurteilt, da sich der Patient unvermeidlich durch Anspannung der Bauchdeckenmuskulatur diesem Versuch widersetzen wird, was seinerseits den intraabdominellen Druck anhebt und zur Eviszeration weiterer Dünndarmanteile führt.

Der Nachweis von Blut im Intestinum (Magensonde, rektale Untersuchung) weist ebenfalls auf eine abdominoviszerale Verletzung hin und erfordert die operative Exploration. Eine Hämaturie kann zwar auf ein Trauma beim Einführen des Foley-Katheters zurückzuführen sein, erfordert aber die Exploration, wenn es sich um eine Makrohämaturie handelt, bzw. die vorsichtige Untersuchung mittels i.v.-Pyelogramm und Zystogramm im Falle einer Mikrohämaturie.

Für uns stellt auch der Nachweis freier Luft in der Abdominalhöhle eine Indikation zur Laparotomie dar. Ein solcher Nachweis weist eindeutig darauf hin, daß das Messer die Abdominalhöhle penetriert hat. Man könnte argumentieren, daß die freie Luft durch den Messerstichkanal in das Abdomen gedrungen sein könnte und daher nicht per se für eine viszerale Verletzung beweisend ist. Dies hat sich jedoch nicht bewahrheitet: wenn wir solche Patienten explorierten, haben wir in jedem Fall eine Verletzung des Gastrointestinaltrakts gefunden.

Schließlich stellt auch ein verbliebenes Stichinstrument eine Indikation zur operativen Revision dar. Es sollte kein Versuch unternommen werden, diese Gegenstände schon präoperativ zu entfernen, da zusätzliche Verletzungen, einschließlich größerer Blutungen, durch den Verlust des Tamponadeeffektes auftreten können. Zusammengefaßt gelten bei uns folgende Operationsindikationen bei Stichverletzungen des Abdomens:
– Schock,
– fortlaufender Blutverlust,
– Blut in Magen, Rektum, Harnblase,
– Eviszeration,
– Pneumoperitoneum,
– abnormales i.v.-Pyelogramm oder Zystogramm,
– abnormale Arteriographie oder CT,
– verbliebenes Stichinstrument.

Diese Politik der selektiven im Gegensatz zur

obligaten Exploration penetrierender Stichwunden des vorderen Abdomens führte nicht zu einer Zunahme übersehener Verletzungen, dagegen aber zu einer Reduktion unnötiger Laparotomien von 53% auf 11,6%.

Thorakoabdominale Stichwunden

Diese Verletzungen liegen an der vorderen Brustwand unterhalb der Brustwarzen, aber oberhalb des Rippenbogens und an der hinteren Brustwand unterhalb des Skapulawinkels und oberhalb des Rippenbogens. Sie können leicht die Abdominalhöhle betreffen, da die Zwerchfellkuppe bis zum 4. ICR reicht (Brustwarzenniveau), sich unterhalb dieser Ebene aber der relativ flache diaphragmatische Recessus befindet, der leicht von einem Messer durchdrungen werden kann. Wenn es bei diesen Verletzungen zu einer Mitbeteiligung des Abdomens kommt, kann das Messer *nur* auf dem Weg durch das Zwerchfell in die Abdominalhöhle eindringen. Verletzungen des Zwerchfells erfordern deren operative Revision, da bei ihnen ein hohes Risiko der Herniation von Abdominalinhalt in den Brustkorb besteht. Solche Zwerchfellhernien sind oft klinisch wenig auffällig und können noch vor ihrer Entdeckung zu einer Strangulation und Nekrose von Intestinalanteilen führen mit der Folge einer erhöhten Morbidität und Mortalität. Daher ist bei den thorakoabdominalen Stichwunden eine Penetration grundsätzlich als Operationsindikation anzusehen. Um die Penetration nachzuweisen, haben wir auch hier mit Erfolg die Peritoneallavage angewandt, wobei uns wieder die Zahl von 10000 Erythrozyten/mm^3 als Entscheidungskriterium zur Exploration diente.

Stichwunden der Flanke und des Rückens

In diesen Fällen läßt die Penetration der Abdominalhöhle darauf schließen, daß das Stichinstrument durch das Retroperitoneum gedrungen sein muß. Dieser Raum ist mit bedeutenden und relativ fixierten Strukturen ausgefüllt, die mit hoher Wahrscheinlichkeit verletzt sein können. Daher explorieren wir alle Wunden, die nach dem Resultat der Peritoneallavage offenkundig das Abdomen erreicht haben.

Sollte das Ergebnis der Peritoneallavage in solchen Fällen negativ sein, besteht immer noch die Möglichkeit einer retroperitonealen Verletzung. In all diesen Fällen führen wir routinemäßig i.v.-Pyelogrammuntersuchungen durch. Selbst wenn all diese Untersuchungen negativ sind, beobachten wir den Patienten im Krankenhaus für wenigstens 48 h.

Schrotschußverletzungen

Schrotflinten haben eine relativ niedrige Mündungsgeschwindigkeit in einer Größenordnung von 371–405 m/s. Im Vergleich dazu haben Hochgeschwindigkeitsmilitärwaffen Mindestgeschwindigkeiten in der Größenordnung von etwa 1000 m/s. Die Schrotflinte trägt jedoch eine größere Ladung Schrot, während die Militärwaffe eine relativ kleine Kugel abfeuert. Trotz ihrer relativ niedrigen Mündungsgeschwindigkeit können daher Schrotflinten wegen der größeren Menge Schrot, die in das Gewebe getragen wird, größere Verletzungen verursachen. Außerdem werden Anteile von Kleidungsfutter, Haut, Stoffteile und Trümmer tief in die Wunde versprengt.

Die Schrotflinte verursacht zusätzlich eine relativ hohe Streuung. Die Geschwindigkeit, mit der die Masse der Schrotkügelchen verstreut wird, hängt ihrerseits vom Kaliber der Waffe ab. Ein kleinkalibriger Gewehrlauf verengt sich signifikant zur Mündungsöffnung hin und behält so die Ladung über eine längere Strecke dicht gepackt. Großkalibrige Waffen verursachen eine schnelle Streuung der Kugeln.

Traditionsgemäß werden Schrotflintenverletzungen aufgrund des Abstandes zwischen Mündungsöffnung und Opfer klassifiziert: je näher das Opfer, desto schlimmer die Verletzung. Es ist aber klar, daß auch andere Faktoren, z. B. das Kaliber, betrachtet werden müssen. Außerdem ist es unrealistisch zu erwarten, daß sich das Opfer mit Klarheit erinnern kann, ob es 15 oder 20 m von der Mündungsöffnung entfernt war, als es getroffen wurde. Wir haben daher den Versuch aufgegeben, diese Verletzungen aufgrund der Entfernung von der Mündungsöffnung zu klassifizieren, und orientieren uns stattdessen zur Festlegung des Schweregrades der Wunde am Streuungsmuster. Wenn das Streuungsmuster klein oder eng ist, betrachten wir dies als signifikante Hochgeschwindigkeitsverletzung, die ein extensives Debridement erfordert. Aus praktischen Gesichtspunkten sprechen wir von einer signifikanten Verletzung, wenn das Streuungsmuster mit einer Hand bedeckt werden kann. Eine solche Wunde, insbesondere eine mit einer einzigen großen Einschußöffnung, ist gewöhnlich mit einer signifikanten Explosionsverletzung durch den Mündungsluftdruck verbunden. Wenn das Muster eine große Streuung zeigt (mehr als eine Körperhöhle), betrachten wir dies als niederenergetische Verletzung, die kein extensives Debridement erfordert. Liegt das Streuungsmuster dazwischen, wird je nach Fall individuell behandelt.

Literatur

1. Bowerman JW, Smithwick W (1970) Contrast examination of abdominal stab wounds. Radiology 97:619
2. Bull JC, Mathewson C (1968) Exploratory laparotomy in patients with penetrating wounds of the abdomen. Am J Surg 116:223
3. Edwards J, Gasparo DJ (1974) Visceral injury due to extraperitoneal gunshot wounds. Arch Surg 108:f865
4. Fischer RP, Beverlin BC, Engrav LH et al. (1978) Diagnostic peritoneal lavage: fourteen years and 2,586 patients later. Am J Surg 136:701
5. Forde KA, Ganepula AP (1976) Is mandatory exploration for penetrating abdominal trauma extinct? The morbidity and mortality of negative exploration in a large municipal hospital. J Trauma 14:764
6. Lowe RJ, Boyd DR, Folk FA et al. (1972) The negative laparotomy for abdominal trauma. J Trauma 12:853
7. Lowe RJ, Saletta JD, Read DR et al. (1977) Should laparotomy be mandatory or selective in gunshot wounds of the abdomen? J Trauma 17:903
8. Merlotti G, Marcet E, Sheaff C, Dunn R, Barrett J (1985) Use of peritoneal lavage to evaluate abdominal penetration. J Trauma 25:3, 228–231
9. Nance FC, Wennar MH, Johnson LW et al. (1974) Surgical judgement in the management of penetrating wounds of the abdomen-experience with 2,212 patients. Ann Surg 179:639
10. Pachter HI, Hofstetter SR (1981) Open and percutaneous paracentesis and lavage for abdominal trauma. Arch Surg 116:318
11. Root HD, Hauser CW, McKinley CR et al. (1965) Diagnostic peritoneal lavage. Surgery 57:633
12. Trimble C (1969) Stab wound sinography. Surg Clin North Am 49:1217

23 Besonderheiten iatrogener (speziell endoskopischer) Verletzungen im Gastrointestinaltrakt

B. ULTSCH, J.R. SIEWERT und M. CLASSEN

Die weite Verbreitung endoskopisch-diagnostischer und endoskopisch-therapeutischer Verfahren läßt auch die dieser Untersuchungstechnik eigenen Komplikationen ansteigen. Die Kenntnis der Komplikationsmöglichkeiten verhindert sie bereits zu einem Großteil. Genauso führt das Wissen um sie zu einer schnelleren Diagnose und adäquaten Therapie.

Nach den Ergebnissen einer Umfrage der amerikanischen Gesellschaft für gastroenterologische Endoskopie [42] ist bei der Routine-Ösophagogastroduodenoskopie mit einer Komplikationsrate von 0,13% und einer Letalität von 0,004% zu rechnen. Ähnliche Zahlen haben Rösch et al. 1981 [39] und Frühmorgen 1979 [16] anhand einer Umfrage an mehreren deutschen Zentren ermittelt. Im Vordergrund standen dabei Reaktionen auf die Prämedikation, kardiopulmonale Zwischenfälle bei der Endoskopie selbst, aber auch – wenn auch deutlich weniger – Perforationen und Blutungen.

Die Komplikationsraten der endoskopisch-therapeutischen Verfahren wie Bougierung, Tubenimplantation, Polypektomien und Papillotomien liegen um mehr als eine Zehnerpotenz höher. Da ein Großteil der endoskopisch-therapeutischen Verfahren auch ambulant durchgeführt wird, sollte die klinische Symptomatik möglicher Komplikationen nicht nur dem Endoskopiker, sondern auch dem Hausarzt bekannt sein.

Im selben Maße müssen sie aber auch dem Chirurgen geläufig sein, da die meisten schwerwiegenden Komplikationen chirurgisch angegangen werden müssen. Grundsätzlich gilt, daß endoskopisch gesetzte Verletzungen mit größerer Zurückhaltung betrachtet werden können. Dies gilt in erster Linie für die Perforation. Aufgrund der besonderen Vorbereitung endoskopierter Patienten (nüchtern, sauberes Kolon) hat die Perforation geringere Folgen als die Perforation eines ungereinigten Organs. Bei der durch endoskopische Maßnahmen gesetzten intestinalen Blutung gelten dagegen die Regeln für die gastrointestinale Blutung allgemein. Entscheidender Parameter für die Indikation zur Operation ist immer die Blutungsaktivität und -intensität.

Die durch eine Komplikation bei der Endoskopie iatrogen erzeugten Krankheitsbilder sollten immer eindeutig diagnostiziert und ernst genommen werden. Sie erfordern eine enge Kooperation zwischen dem endoskopierenden Arzt und dem Chirurgen.

Endoskopische Verletzungen im oberen Gastrointestinaltrakt

Sammelstatistiken, wie sie in Tabelle 1 dargestellt sind, weisen die weitgehende Gefahrlosigkeit dieser endoskopischen Untersuchung aus. Vergleicht man diese Publikationen mit den Ergebnissen aus anonymen Umfragen [11], zeigt sich, daß große Fragebogenaktionen meist nicht mit den Ergebnissen der „Peripherie" [42] übereinstimmen. Die prospektive Studie von Andersen u. Clausen [2]

Tabelle 1. Komplikationen bei der Ösophagogastroduodenoskopie

Autor	Zahl der Patienten	Blutung [%]	Perforation [%]	Letalität [%]
Stadelmann et al. [50]	99 426	–	0,29	0,18
Silvis et al. [46]	211 410	0,30	0,30	0,06
Hamm u. Altenähr [21]	150 000	0,09	0,20	0,30
Myren [30]	125 317	0,14	0,30	0,004
Ottenjann [33]	190 314	0,13	0,20	0,04

ergibt eine Komplikationsrate von 1,2 % bei der ambulanten Gastroskopie.

Ansonsten schwanken die Komplikationsraten zwischen 0,09 und 0,3 $^0/_{00}$ für die Blutung, zwischen 0,2 und 0,29 $^0/_{00}$ für die Perforation. Letal kann eine Routineendoskopie in 0,04–0,3 $^0/_{00}$ der Fälle ausgehen (Tabelle 1).

Es sind vor allem 5 wesentliche Komplikationen, die in ihrer Konsequenz unterschiedlich beurteilt werden müssen.

Pseudoakutes Abdomen

Klinisch hat der Patient am Ende der Endoskopie ein massiv geblähtes Abdomen mit einem diffusen Druckschmerz, der an eine Perforation denken läßt.

Die Ursache dafür kann eine zu kräftige Luftinsufflation in Zusammenhang mit der Gabe von Anticholinergika, der B-II-Magen, eine Achalasie oder peptischen Stenose und Zustand nach Fundoplicatio sein. Die Diagnose wird durch den Ausschluß freier Luft in der Abdomenübersichtsaufnahme bei gleichzeitig massiv geblähten Magen- und Darmschlingen gestellt.

Therapeutisch genügt das Legen einer Magensonde bzw. die Gabe von Cholinergika.

Pneumoperitoneum

Glouberman et al. [18] sahen bei routinemäßigen Abdomenübersichtsaufnahmen nach endoskopischer Untersuchung von 124 Patienten in 3 Fällen eine intraperitoneale Luftansammlung.

Perforationen waren nicht nachweisbar, eine Therapie deshalb nicht nötig. Eine transabdominelle Entlastungspunktion ist nach Jacobsohn [15] beim sog. „idiopatischen" Pneumoperitoneum erforderlich, wenn aufgrund des Zwerchfellhochstands Dyspnoe und Blutdruckabfall eintreten.

Ein nachgewiesenes Pneumoperitoneum mit dem klinischen Verdacht auf eine sich entwickelnde Peritonitis ist jedoch eine Indikation zur diagnostischen Laparotomie.

Intramurale Läsionen am Ösophagus

Am Ende der Endoskopie kann man selten einmal submuköse Hämatome sehen, die das gesamte Ösophaguslumen verschließen können. Eine sub-

muköse Läsion kann dann angenommen werden, wenn mit Gastrografin eine Wandläsion ausgeschlossen werden kann [28] und Brustschmerz, Dysphagie, Tachykardie, Dyspnoe sowie Mediastinalemphysem als Symptome der Ösophagusruptur fehlen.

Mallory-Weiss-Riß

Mallory-Weiss-Risse im Zusammenhang mit der Endoskopie des oberen Gastrointestinaltrakts werden häufiger beschrieben [3, 49, 57]. Diese Risse entstehen bei starkem Erbrechen oder Würgen während der Endoskopie. Die Diagnose kann durch das Endoskop erfolgen. Häufig wird sie beim Zurückziehen des Instrumentes nach Abschluß der Endoskopie des Magens gestellt. Nur bei 10 % [3] der so entstandenen Mallory-Weiss-Risse sind Transfusionen nötig, noch seltener wird eine operative Intervention erforderlich.

Komplikationen bei endoskopischer Implantation von Tuben im Ösophagus oder am ösophagokardialen Übergang

Als Komplikationsraten bei Verwendung ösophagealer Endoprothesen werden Werte zwischen 1 % und 47 % [47] angegeben. Erklärbar ist diese Differenz nur durch die unterschiedliche Überwachung und Dokumentation. Als Komplikationen werden die Refluxösophagitis, die Bolusobturation, die Dislokation des Tubus und die Perforation mit der Ausbildung einer Mediastinitis oder Peritonitis [29] bewertet.

Dislokationen kommen in 10–39 % der Fälle [48] sowohl in Richtung Mund als auch in Richtung Magen vor. Später auftretende gedeckte oder freie *Perforationen* sowie ösophagobronchiale Fisteln entstehen durch Drucknekrosen im Tumor oder am Übergang vom Tubus zur normalen Ösophagus- oder Magenschleimhaut.

Mehrere Publikationen [27, 37, 45] weisen auf *Tubusbrüche* und Dislokation des aboralen Teilstücks sowie Drucknekrosen durch den die beiden Teile verbindenden Nylonfaden hin. Multiple Perforationen können dann im Magen- und Dünndarmbereich auftreten, dort wo der harte und gespannte Nylonfaden Drucknekrosen verursachte. *Aspirationen* sind v. a. dann zu erwarten, wenn der Tubus den ösophagokardialen Verschlußmechanismus überbrückt und zu Reflux führt.

Die wichtigste iatrogene Verletzung des Ösophagus im Tumorbereich oder am ösophagokardialen Übergang beim Legen von Tuben ist die durch die Vorbougierung oder durch die Implantation selbst gesetzte Perforation. Das akute Perforationsrisiko beim Plazieren von Überbrückungstuben im Ösophagus und ösophagokardialen Übergang bei inoperablen Ösophaguskarzinomen, Kardiakarzinomen oder Rezidiven nach Resektion maligner Tumoren im oberen Gastrointestinalbereich beträgt ca. 10 %.

Sowohl bei der Bougierung als auch bei der Tubusimplantation kann es am krikopharyngealen Sphinkter zu einem Mukosaprolaps kommen, der vorgeschoben leicht rupturieren kann. Häufiger ist im Halsbereich jedoch die Kompression des Pharynx gegen die Halswirbelsäule bei der Implantation des Tubus.

Außerdem kann beim Überwinden der engsten Stelle mit dem Tubus die orale Speiseröhre überdehnt werden und rupturieren.

Da die Perforation bei der Implantation von Tuben nie ganz ausgeschlossen werden kann, ist eine Röntgendarstellung mit wasserlöslichem Kontrastmittel nach der Implantation obligat. Perforationen sind dabei mit großer Sicherheit erkennbar. Die klinischen Zeichen sind die gleichen wie bei der Perforation nach Bougierungen oder Dehnungen des Ösophagus.

Blutung

Nur in Ausnahmefällen erreicht eine Blutung bei der Routine-Ösophagogastroduodenoskopie eine besorgniserregendes Ausmaß. Die Häufigkeit dieser Komplikation wird mit 0,3‰ und die Mortalität mit 0,01‰ [39] angegeben. Die häufigste Ursache ist die Biopsie einer tumorsimulierenden Magenvarize oder die Eröffnung eines arteriellen Gefäßes in einem Ulkusstumpf [38]. Bei der Magenpolypektomie liegt die Blutungsinzidenz etwas höher. So geben Lanza et al. [22] eine Blutungshäufigkeit von 7 %, Ottenjann [33] eine Blutungshäufigkeit von 2,5 % an. Die *Diagnose* wird häufig schon während der Endoskopie gestellt.

Etwa zwei Drittel der durch die Endoskopie entstandenen Blutungen sistieren spontan, nur ein Drittel bedarf einer endoskopischen oder chirurgischen Therapie. Nach eigenen Erfahrungen sind in gut 80 % der Fälle die persistierenden Blutungen endoskopisch zu beherrschen. Bei Blutungen im Ösophagus ist auch die lokale Tamponade mit der Sengstaken-Sonde oder Linton-Nachlaßsonde möglich.

Bei protrahierter Blutung aus einer biopsierten Magenvarize bleibt nur die lokale Umstechung nach Gastrotomie. Die Blutung aus einer Polypektomiestelle erfordert selten einmal ein chirurgisches Eingreifen. Dabei sollte die Blutung nicht nur umstochen werden; wir empfehlen die subseröse Exzision des Polypektomieulkus über eine Gastrotomie, wenn das histologische Ergebnis noch nicht vorliegt.

Die bei der Bougierung auftretenden Blutungen sind Folge von kleinen Einrissen der Schleimhaut. Konservative Maßnahmen genügen immer. Bei Blutungen nach Bougierungen und Dilatationen sollte eine Ballontamponade tunlichst vermieden werden, um nicht aus einem oberflächlichen Einriß eine Ruptur zu machen. Die endoskopischen Blutstillungsverfahren mittels Laser, Unterspritzung oder Elektrokoagulation sind meist erfolgreich.

Perforation im Ösosphagus und Magen

Perforation bei diagnostischer Endoskopie

Die Perforation wird als die folgenschwerste Komplikation der Ösophagogastroduodenoskopie angesehen. Die Häufigkeit des Auftretens schwankt zwischen 0,33 ‰ [44] und 0,23 ‰ [58].

An seltenen Komplikationen der Ösophagogastroduodenoskopie sind in der Literatur [15] Einklemmungen des Endoskops im distalen Ösophagus bzw. in der abführenden Schlinge eines B-II-Magens; meist im Rahmen eines Inversionsmanövers, beschrieben. In Kasuistiken sind Aspirationen von frakturierten Zahnprothesen [23] mitgeteilt worden. Zu den therapeutischen Problemen kommen immer auch forensische Aspekte. Perforationen und Blutungen sind bei Extraktionsversuchen [15] zu befürchten.

Perforationen nach Dilatation oder Bougierung

Der Dehnungsdruck erzeugt an der Stenose ein gewolltes Trauma. Übersteigt der lokale Druck die Gewebselastizität, kommt es zum Gewebebruch mit folgender Blutung und/oder Perforation.

Wie aus Tabelle 2 ersichtlich, liegen die Komplikationsraten der Bougierung etwas niedriger als die der Dilatation. Die Komplikationsraten schwanken zwischen 1,4 und 3 % bei der Bougie-

Tabelle 2. Komplikationsraten bei Dilatation und/oder Bougierung bei Achalasie und Stenose des Ösophagus

Autor	Zahl der Patienten	Komplikationsrate		Letalität	
		n	[%]	n	[%]
Davis u. Graham [13]	585 Bougierungen	8	1,4	1	0,17
	35 pneumat. Dilatationen	5	14,0		
Wesdrop et al. [56]	100 Bougierungen	8	8,0		–
London et al. [25]	92 Bougierungen	3	3,3		–

rung und 10–14% bei der Dilatation. In aller Regel war die Komplikation konservativ beherrschbar. Davis u. Graham [13] berichten über eine Letalität von 0,17%.

Größte Vorsicht ist bei der Frühbougierung von Verätzungsstenosen (7.–10. Tag) geboten, da die Vernarbung noch nicht abgeschlossen ist.

Peptische Stenosen bei großer axialer Hiatushernie haben ebenfalls ein erhöhtes Bougierungsrisiko. Der Leader kann sich in der Hernie verfangen und so keine ausreichende Führung für den Bougie darstellen. Die Perforation erfolgt dann am ösophagokardialen Übergang und nicht an der Stenose.

Nicht einheitlich beurteilt wird das Perforationsrisiko nach Biopsie und folgender Dilatation bzw. Bougierung. Immer sollte nach Biopsie, z. B. einer Achalasie am ösophagokardialen Übergang, mit der Dilatation 3–4 Tage gewartet werden.

Auch die Dilatation einer Achalasie hat, wie aus Tabelle 2 ersichtlich, eine relativ höhere Komplikationsrate. Der Hauptgrund dafür ist in der plötzlichen Aufdehnung des Ösophagus zu sehen, die zusammen mit einem unvorhergesehenen Würgereiz oder Hustenstoß am Hiatus Drücke von 500–700 mm Hg (667–933 kPa) erzeugen können. Eine exakte Positionierung unter Bildwandlerkontrolle und die strenge Beobachtung des Patienten, der möglichst nicht sediert und kooperativ sein sollte, ist die Voraussetzung für geringe Komplikationsraten.

Diagnostik der Perforation

Ein wichtiger Hinweis ist ein massiver retrosternaler, zervikaler oder abdominaler Schmerz während der Endoskopie. Ein subkutanes Emphysem im Halsbereich, ein röntgenologisch nachweisbares Mediastinalemphysem und ein Pneumoperitoneum sind dann direkte Hinweise. Weniger als

50% aller instrumentellen Perforationen werden während der Untersuchung bemerkt. Da die Prognose ganz wesentlich von einer möglichst frühzeitigen Therapie abhängt, empfiehlt sich bereits im Verdachtsfall eine Gastrografinpassage.

Für die weitere Therapie entscheidend ist jedoch das Ausmaß der Perforation, wie sie sich im Gastrografinschluck darstellt. Neben der Lokalisation der Perforation erkennt man auch, ob im Bereich des gesunden, entzündlichen oder tumorös veränderten Organs perforiert wurde (Abb. 1).

Therapie der Ösophagusperforation

Zervikaler Ösophagus: Gerade im zervikalen Bereich ist eine konservative Therapie der Perforation vertretbar. Die innere Drainage (Sonde) und die hochdosierte Antibiotikagabe führen in der Regel zum Ziel. Persistierende, erhöhte oder septische Temperaturen machen eine chirurgische Drainage notwendig. Je nach Fistellokalisation (Gastrografin!) erfolgt die Inzision von rechts oder links. Danach wird die Abszeßhöhle stumpf eröffnet und mit einem Penrose-Drain drainiert. Die Perforation im Halsteil hat eine Letalität von 5–10%.

Thorakaler Ösophagus: Die Therapie der thorakalen Perforation der Speiseröhre im gesunden Bereich ist abhängig von der Zeit, die zwischen Perforation und Diagnose vergangen ist, und vom Ausmaß der Perforation. Die frische ausgedehnte Perforation im gesunden Ösophagus sollte durch Thorakotomie und lokale Übernähung sowie örtliche Drainage bzw. Pleuradrainage behandelt werden. Liegt die Perforation mehr als 8 h zurück, wird die konservative Therapie angestrebt: *Dauerabsaugen des Magens* über eine belüftete Sonde, evtl. Witzel-Fistel, direkte Absaugung des Ösophagus in Höhe der Perforation mit einer zweiten belüfte-

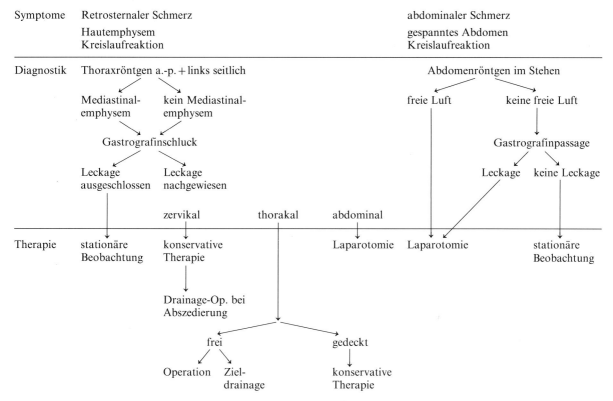

Abb. 1. Diagnostik und Therapie bei Verdacht auf Perforation nach Ösophagogastroduodenoskopie

ten Sonde und Bülau-Drainage beim Entstehen eines Pleuraergusses. Dieses Verfahren hat insbesondere dann seine Berechtigung, wenn im Gastrografinschluck nur eine kleine Perforation nachweisbar und der Anschluß der Perforation an eine Körperhöhle ausgeschlossen ist, also nur eine kurze blinde Fistel besteht.

Abdominaler Ösophagus: Die Therapie der Perforation des abdominalen Ösophagus oder des ösophagokardialen Übergangs besteht in der einreihigen Übernähung der Perforationsstelle über einen dicken Magenschlauch mit anschließender Deckung der Perforation durch eine Fundoplicatio.

Perforation im Tumor: Die Therapie einer Perforation im Bereich eines karzinomatös veränderten Ösophagus hängt von der möglichen Operabilität des Tumors ab, die vor der Bougierung zumindest überblicksweise im Thorax-CT überprüft sein muß. Bei Inoperabilität ist die Therapie der Wahl die Überbrückung des Tumors und der Perforationsstelle mit einem endoskopisch gelegten Tubus und anschließende antibiotische Abdeckung und Absaugung. Ist jedoch Operabilität gegeben, wäre

das abdominomediastinale Ösophagusstripping mit zervikaler Ösophagusfistel bei kleinen Tumoren in den ersten 8 h zu diskutieren, ansonsten die transthorakale Oesophagektomie. Die Rekonstruktion sollte in jedem Fall zweizeitig erfolgen.

Therapie der Magenperforation

Die Perforation im Bereich des Magen ist bei der Routineendoskopie ungewöhnlich, aber bei schon vorbestehenden Schwachstellen, wie einem gedeckt perforierten Ulkus oder Karzinom, möglich. Die Perforation bei einer Biopsie oder Polypektomie ist höchst selten, da die Magenwand wesentlich dicker ist als z. B. die Kolonwand.

Das klinische Bild entspricht dem akuten Abdomen bzw. dem akuten Oberbauch schon während oder nach der Endoskopie. Röntgenologisch ist ein Pneumoperitoneum nachzuweisen. Durch Klinik und Röntgenbefund stellt sich die Indikation zur Laparotomie.

Die Therapie besteht in der Exzision und Übernähung des Defektes. Das während der Endoskopie perforierte Ulkus wird nach den Prinzipien der

Tabelle 3. Komplikationen bei Ösophagusvarizensklerosierung

Autor	Ulzera/Stenosen [%]	Fisteln/Perforation [%]	Pneumonie/Pleuraerguß [%]
Soehendra et al. [49]	9,4	1,2	–
Brunner u. Harke [8]	39,0	–	19,5
Paquet u. Oberhammer [36]	3,1	1,7	2,2
Terblanche et al. [53]	15,0	15,0	10,0
Barsoum et al. [5]	2,5	–	12,3

Ulkuschirurgie behandelt. Da in über 50 % der Fälle die Perforation sofort, in über 80 % innerhalb der ersten 8 h erkannt wird, wird man beim Ulkuskranken die primäre Sanierung beim Ulcus ventriculi durch Billroth-I, beim Ulcus duodeni durch sparsame Ulkusexzision und eine proximalgastrische Vagotomie anstreben.

Beim während der Endoskopie perforierten Magenkarzinom muß laparotomiert und wenn möglich reseziert werden.

Therapie der Perforation nach Dilatation einer Achalasie bzw. Bougierung einer Stenose

Die Therapie ist im wesentlichen vom Röntgenbefund und der klinischen Symptomatik abhängig.

Die gedeckten Perforationen, bei denen röntgenologisch kein Anschluß an eine Körperhöhle nachweisbar ist, können primär konservativ durch endoluminale Drainage mit Dauersog über eine doppellumige Sonde und Abdeckung mit einem Breitbandantibiotikum behandelt werden. Die parenterale Ernährung sollte ca. 8–10 Tage durchgeführt werden, auf orale Ernährung darf erst übergegangen werden, wenn röntgenologisch keine Fistel mehr nachweisbar ist. Gelegentlich kann auch früher mit der oralen Nahrungszufuhr begonnen werden, da kleine, röntgenologisch sichtbare Fisteln ohne klinische Relevanz persistieren können.

Die Perforation am abdominalen Ösophagus nach Dilatation einer Achalasie oder Bougierung einer Refluxstenose mit nachgewiesenem Anschluß an die freie Bauchhöhle erfordert die sofortige Laparotomie. Die Therapie der Wahl ist die direkte Naht und die Deckung des Defektes mit einer Fundoplicatio.

Therapie der Perforation durch Implantation von Tuben (Celestin, Sotar, Häring u. ä.)

Ist die Perforationsstelle vom Tubus überbrückt, kann bei ca. einwöchiger parenteraler Ernährung und Antibiotikagabe von einer guten Prognose ausgegangen werden. Liegt jedoch die Perforation ober- oder unterhalb des Tubus, muß versucht werden, den Tubus über die Perforationsstelle zu plazieren. Die weitere Therapie ist ebenfalls konservativ. Beim Anschluß der Perforation an die Pleurahöhle kommt nur die Bülau-Drainage in Frage, bei Anschluß an die Bauchhöhle nur die Laparotomie mit lokaler Drainage.

Da Tuben nur bei Patienten, die aus lokalen oder funktionellen Gründen inoperabel sind, plaziert werden, kommen größere operative Eingriffe nach Perforation nicht in Frage, wie sie nach der Bougierung benigner Stenosen angezeigt sein können. Die durch den inoperablen Tumor schon erheblich geschwächten Patienten überleben meist freie Perforationen nicht.

Komplikationen bei Ösophagusvarizensklerosierung

Zur Behandlung der Ösophagusvarizenblutung ist die endoskopische Sklerosierung weit verbreitet. Sie ist eine eingreifende Maßnahme und führt nicht selten zu Komplikationen. Diese Komplikationen sollten frühzeitig erkannt werden, um so eine rechtzeitige Therapie einleiten zu können.

Die häufigsten Komplikationen und ihre prozentuale Verteilung sind in Tabelle 3, die tödlichen Komplikationen in Tabelle 4 aufgelistet. Am häufigsten kommt es zu Stenosen und Ulzera. Hier schwanken die Angaben zwischen 39 % [10] und 2,4 % [5]. Paquet u. Oberhammer [36] geben Stenosen mit 1,1 % und Ulzera mit 2 % an. Fistelbildungen treten in 1–15 % der Fälle auf, der Pleuraerguß zwischen 2,2 und 19,5 %.

Mediastinitis mit und ohne Fistelbildung nach Ösophagusvarizensklerosierung

Bei ca. 10 % der Patienten kommt es, abweichend vom normalen Verlauf, bereits am zweiten Tag

Tabelle 4. Letale Komplikationen bei der Ösophagusvarizensklerosierung

Autor	Perforation/ Mediastinitis [%]	Pneumonie [%]	Blutung aus Magenvarizen [%]	Myokard- infarkt [%]	Tödliche Komplikationen n	Letalität [%]
Paquet u. Oberhammer [36]	8,6	7,5	6,5	4,3	93	14,5
Terblanche et al. [53]	5,0	5,0	–	–	2	10,0
Barsoum et al. [5]	–	33,3	–	–	9	24,3

nach dem Eingriff zu einem Anstieg der Temperatur auf 38°–38,5 °C und zu einer Leukozytose. Der Venendruck ist deutlich erhöht, Zeichen einer oberen Einflußstauung können vorhanden sein. Röntgenologisch sieht man häufig einen größeren Pleuraerguß, eine gewisse Mediastinalverbreiterung, manchmal auch Gasbildung im Mediastinum. Der Gastrografinschluck kann Fisteln oder eine Perforation des Ösophagus zeigen. Endoskopisch sieht man wenigstens ein tiefes Ulkus, möglicherweise auch die Perforationsstelle.

Therapie

Der schon durch die Leberzirrhose gefährdete Patient ist durch diese Komplikation in einem lebensbedrohlichen Zustand. Die Weiterbehandlung hängt vom Ergebnis des Gastrografinschlucks, des Thoraxbildes und des Abdominalbefundes ab. Besteht kein Leck am Ösophagus, muß unter Intensivüberwachung, der Gabe von Breitbandantibiotika, Nahrungskarenz und Legen einer Magensonde mit Dauersog weiterbehandelt werden.

Auch eine gedeckte Perforation, die sich als blinde Fistel zeigt, bedarf zunächst keiner weiteren Maßnahmen. Erst wenn die Lungenübersichtsaufnahme einen Pleuraerguß zeigt, ist das Anlegen einer Bülau-Drainage indiziert. Nur bei freier Perforation in das Mediastinum, nachgewiesenem Mediastinalabszeß (durch CT oder Tomographie) ist die gezielte Bülau-Drainage unter Röntgenkontrolle oder durch Klein-Thorakotomie indiziert. Bei septischem Verlauf könnte jedoch eine zervikale Ösophagusfistel mit ständigem Absaugen des Speichels (z. B. durch ein T-Drain) und die Dauerabsaugung des Magensaftes die allein rettenden Maßnahmen sein. Da es sich um schwerst vorgeschädigte Patienten handelt, verbietet sich praktisch immer ein invasiverer Eingriff. Eine Laparotomie ist indiziert, wenn die Perforation im distalen Ösophagus mit Anschluß in das Peritoneum eingetreten ist. Auch hier ist dann nur die lokale

Drainage mit gleichzeitiger transabdominaler Eröffnung des Mediastinums möglich. Eine stumpfe transmediastinale Ösophagusdissektion mit Anlegen einer zervikalen Ösophagusfistel kann bei Perforation des Ösophagus in das Abdomen noch indiziert sein, verhindert jedoch wohl nicht das weitere fatale Fortschreiten der Mediastinitis und ist zudem bei portaler Hypertension nicht ohne hohes Risiko.

Komplikationen und Verletzungen bei endoskopischen Eingriffen an der Papille und den Gallengängen

Komplikationen der ERCP

Die Risiken der ERCP sind die der Endoskopie selbst und der Kontrastmittelapplikation. Die Komplikationsrate erfahrener Untersucher liegt bei 2–3 %, die Mortalität bei 0,2 % [12, 24, 33] (Tabelle 5).

Bei Verdacht auf Vorliegen einer Pankreaspseudozyste wird eine vorherige Ultraschall- oder CT-Untersuchung empfohlen [19]. Bekannte Pseudozysten erfordern eine strenge Indikationsstellung zur ERCP [12]. Trotz all dieser Vorsichtsmaßnahmen kann es zu einer Anfärbung und Infektion kommen.

Eine *Perforation* des Duodenums ist möglich, da die ERCP ein Seitblickgerät erfordert und die Passage durch den Pylorus in die Pars descendens duodeni blind erfolgen muß. Das Perforationsrisiko im Duodenum ist gegenüber der Routineduodenoskopie mit prograder Optik deutlich erhöht [6].

Überspritzungspankreatitis

Für die Überspritzungspankreatitis (Anfärbung der Acini) sind Symptome wie Schmerz, Tempera-

Tabelle 5. Komplikationen bei der ERCP

Autor	Patienten	Pankreatitis	Sepsis pankreatisch/biliär	Perforation	Aspirations-pneumonie
	n	[%]	[%]	[%]	[%]
Bilbao et al. [8]	10435	1,0	0,3/0,8	0,03	0,1
Nebel et al. [31]	3884	–	1,3/0,6	0,10	–
Classen u. Wurbs [9]	1012	1,6	0,1/0,6	–	–

turanstieg, Leukozytose, Blutsenkungsbeschleunigung charakteristisch. Es kommt zu einer leichten Hyperamylasämie, einem vorübergehenden akuten Oberbauch. Nach 48 h klingen diese Symptome jedoch spontan ab. Nahrungskarenz und H_2-Blocker für einige Tage sollten sicherheitshalber angesetzt werden.

Cholangiosepsis

Die Cholangiosepsis kommt fast nur bei Abflußhindernissen im Ductus pancreaticus bzw. Ductus choledochus vor. Ist diese Information durch die vorausgegangene ERCP gegeben und kommt es nach der Untersuchung zu einem akuten rechten Oberbauch mit septischen Temperaturen, Leukozytose, Anstieg des Bilirubins und druckdolenter Leber, muß eine Cholangiosepsis angenommen werden.

Therapie: Das äußerst bedrohliche Krankheitsbild bedarf einer intensiven Therapie unter hochdosiertem Antibiotikaschutz. Entscheidend ist die Beseitigung des meist ursächlichen Abflußhindernisses, wenigstens jedoch eine ausreichende Drainage. Eine therapeutische Möglichkeit ist die Cholezystektomie, Choledochotomie, Steinentfernung und Sicherung des Galleabflusses über ein T-Rohr. Je nach Abflußhindernis kann die endoskopische Papillotomie, ggf. mit nachfolgender Steinextraktion, die adäquate Therapie sein. Gelingt die Beseitigung des Abflußhindernisses nicht, muß eine nasobiliäre Sonde den Abfluß gewährleisten. Gelingt endoskopisch eine ausreichende Drainage nicht, ist spätestens dann die chirurgische Drainage angezeigt.

Komplikationen bei der endoskopischen Papillotomie (EPT)

Übereinstimmend zeigen mehrere Publikationen, daß die Krankheitsbilder, die zur EPT zwingen, unterschiedliche Komplikationsrisiken beinhalten. So ist z. B. die Blutungsgefahr bei der Choledocholithiasis größer als bei der Papillenstenose [1, 14, 41, 43]. Umgekehrt verhält sich das Perforationsrisiko. Beim Papillentumor besteht das höchste Blutungsrisiko.

Die Komplikationsrate ist nach einer Multicenterstudie von Seifert mit 7,55 % ungefähr doppelt bis 3mal so hoch wie bei der ERCP (s. Tabelle 5). In 87 % der Fälle werden die Komplikationen unmittelbar nach der Endoskopie erkannt [40]. Nur wenige Komplikationen treten erst nach 24 h auf, wie z. B. eine Blutung aus einem arrodierten Gefäß.

Cholangitis, Steineinklemmung, Einklemmung des Drahtkörbchens mit Stein bei/nach endoskopischer Papillotomie

Die Cholangitis ist die häufigste Komplikation der ERCP [10]. Die Hauptursache ist eine persistierende Abflußbehinderung mit Infekt oder Kontamination durch die Kontrastmittelinjektion.

Steineinklemmungen nach erfolgter Papillotomie werden häufig angegeben [32]. Die Ursache ist genauso wie die der Drahtkörbcheneinklemmung immer ein Mißverhältnis zwischen Weite der Papillotomie und Steindurchmesser. Die Steineinklemmung während der versuchten Extraktion wird in der Regel sofort erkannt, genauso die Einklemmung des Dormia-Körbchens.

Bei nicht kompletter Entleerung des Gallengangs kann es zu einer verzögerten Steineinklemmung mit folgender Cholangitis kommen, bei der dann das septische Verschlußgeschehen im Vordergrund steht.

Immer häufiger wird die EPT nicht bei der Standardindikation Residualsteine nach Cholezystektomie, sondern auch zur Behandlung der Cholangiolithiasis bei noch in situ befindlicher Gallenblase durchgeführt. In 10 % der Fälle entwickelt sich trotz komplikationsloser EPT eine aufsteigende Cholangitis mit Cholezystitis, am häufigsten in den ersten 10 Tagen mit dann deutlich abnehmendem Risiko.

Therapie: Die Cholangitis nach EPT erfordert die sofortige Beseitigung des Passagehindernisses. Bei Steineinklemmungen gibt Safrani [41] die Möglichkeit an, die Papillotomie zu erweitern und den Stein zu entfernen oder vorübergehend neben dem Gallenstein eine nasobiliäre Sonde oder einen Tubus zur Gewährleistung des Abflusses anzulegen. Gelingt diese Maßnahme nicht oder ist sie aufgrund einer vorausgegangenen schon ausgiebigen weiten Papillotomie wegen der drohenden Perforation zu gefährlich, ist die Indikation zur chirurgischen Choledochotomie mit Drainage und Steinentfernung gegeben. Bei der Einklemmung eines steinbeladenen Dormia-Körbchens ist ebenso zu verfahren. Es muß nur, um das Endoskop entfernen zu können, der Bedienungsteil vom Dormia-Körbchen abgeschnitten werden.

Pankreatitis nach EPT

Mehrere Gründe sind dafür verantwortlich; im einzelnen können sie häufig nur vermutet werden. Wird die Mündung des Ductus pancreaticus beim Versuch die Pars communis der Papilla Vateri zu inzidieren, verlötet, so entsteht praktisch immer eine Pankreatitis. Nur wenn der Verschluß vollständig ist, kommt es zu einer Atrophie des exokrinen Pankreas. Eine Pankreatitis kann aber auch durch eine Inzision des Pankreaskopfes infolge falscher Schnittführung oder Lageanomalien ausgelöst werden, z. B. beim Pankreas anulare oder vorausgegangenen Operationen am Pankreaskopf.

Ungefähr 6–8 h nach einer EPT entwickelt sich eine Hyperamylasämie mit akutem Oberbauch. Bei Ausschluß einer Perforation und gleichzeitiger Hyperamylasämie muß eine Pankreatitis angenommen werden, die dem Verlauf der akuten Pankreatitis anderer Genese entspricht. Genauso wichtig wie der Ausschluß der Perforation ist der Nachweis einer möglichen Steineinklemmung, die eine biliäre Pankreatitis hervorrufen würde. Klärung bringt die unverzügliche Reendoskopie. Nach Ausschluß einer Steineinklemmung muß noch durch eine Duodenographie mit Gastrografin die Perforation ausgeschlossen werden.

Therapie: Der größte Teil der Pankreatitiden nach EPT ist konservativ behandelbar, ggf. ist die Steinextraktion erforderlich, die wenn möglich endoskopisch erfolgen sollte. Gelingt dies Steinextraktion so nicht, ist die chirurgische Steinextraktion indiziert. Bei allen anderen Pankreatitiden ist eine chirurgische Therapie erst bei beginnendem sekundärem Organversagen indiziert. Ultraschalluntersuchung und abdominelle Computertomographie können wertvolle Hinweise geben. Das klinische Bild ist jedoch entscheidend für die Indikation zur operativen Therapie. In der akuten Phase wird in aller Regel nur die Ausräumung der Nekrosen und die Drainage des Oberbauches in Frage kommen.

Blutung nach EPT

Blutungen aus der Papille treten am ehesten bei wulstigen oder tumorös veränderten Papillen und nicht erkannten Gefäßanomalien (größerer Ast der A. pancreaticoduodenalis im Papillenbereich) auf [17, 41, 43]. Eine Fehllage des Papillotoms kann jedoch genauso einmal für die Arrosion einer größeren Arterie verantwortlich sein. In ca. 4% der Fälle ist damit zu rechnen, daß die A. retroduodenalis in der Papillenregion [51, 52] verläuft.

Im allgemeinen haben die Gefäße bei einer Spaltung des Papillendaches auf eine Länge von 15 mm nur einen Durchmesser von 0,5 mm. Die Blutung aus der Papillotomie wird zu über 90% sofort erkannt, nur zu knapp 10% erst nach 2–5 Tagen. Massive Spätblutungen nach EPT sind nur durch eine inkomplette Durchtrennung der A. retroduodenalis erklärlich, die im Laufe von 2–5 Tagen durch Perforation oder Abbau des wandständigen Thrombus manifest wird. Sickerblutungen aus dem Rand der Schnittfläche werden häufig beobachtet, führen aber nur bei Gerinnungsstörungen zu Komplikationen.

Die Verletzung eines größeren Gefäßes wird endoskopisch sofort erkannt. Sie muß in der Regel chirurgisch behandelt werden. Die Blutungsintensität (Konservenzahl) und der Blutungstyp (spritzend, sickernd) werden die Operationsindikation ergeben.

Therapie: Die isolierte extraluminäre Unterbindung der A. gastroduodenalis, der A. pancreaticoduodenalis und der A. epiploica dextra führt meist zum Ziel. Die Kontrolle kann endoskopisch erfolgen. Beim Eintreten einer derart massiven Blutung sollte deshalb das Endoskop liegenbleiben, um den Erfolg der extraluminalen Umstechung sofort kontrollieren zu können. Genügt diese extraluminale Umstechung nicht, muß die lokale Umstechung über eine Duodenotomie erfolgen. Dabei muß zunächst der Ductus pancreaticus identifiziert und mit einer Sonde geschient werden, um keine weitere Komplikationen durch Umstechung des Ductus pancreaticus hervorzurufen.

Eine massive Blutung am 2.–5. Tag wird genauso behandelt. Eine Sickerblutung aus dem Rand der Papillotomie kommt normalerweise durch Optimierung der Gerinnungssituation und möglicherweise gleichzeitige lokale endoskopische Blutstillung wie Umspritzung, Laserbehandlung oder Elektrokoagulation zum Stillstand.

Perforation bei endoskopischer Papillotomie

Die Perforation ist eine weitere ernste Komplikation der EPT. Übereinstimmend wird in der Literatur eine Letalität von 21,4% [17] bis 35% [41, 43] angegeben.

Zu einer Perforation kann es kommen bei atypisch sehr hoch oder sehr tief liegenden Papillen, gehäuft bei der Papillotomie wegen Papillenstenose, bei direkt einmündendem Gallengang, bei zu großer Schnittlänge, bei falscher Schnittführung und einem periampullär gelegenen Divertikel. Die falsche Schnittführung und die Schnittführung durch ein Divertikel führen am häufigsten zu freien, die anderen Ursachen zunächst zur retroperitonealen Perforation. Die schwersten Komplikationen ereignen sich bei Perforationen in Kombination mit noch vorhandenen Residualsteinen im Gallengang. Durch ein Verlegen der Papille drainiert sich die Galle ins Abdomen oder das Retroperitoneum mit folgender galliger Peritonitis oder Retroperitonealphlegmone.

Diagnostik und Therapie: Die Perforation kann bereits durch einen initialen starken Schmerz während der Papillotomie manifest werden. Der postoperative Verlauf ist durch Fieber, Leukozytose und Anzeichen eines akuten Abdomens, v. a. eines akuten rechten Oberbauches, gekennzeichnet. Freie Luft im Retroperitonealraum oder intraabdominal ist ein sicherer Hinweis. Der Beweis sollte umgehend durch Gastrografin über eine intraduodenal liegende Sonde geführt werden.

Sind Residualsteine im Gallengang ausgeschlossen, kann zunächst konservativ unter Antibiotikaschutz mit Dauerabsaugung des Duodenums behandelt werden. Sind Residualsteine vorhanden,

muß durch eine nasobiliäre Sonde die Gallengangsdrainage gewährleistet sein. Kommt es zu keiner Rückbildung der Symptomatik, ist die operative Revision der Region anzustreben.

Da häufig erst in der Spätphase chirurgisch eingegriffen wird, bleibt nur die lokale Drainage durch eine Kompartimentbildung und die Drainage des Gallengangs durch ein T-Rohr sowie die endoluminale Absaugung des Duodenums. Nur die freie Perforation eines Divertikels oder des Duodenums direkt kann lokal durch Übernähung versorgt werden. Nicht zuletzt wegen der schweren Versorgbarkeit des retroperitonealen Duodenums und der häufig verzögerten Diagnose ist diese Komplikation mit einer bis zu 50%igen Letalität belastet, wenn eine chirurgische Intervention notwendig wird.

Es scheint deshalb sinnvoll, bei klinischem Verdacht auf eine retroduodenale Perforation die Frührevision innerhalb von 6 h anzustreben mit Drainage der Gallenwege sowie lokaler Übernähung und Drainage der Perforation. Dieser kurze, prognostisch sicher günstigere Zeitraum zur Revision kann nur durch eine agressive Diagnostik, an deren Ende ein sicherer Ausschluß oder Nachweis der Perforation stehen muß, eingehalten werden.

Verletzungen und Komplikationen bei der Rekto- und Koloskopie

Im Vergleich zur Routine-Ösophagogastroduodenoskopie hat die Koloskopie eine ungefähr doppelt so hohe Komplikationsrate. Frühmorgen wertete 1979 [16] die Ergebnisse von 23 Zentren aus und gab die Komplikationsrate der Routinekoloskopie mit 0,14%, bei gleichzeitiger Polypektomie mit 2,6% an. In diese Statistik gingen 35892 Patienten ein. Die Routinekoloskopie hatte eine Letalität von 0,02%. Die Letalität der Polypektomie lag bei 7365 polypektomierten Patienten bei 0,1%. In einer von der American Society of Gastrointestinal Endoscopy [42] durchgeführten Analyse wurden 0,03% Komplikationen angegeben.

Zu den häufigsten Komplikationen der Koloskopie zählen Perforation und Blutung. Die Routineendoskopie hat eine Blutungsgefahr von 0,008%, ein Perforationsrisiko von 0,006% [16]. Die Polypektomie im Kolon erhöht die Perforationsgefahr auf 0,34%, die Blutungsgefahr auf 2,24%.

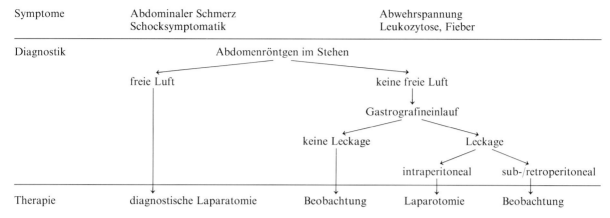

Abb. 2. Diagnostik und Therapie bei Verdacht auf Perforation nach Rekto- und Koloskopie

Perforationen

Die Erfahrung des Untersuchers spielt hier eine wesentliche Rolle, da die Passage des Sigmas für den Ungeübten schwierig ist. Vorausgegangene Operationen können durch Adhäsionen Darmeinrisse provozieren. Entzündliche Dickdarmerkrankungen erhöhen das Perforationsrisiko per se. Die Divertikulose bringt eine doppelte Gefahr. Einmal können große Divertikelöffnungen den Darmverlauf vortäuschen, zum anderen kann die Luftinsufflation in ein kleines Divertikel ein Sekundenbruchteilen Drücke erzeugen, die eine Ruptur der Mukosa bewirken.

Die Biopsie erhöht das Perforationsrisiko nur bei zu geringem Abstand zur Darmwand, ausgeprägter Kolitis, nekrotischen Darmtumoren und im Divertikel, da hier die Mukosa die einzige Wandschicht darstellt.

Die Polypektomie hat ein erhöhtes Perforationsrisiko. Es beruht häufig auf unsachgemäßer Handhabung [26]. Außerdem ist der Durchmesser der Polypenbasis direkt proportional zum Perforationsrisiko.

Da die Patienten zur Koloskopie eine optimale Darmreinigung benötigen, ist die Prognose der iatrogenen Kolonperforation bei Koloskopie meist gut. Die Perforationen werden zu 74% sofort, zu 94% innerhalb der ersten 24 h bemerkt [16]. Wie Tonak et al. [54] und Wesch et al. [55] zeigen konnten, ist auch hier das Zeitintervall zwischen Perforation, Diagnosestellung und Therapie prognostisch von wesentlicher Bedeutung (Abb. 2).

Klinisch wird ein kurzer starker Schmerz, der sich dann zu einem diffusen Bauchschmerz ausweitet, angegeben. Ist endoskopisch die Perforation nicht direkt durch Sicht auf Serosa oder extraluminäre Darmorgane nachzuweisen, muß sie aktiv ausgeschlossen oder nachgewiesen werden. Ein sicheres Zeichen in der Abdomenübersichtsaufnahme ist ein Pneumoperitoneum bei der freien und ein Pneumoretroperitoneum möglicherweise bei der retroperitonealen Perforation. Sind diese Zeichen bei ausreichendem klinischen Verdacht nicht gegeben, muß durch einen wasserlöslichen Kontrasteinlauf (Gastrografin oder Peritrast) die Perforationsstelle gesucht werden. Kontrastmittelaustritt in die freie Bauchhöhle oder der Nachweis einer Fistelung in das Retroperitoneum bzw. subperitoneal in das kleine Becken sichern die Diagnose.

Therapie der Perforation bei Koloskopie

Vielfach wird die Übernähung des perforierten Darmabschnittes als einzige therapeutische Maßnahme angegeben. Bei größeren Rupturen, v. a. bei möglicherweise nicht vollständigen Polypektomien, vertreten wir die Segmentresektion des perforierten Darmabschnittes und Reanastomosierung mit einer einreihigen Naht auf Stoß. Ein protektiver Anus ist in Anbetracht der Vorbereitung meist unnötig.

Therapie der Perforation bei Rektoskopie

Intraperitoneale Perforation: Eine Sonderstellung nimmt die intraperitoneale Perforation bei Biopsie

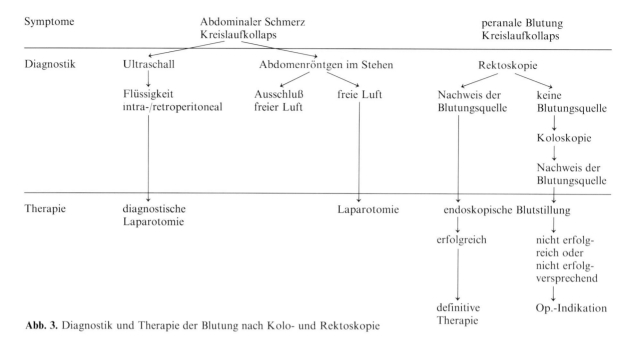

Abb. 3. Diagnostik und Therapie der Blutung nach Kolo- und Rektoskopie

oder Polypektomie während der Rektoskopie ein. Diese Patienten haben in der Regel kein gespültes Kolon, sondern sind nicht oder nur mit einem Mikroklistier vorbereitet. Der restliche Dickdarm ist demnach noch mit Stuhl gefüllt. Deshalb ist hier die lokale Übernähung und das Vorschalten eines blockierenden Transversumanus nötig, über den noch auf dem Operationstisch der abführende Schenkel leergespült wird. Bei Perforation eines Rektumtumors ist die Hartmann-Operation das sicherste Verfahren.

Extraperitoneale Rektumperforation: Die Therapie der extraperitonealen Rektumperforation ist abhängig vom klinischen Bild und dem mit wasserlöslichem Kontrastmittel dargestellten Defekt. Bei blandem klinischem Verlauf ist die konservative Therapie ausreichend. Bei Verdacht auf Beckenbodenphlegmone, die bei einem größeren Defekt zu erwarten ist, muß ein blockierender Anus vorgeschaltet und der Infekt extraluminär über die Ischiorektalgrube drainiert werden.

Blutung

Bei der diagnostischen Koloskopie werden Blutungen nur bei nicht erkanntem Blutungsübel und der Biopsie varizenähnlicher Gefäße gesehen. Die Blutung ist jedoch bei der Polypektomie die häufigste Komplikation. Ursache ist meist die mechanische

Durchtrennung des Polypenstiels ohne ausreichende Koagulation. Da die Komplikation i. allg. bereits während einer Polypektomie auftritt, wird sie auch unmittelbar erkannt. Schwieriger ist die Diagnose der Spätkomplikationen, da die Nachblutung bis zu einer Woche nach Polypektomie auftreten kann. Der peranale Blutabgang, der Hb-Abfall und die Zeichen des beginnenden Blutungsschocks sind die führenden klinischen Symptome.

Ähnlich kann die protrahierte Blutung nach Biopsie bei einem nicht bekannten Blutungsübel verlaufen. Durch Volumensubstitution ist die Situation meist beherrschbar.

Die Nachblutung bei Polypektomie wird endoskopisch bei ausreichender Polypenstiellänge durch eine nochmalige Koagulation angegangen werden. Etwa zwei Drittel der Blutungen nach Polypektomie sind konservativ, etwa ein Drittel operativ zu behandeln [16] (Abb. 3).

Operativ muß nur die Blutung behandelt werden, die endoskopisch nicht beherrscht werden kann. Problematisch kann dabei die intraoperative Lokalisation des blutenden Polypenstiels werden, der nur selten außen tastbar ist. Das Endoskop sollte deshalb beim Abbruch der endoskopischen Therapie nicht herausgezogen werden, um dem Chirurgen die Lokalisation der Blutung zu erleichtern. Eine Markierung durch eine submuköse Tuscheinjektion ist ebenso hilfreich. Beim makroskopipsch suspekten oder nicht total entfernten Polypen wird die Segmentresektion die Therapie der

Wahl sein, sonst die Kolotomie mit Umstechung der Blutung.

Die Besonderheit der endoskopischen Verletzung im Gastrointestinaltrakt liegt darin, daß sie eine Komplikation eines dem Patienten zur Diagnostik bzw. Therapie angebotenen Verfahrens ist. Die Augen davor zu verschließen hätte deletäre Folgen. Der geringste Verdacht sollte das Gegenteil bewirken. Nur so können die Folgen endoskopischer Verletzungen prognostisch einen günstigeren Verlauf nehmen. Eine eingehende Aufklärung des Patienten schützt nicht nur vor rechtlichen Folgen, sondern erklärt dem Patienten auch bei eingetretener Komplikation die oft aufwendigen diagnostischen Maßnahmen.

Seltene Komplikationen

Milzruptur und Ruptur von Iliakal- bzw. Aortenaneurysmen [26, 42]

Eine Milzruptur kann durch schwierige Manöver bei langem Sigma oder doppelflintenartig fixierter linker Kolonflexur verursacht werden. Genauso gefährdet sind Patienten mit hämatologischen Krankheitsbildern, die mit einer Splenomegalie einhergehen. Große, bisher nicht bekannte Iliakalaneurysmen können an der linken Seite sowohl durch die endoskopische Manipulation als auch durch die externe Geräteschienung verletzt werden.

Die dramatischen, mit schweren abdominalen Schmerzen und Hb-Abfall einhergehenden Krankheitsbilder müssen Anlaß zur sofortigen Operation sein. So werden bei der Milzruptur in der Regel die Splenektomie, in seltenen Fällen durch Klebe- und Koagulationsverfahren auch milzerhaltende Operationen durchgeführt. Die Iliakal- bzw. Aortenruptur kann nur durch die Resektion und die prothetische Rekonstruktion versorgt werden. Die seromuskulären Einrisse sind vermutlich häufiger, als sie klinisch offenbar werden. Geringe Luftinsufflation und nicht zu starke Dehnung der Darmschleifen wirken ihrer Entstehung entgegen. Die Ausheilung erfolgt spontan, eine Operation ist unnötig. Klinisch sieht man [35] Bauchschmerzen und Fieber nach 4–6 h. Wenn freie Luft im Abdomen ausgeschlossen ist, kann konservativ behandelt werden (Abb. 3).

Die *Gasexplosion* ist die schwerste Komplikation. Brigard et al. [7] beschreibt sie nach Reinigung des Kolons mit einer Mannitlösung. Im Experiment wurde inzwischen nachgewiesen, daß Darmbakterien aus Mannit Wasserstoff bilden können. Zusammen mit Sauerstoff kann sich Knallgas bilden, das sich bei einer Polypektomie durch Hitzebildung entzünden kann. Der akute massive intestinale Schmerz mit Schock zeigt diese Komplikation an. Die sofortige Laparotomie ist angezeigt.

Literatur

1. Amshel AL, Shonberg IL, Gopal KA (1982) Retroperitoneal and mediastinal emphysema as a complication of colonoscopy. Dis Colon Rectum 25:167–168
2. Andersen KE, Clausen N (1978) Out-patient gastroscopy risks. Endoscopy 10:180
3. Baker BW, Spiro AH, Trnka YM (1982) Mallory-Weiß-Tear complicating upper endoscopy: Case reports and review of the literature. Gastroenterology 82:140–142
4. Bancewicz J (1979) A hazard of the Eder-Puestow system for esophageal dilatation. Br J Surg 66:65
5. Barsoum MS, Moore HAW, Bolous FI, Ramzy F, Rizk-Allah MA, Mahmoud FI (1982) The complications of injection sclerotherapy of bleeding esophageal varices. Br J Surg 69:79–81
6. Bilboa MK, Dotter CT, Lee TG, Katon RM (1976) Complications of endoscopic retrograde cholangiopancreatography (ERCP). A study of 10000 cases. Gastroenterology 70:314
7. Brigard MA, Gaucher P, Lasalle C (1979) Fatal colonic explosion during colonoscopic polypectomy. Gastroenterology 77:1307–1310
8. Brunner B, Harke V (1982) Therapie blutender Oesophagusvarizen. Dtsch Med Wochenschr 47:1791–1795
9. Classen M, Wurbs O (1981) ERCP AK Brumbeck 1.4.74–31.12.75. In: Ottenjann R (Hrsg) Gastroenterologische Endoskopie. Enke, Stuttgart
10. Classen M, Burmeister W, Hagenmüller F, Wurbs D (1979) Long-term contaminations after endoscopic papillotomy. A.S.G.E. 251:37–38
11. Colcher H (1978) Polypektomie, eine ambulante Methode. In: Henning H (Hrsg) Fortschritte der gastroenterologischen Endoskopie, Bd 9. Witzstrock, Baden-Baden Köln New York
12. Cotton PB (1977) ERCP. Gut 18/4:316–341
13. Davis RE, Graham DY (1979) Endoscopic complications. Gastrointest Endosc 25:141–143
14. Demling L (1982) Operative endoscopy today. Endoscopy 14:37–40
15. Falkenstein DB, Ding Hsu K, Dagradi AE, Zimmon DS (1977) Repetitive endoscopic accidents and instrument malfunction. Gastrointest Endosc 23:206
16. Frühmorgen P (1979) Komplikationen der diagnostischen und therapeutischen Koloskopie in der BRD – Ergebnisse einer Umfrage. In: Henning H (Hrsg) 10. Kongreß für gastroenterologische Endoskopie, Hamburg, 30.09.–1.10.1978. Witzstrock, Baden-Baden Köln New York S 109–114
17. Geenen JE, Vennes JA, Silvis SE (1981) Resume of a seminar of FRS. Gastrointest Endosc 27/1:31–38

18. Glouberman S, Croner GE, Oglurn RM, Burdick GE (1976) Radiographic surgery for extraluminal air following gastrointestinal tract fiberendoscopy. Gastrointest Endosc 22:165

19. Halter F (1978) Indikation und Gefahren der gastroenterologischen Endoskopiemethoden. Schweiz Med Wochenschr 108:134

20. Halter F (1980) Fiberoptische Endoskopie in der Gastroenterologie. Ther Umsch 37/10:872–878

21. Hamm B, Altenähr E (1982) Morphologische Befunde am distalen Oesophagus nach Sklerosierung blutender Varizen. Dtsch Med Wochenschr 107/8:293–298

22. Lanza EL, Graham DY, Nelson RS, Godines R, McKechnie JC (1981) Endoscopic upper gastrointestinal polypectomy. Am J Gastroenterol 75/5:345–347

23. Levy A, Jacobsohn W (1976) Endoscopy of the upper gsatrointestinal tract. Complications and their prevention. Am J Gastroenterol 66:523

24. Liebermann TR, Barnes M (1979) Gastrointestinal fiberoptic endoscopy. Diagnostic and therapeutic aspects. Surg Clin North Am 59/5:787–795

25. London RL, Trotman BW, DiMarino AJ, Oleaga JA, Freiman DB, Ring EJ, Rosato EF (1981) Dilatation of severe esophageal strictures by an inflatable ballcatheter. Gastroenterology 80/1:173–175

26. Lux G (1979) Endoskopie des unteren Gastrointestinaltraktes. In: Henning H (Hrsg) 10. Kongreß für gastroenterologische Endoskopie, Hamburg, 30.09.–1.10.1979. Witzstrock, Baden-Baden Köln New York S 85–88

27. Macgowan KM (1980) Celestin tube disruption. Br J Surg 67:421–424

28. Mellbring G, Dommelöf L, Osterman G (1980) Fiberendoscopic intramural lesion of the esophagus. Acta Chir Scand 146:527–528

29. Meyer W, Zammit A (1980) Multiple Dünndarmperforationen nach Oesophagus-Endoprothesen-Implantationen. Chirurg 51:659–660

30. Myren I (1978) Accidents and hazards of endoscopy. IV World Congress of Digestive Endoscopy, Madrid 1978

31. Nebel OT, Silvis SL, Rogers G, Sugawa C, Mandelstam P (1975) Complications associated with endoscopic retrograde cholangiopancreatography. Gastrointest Endosc 22:34

32. Neuhaus B, Safrany L (1981) Complications of endoscopic sphincterotomy and their treatment. Endoscopy 13:197–199

33. Ottenjann R (1978) Accidents and hazards of endoscopy. IV World Congress of Digestive Endoscopy, Madrid 1978

34. Ottenjann R, Classen M (1979) Gastroenterologische Endoskopie. Enke, Stuttgart

35. Panish JF (1980) Limitations and complications of colonoscopy. Gastrointest Endosc 26/2:214–215

36. Paquet KJ, Oberhammer E (1978) Sclerotherapy of bleeding esophageal varices by means of endoscopy. Endoscopy 10:7–12

37. Ranson MB, John HT (1979) Complications associated with the use of the celestin tube for benign esophageal obstruction. Br J Surg 66:110–112

38. Rösch W (1979) Endoskopie des oberen Gastrointestinaltrakts. In: Henning H (Hrsg) 10. Kongreß für gastroneterologische Endoskopie, Hamburg, 30.09.–1.10.1979, Witzstrock, Baden-Baden Köln New York S 15–21

39. Rösch W, Riemann J, Klux G, Lindner HG (1981) Longterm follow-up after endoscopic sphincterotomy. Endoscopy 13:152–153

40. Rumfeld W, Wallace G, Scott BB (1980) Bacterial endocarditis after endoscopy. Lancet II:1083

41. Safrany L (1978) Endoscopic treatment of biliary-tract diseases. Lancet II:983–985

42. Schwesinger WH, Levine BA, Ramos R (1979) Complications in colonoscopy. Surg Gynecol Obstet 148:270–281

43. Seifert E, Gail K, Weismüller J (1982) Langzeitresultate nach endoskopischer Sphinkterotomie. Dtsch Med Wochenschr 107/16:610–614

44. Shahmir M, Schumann BM (1980) Complications of fiberoptic endoscopy. Gastrointest Endosc 26:86–91

45. Shaw JFL, Coombes GB (1979) Multiple intestinal perforation due to celestin tube. Br J Surg 66:807–808

46. Silvis SE, Nebel O, Rogers G, Sugawa C, Mandelstam P (1976) Endoscopic complications. Results of the 1974 American Society for GI Endoscopy Survey. JAMA 235:128

47. Skerik P, Nosek S, Janatova D (1981) Esophageal prosthesis and its most common complications. Endoscopy 13:118–120

48. Soehendra N (1981) Endoskopisches Tubuseinführen bei malignen Oesophagus- und Cardiastenosen. Dtsch Med Wochenschr 106/16:504–506

49. Soehendra N, Kempeneers I, Eichfuss HP, Bützow GH, Braun HH von (1980) Fiberoptische Veródung von Oesophagusvarizen. Langenbecks Arch Chir 351:219–225

50. Stadelmann O, Kaip E, Miederer SE (1974) Endoskopie des oberen Verdauungstraktes. Fortschritte, Grenzen, Risiken. In: Ottenjann R (Hrsg) Fortschritte der Endoskopie, S. 28–31. Schattauer, Stuttgart New York

51. Stolte M, Wiessner V, Schaffner O, Koch H (1980) Vascularisation der Papilla Vateri und Blutungsgefahr bei der Papillotomie. Leber Magen Darm 10:293–301

52. Stolte M, Wiessner V, Rösch W (1982) Todesursachen nach endoskopischer Papillotomie. Z Gastroenterol 20:452–458

53. Terblanche J, Northover JMA, Bornman P et al. (1979) Prospective controlled trial of sclerotherapy in the longterm management of patients after oesophageal variceal bleeding. Surg Gynecol Obstet 148/3:323–333

54. Tonak J, Groitl H, Hager T (1980) Komplikationen bei endoskopischen Untersuchungen des Dickdarms. Proktologie 23:185–189

55. Wesch GE, Manegold BC, Linder MM, Weber JC (1981) Erkennung und Versorgung endoskopischer Perforationen am Gastrointestinaltrakt. Dtsch Med Wochenschr 106:979–983

56. Wesdorp ICE, Bartelsman JFWM, Jager H, Huibregtse K, Tytgat GN (1982) Results of conservative treatment of benign esophageal strictures: A follow-up study in 1000 patients. Am J Gastroenterol 82/3:487–493

57. Wördehoff D, Gros H (1982) Endoscopic haemostasis by injection-therapy in high-risk patients. Endoscopy 14:192–199

58. Wright ZA (1980) Upper esophageal perforation with a flexible endoscope secondary to cervical osteophytes. Dig Dis Sci 25/1:66–68

24 Besonderheiten der Beckenfrakturen

F. Huber, S. v. Gumppenberg und B. Claudi

Retroperitoneale Hämatome sind nach wie vor eine Hauptursache für Morbidität und Mortalität bei stumpfen und penetrierenden Verletzungen. Trotz der Fülle der retroperitonealen Organe sind die Blutungen in der Regel auf eines von drei Gebieten beschränkt:

Zone I

1) Oberes Abdomen (zentral)
   Aorta
   V. cava inferior
   Pankreas
   Duodenum

2) Flanke
   Niere
   Nierenstiel
   Mesocolon
   Ureter

Zone II

3) Becken
   Venen (V. iliaca)
   Arterien (A. iliaca)

Wegen deutlicher Unterschiede in Verletzungstypus, Prognose und insbesondere Behandlung erscheint eine Einteilung in zwei Zonen sinnvoll.

Verletzungen des oberen Abdomens und der Flanke (Zone I) werden in gesonderten Kapiteln besprochen (s. Kap. 7). Der vorliegende Text konzentriert sich allein auf die sogenannten „Becken-Hämatome", d. h. retroperitoneale Hämatome im Beckenbereich.

Beckenhämatome und Beckenfrakturen bilden eine klinische Einheit. Zwar sieht man häufig Beckenfrakturen ohne größere abdominale oder retroperitoneale Verletzungen, umgekehrt aber sind Beckenhämatome ohne Fraktur beim stumpfen Trauma eine große Seltenheit (Tabelle 1).

Abdominelle Begleitverletzungen kommen in 2–5,7 % aller Beckenfrakturen vor, wobei es sich hauptsächlich um extrapelvine Organtraumen

Tabelle 1. Einteilung der Beckenfrakturen

A) Instabile Frakturen

   I) „crush"-Verletzung
     (Beckenringfraktur mit 3 oder mehr Komponenten)

  II) a) Ringfrakturen mit Dislokation
      b) Ringfrakturen ohne Dislokation
      c) „open book"-Frakturen
        (Symphysensprengung mit Aufklappen der Iliosakralfugen)
      d) Acetabulumfrakturen

B) Stabile Frakturen

   Isolierte Beckenringfrakturen
   Os pubis-Frakturen

durch zusätzliche stumpfe Gewalteinwirkung gegen den Bauch handelt [7, 9, 12, 20].

Die Mortalitätsrate wird für geschlossene Beckenfrakturen von Zwank und Schweiberer mit etwa 5–20 % angegeben, wobei 70 % den extrapelvinen und 30 % den pelvinen Begleitverletzungen zugeschrieben werden.

Rothenberger et al. berichten über eine Mortalität von 12 % bei Beckenfrakturen und betonen, daß größere abdominale Verletzungen viermal häufiger bei den verstorbenen Patienten vorkamen [16, 20]. Blaisdell und Trunkey korrelierten die Mortalität mit dem Typ der Beckenfraktur (vgl. Tabelle 1) und erzielten 21,7 % Mortalität für Typ A I, 11,4 % für Typ A II und 4,5 % für Typ B [18].

Obwohl Blutungen in das Retroperitoneum aus Blase (Hinterwand) und Rektum möglich sind, werden die meisten Beckenhämatome durch Gefäßtraumen verursacht. In der Mehrheit der Fälle handelt es sich um venöse Blutungen aus der V. iliaca interna oder einem ihrer Äste [10].

Gelegentlich kommen arterielle Blutungen vor. Die am häufigsten verletzten Arterien sind die A. glutaea superior, die A. pudendalis und die A. obturatoria [8, 10]. Diesen Verletzungen liegt beim stumpfen Trauma ausnahmslos eine Beckenfraktur zugrunde [5, 10, 19].

Diagnostik

Die Diagnostik beim stumpfen Bauchtrauma mit Beckenfraktur bereitet häufig große Schwierigkeiten [7, 9, 10, 12]. Auf der einen Seite sind die Zeichen des hämorrhagischen Schocks nicht eindeutig einzuordnen, da sie sowohl durch retroperitoneale, als auch durch intraabdominelle Blutungen bedingt sein können. Abdominale Symptome andererseits können durch die Beckenfraktur maskiert oder aber simuliert werden. Da aber eine abdominelle Exploration bei einem isolierten Beckenhämatom nicht angezeigt ist, ja sogar manchmal kontraindiziert ist, müssen hier differenzierte diagnostische Wege beschritten werden.

Eine wichtige Rolle bei der Diagnostik von Beckenhämatomen kommt heute der Sonographie zu. Ohne Gefahren und Unannehmlichkeiten für den Patienten kann der geübte Untersucher bereits in der initiellen Abklärungsphase größere retroperitoneale Blutungen feststellen. Dabei können freie intraperitoneale Flüssigkeitsansammlungen von retroperitoneal gelegenen Hämatomen abgegrenzt werden. Auch eine grobe Lokalisation des Hämatoms ist möglich. Zudem können begleitende intra- und retroperitoneale Organverletzungen (Leber, Milz, Nieren, Pankreas) ausgeschlossen werden. Der größte Vorteil der Sonographie besteht jedoch darin, daß die Untersuchung beliebig oft wiederholt werden kann und somit eine optimale Verlaufskontrolle hinsichtlich Ausdehnung und Ausbreitung eines Beckenhämatoms ermöglicht (s. Kap. 5).

Auch die Peritoneallavage hat sich beim Beckenhämatom zusammen mit stumpfen Bauchverletzungen als wichtiger Wegweiser erwiesen. Liegt lediglich eine retroperitoneale Blutung vor, müßte die Lavage negativ sein (s. Kap. 6). Es gibt jedoch zwei Situationen, wo es zu einer falsch positiven Spülung kommen kann:

1. Das Retroperitoneum ist durchbrochen, so daß es zu einer Einblutung in den Bauch kommt. Hier ist allerdings auch der natürliche Tamponadeeffekt des Peritoneums verloren gegangen, was meist zu unkontrollierten Blutungen führt und eine Laparotomie rechtfertigt.

2. Bei sehr großen retroperitonealen Hämatomen kann der Beckenboden bis auf Nabelhöhe angehoben werden. Beim Einführen des Dialysekatheters wird das Hämatom direkt anpunktiert [9, 19].

Die sorgfältige Untersuchung des Urogenitaltraktes und des Rektums ist bei Beckenfrakturen von großer Bedeutung. Entscheidend ist dabei, daß die hierfür erforderlichen diagnostischen Maßnahmen nicht zu einer zusätzlichen Verletzung und Kontamination des Retroperitoneums führen.

Therapie

Die Behandlung retroperitonealer Beckenhämatome ist kontrovers. Das Peritoneum übt einen sehr guten Tamponadeeffekt aus [5, 9, 10, 19]. Da es sich in der Regel um venöse Blutungen handelt, ist ein spontanes Sistieren möglich. Man ist sich daher generell einig, daß ein Beckenhämatom mit intaktem Peritoneum zunächst nicht exploriert werden sollte [9, 10, 15, 18]. Wegen der ausgedehnten Kollateralbahnen sowohl im arteriellen als auch im venösen Beckengefäßsystem ist eine Exploration und der Versuch der direkten Blutungskontrolle häufig ein erfolgloses Unternehmen [10, 19]. Auf der anderen Seite fällt es schwer, sich den Empfehlungen von Ravitsch anzuschließen, man sollte diese Patienten lediglich observieren und gegebenenfalls bis zu 20 Einheiten Blut infundieren [15]. Trunkey und Blaisdell stellten fest, daß durch die Kombination von Schock, Weichteilverletzung, ausgedehnten Frakturen und massiven Bluttransfusionen der ideale Rahmen für eine disiminierte intravasale Koagulopathie (DIC), akute thromboembolische Komplikationen und Nierenversagen geschaffen würde [18]. Hawkins befürwortet die Laparatomie bei einem Blutverlust von mehr als 2500 ml [6].

Zeigt sich bei der Laparatomie oder im Sonogramm ein zunehmendes Hämatom, so liegt eine arterielle Verletzung vor. Nach Tamponade des Beckens mit Bauchtüchern empfiehlt sich die angiographische Lokalisation der Blutungsquelle und Embolisation mit geronnenem autologen Venenblut oder Gelfoam [10, 11]. Ist eine Embolisation nicht gelungen, die Blutungsquelle jedoch identifiziert, besteht die Möglichkeit der Ballontamponade mit einem Fogarty-Katheter, welcher über die A. hypogastrica bis zur Blutung vorgeschoben wird [4, 17]. Die große Gefahr bei diesen Verfahren sind massive Nekrosebildungen im Bereich der Becken- bzw. Glutealmuskulatur. Wenn keines der vorgenannten Manöver die Blutung zu stillen vermag – häufig bei schweren venösen Blutungen – bleibt nichts anderes übrig, als das Becken mit Tüchern auszutamponieren, den Bauch zu verschließen und die intensive Infusionstherapie mit Frischblut und Gerinnungsfaktoren fortzusetzen [19]. Das wichtigste Therapiekonzept bei Beckenfrakturen mit retroperitonealen Blutungen liegt unserer Meinung nach jedoch in der frühzeitigen Stabilisation der Frakturen, wonach es als Folge der Ruhigstellung und der Frakturkompression zum Sistieren der Blutung kommt. Es sei deshalb an dieser Stelle erlaubt, kurz auf die Behandlung von instabilen Beckenringfrakturen einzugehen. Da Acetabulumfrakturen nur äußerst selten mit größeren Blutungen vergesellschaftet sind, wurde auf eine Diskussion dieser Verletzungen hier verzichtet.

Therapie bei Beckenringfrakturen

Beckenringfrakturen werden in stabile und instabile Frakturen eingestellt. Für den klinischen Gebrauch muß die zu erwartende Instabilität im hinteren Ringanteil im Mittelpunkt der Betrachtungen stehen. Poigenfürst [13] teilt sie in vier Schweregrade ein:

Grad I: Bandverletzung (Ligg. iliosacralia) ohne hintere Instabilität.

Grad II: Drehbarkeit einer oder beider Beckenhälften um eine longitudinale Achse ohne abnorme Verschieblichkeit.

Grad III: Zusätzliche abnorme Verschieblichkeit in der Frontalebene.

Grad IV: Zusätzliche abnorme Verschieblichkeit in der Körperlängsrichtung.

Es bestehen gesetzmäßige Zusammenhänge zwischen Verletzungsmechanismus und Art der Beckenringverletzung [13]. In fast allen Fällen kommt es zu einer ventralen Beckenringunterbrechung in Form einer Symphysenzerreißung. Vom Ausmaß der Symphysendiastase lassen sich Rückschlüsse auf weitere Verletzungen am dorsalen Beckenring ziehen. Bei einer Symphysendiastase über 15 mm, einem Überlappen beider Schambeine, einer einseitigen vorderen Beckenringfraktur mit Symphysensprengung und einer dislozierten, doppelseitigen vorderen Beckenringfraktur, liegt immer eine zusätzliche Verletzung am dorsalen Beckenring vor, in Form einer hinteren Fraktur oder Iliosakralgelenkssprengung [2, 13, 20].

Über die Behandlung von Beckenfrakturen herrscht derzeit noch keine Einigkeit. Ohne Zweifel stellt jedoch die traditionelle, gleichzeitige Hängematten- und Extensionsbehandlung über mehrere Wochen eine erhebliche Belastung für den polytraumatisierten Patienten dar [1, 2, 20].

Wegen des großen Risikos thromboembolischer Komplikationen erscheint gerade beim Polytrauma eine frühe Mobilisation sehr wichtig. Zudem haben bis zu 70 % aller Patienten erhebliche Beschwerden nach konservativer Behandlung, insbesondere Schmerzen im Lendenwirbelbereich, über den Iliosakralgelenken und über der Symphyse [2, 14].

Da eine operative Stabilisierung wesentliche Vorteile für Pflege und Wundbehandlung beinhaltet [1, 20], zugleich bei massiven retroperitonealen Blutungen zur Verringerung des weiteren Blutverlustes beiträgt [3, 20] und außerdem Spätergebnisse hinsichtlich Schmerzen besser sind [2], neigt man dazu, instabile Frakturen (Typ AI/II, Grad III/IV) auch beim Polytrauma einer frühzeitigen operativen Versorgung zuzuführen.

Zwei grundsätzliche Operationsverfahren stehen zur Wahl:

1) Interne Stabilisierung
2) Fixateur externe

Frakturen im vorderen Beckenring und Sprengungen der Symphyse werden mit einer kranial angebrachten Platte, DCP oder Rekonstruktionsplatte, stabilisiert, wobei auf einen absolut genauen Schluß der Symphyse geachtet werden muß [1, 2, 13].

Die Stabilisierung einer vorderen Beckenringsprengung in Gegenwart von Verletzungen des Urogenitaltraktes ist von der Schwere und dem Ausmaß dieses Traumas abhängig. Eine primäre Osteosynthese ist deshalb häufig nicht möglich, sollte aber, abhängig vom Lokalbefund, gleichzeitig mit der urologischen Versorgung erfolgen.

Iliosakralgelenkssprengungen sowie Ilium- und Sakrumfrakturen werden ebenfalls mit einer Platten- oder Schraubenosteosynthese versorgt [2, 13, 20]. Wurde eine exakte Rekonstruktion erreicht, so erfolgt eine weitgehend spontane Reposition der übrigen Läsionen. Dadurch ist es in vielen Fällen möglich, auf eine Versorgung der vorderen Ringverletzung zu verzichten.

Der Fixateur externe kann bei schlechten Weichteilverhältnissen, schlechter Operabilität oder bei den Instabilitätsgraden I und II verwendet werden [1, 2]. Bei stärkerer Instabilität, insbesondere bei einer kranialen Verschiebung der einen Beckenhälfte, wäre eine hintere Stabilisierung in Kombination mit dem äußeren Spanner sinnvoll [1, 20].

Wichtig ist der Zeitpunkt einer operativen Versorgung der Beckenfraktur beim Polytrauma. Blaisdell und Zwank/Schweiberer sind sich einig, daß Zertrümmerungsfrakturen („crush" – Typ AI) sofort operiert werden müssen [3, 20]. Der Trend bei instabilen Beckenringfrakturen mit blutenden retroperitonealen Hämatomen zielt ebenfalls auf eine frühzeitige Stabilisation durch eine interne Fixation ab.

Literatur

1. Albrecht F, Brug E (1982) Indikation und Verfahrenswahl bei der Osteosynthese dislozierter Beckenringverletzungen. Unfallheilkunde 85:431
2. Berner W, Oestern H-J, Sorge I (1982) Ligamentäre Beckenringverletzungen. Unfallheilkunde 85:377
3. Blaisdell FW (1982) Abdominal wall and pelvis. In: Blaisdell and Trunkey, Trauma Management, Vol. I, Abdominal Trauma. Thieme Verlag, Stuttgart
4. Davidson AT (1978) Direct intralumen balloon tamponade: A technique for the control of massive retroperitoneal hemorrhage. Am J Surg 136:393
5. Delany HM, Jason RS (1981) Abdominal trauma. Surgical and radiologic diagnosis. Springer Verlag, New York, Heidelberg, Berlin
6. Hawkins L, Pomerantz M, Eisenmann B (1970) Laparotomy at the time of pelvic fracture. J Trauma 10:619
7. Jonas M, Wruhs O (1974) Verletzungen des Brust- und Bauchraumes bei Beckenbrüchen. H Unfallheilkd 124:177
8. Kam J, Jackson H, Ben-Menachem Y (1981) Vascular injuries in blunt pelvic trauma. Radiol Clin North Am 19:171
9. Klaue P (1979) Indikationen zur Laparatomie nach stumpfem Körpertrauma mit Beckenfraktur. Die Rolle der Peritoneallavage. Unfallheilkunde 82:327
10. Kudsk KA, Sheldon GF (1982) Retroperitoneal hematoma. In Blaisdell and Trunkey, Trauma Management, Vol. I, Abdominal Trauma. Thieme Verlag, Stuttgart
11. Margolies MN, Ring EJ, Waltmann AC, Kerr WS, Baum S (1972) Arteriography in the management of hemorrhage from pelvic fractures. N Engl J Med 287:317
12. Müller-Färber J, Decker S (1979) Das stumpfe Bauchtrauma als Komplikation der Beckenfrakturen. Unfallheilkunde 82:89
13. Poigenfürst J (1979) Beckenringbrüche und ihre Behandlung. Unfallheilkunde 82:309
14. Probst J (1979) Beckenfrakturen. Spätfolgen und Begutachtung. Unfallheilkunde 82:340
15. Ravitch MM (1964) Hypogastric artery ligation in acute pelvic trauma. Surgery 56:601
16. Rothenberger DA, Fischer RP, Strate RG, Velasco R, Perry JJ (1978) The mortality associated with pelvic fracture. Surgery 84:356
17. Sheldon GF, Winestock DP (1978) Hemorrhage form open pelvic fracture controlled intraoperatively with balloon catheter. J Trauma 18:68
18. Trunkey DD, Blaisdell FW (1975) Abdominal vascular injuries. West J Med 123:321
19. Weil PH (1983) Management of retroperitoneal trauma. Curr Prob Surg 20:589
20. Zwank L, Schweiberer L (1979) Beckenfrakturen im Rahmen des Polytrauma. Unfallheilkunde 82:320

25 Allgemeine Gesichtspunkte der Chirurgie intraabdomineller Verletzungen

R. Pichlmayr

Intraabdominelle Verletzungen sind prinzipiell lebensbedrohend, und zwar unmittelbar akut (Beispiel: Leberruptur), akut (Beispiel: Milzruptur) oder verzögert (Beispiel: Intestinalverletzung). Wie im diagnostischen Teil dieses Buches ausgeführt, erlauben die neuen diagnostischen Möglichkeiten der Peritoneallavage, der Ultrasonographie und der Computertomographie, ggf. auch der Angiographie in der konventionellen wie in der digital-subtraktiven Form heute generell (und häufig) eine wahrscheinliche bis sichere Diagnose nicht nur über eine intraabdominelle Verletzung als solche, sondern auch darüber, welches Organ betroffen ist. Dies kann für die Operationsindikation und die Operationsplanung gerade bei Kombinationstraumen (neurochirurgisch-abdominell etc.) entscheidend sein. Es muß jedoch, ebenso wie im Kap. 8, betont werden, daß die Durchführung von diagnostischen Maßnahmen gelegentlich wegen des damit verbundenen Zeitverlustes nicht indiziert und auch nicht erforderlich ist. Gerade bei schwerem Bauchtrauma mit entsprechender allgemeiner lokaler Symptomatik muß ohnehin so rasch wie irgendmöglich laparotomiert werden. Diagnostische Maßnahmen sind viel eher bei unklarer, dann auch weniger dringlicher Operationsindikation hilfreich. Gerade auch bei der Versorgung des Polytraumas mit abdomineller Beteiligung muß die meist klare Priorität des abdominellen Eingriffs unter ggf. gleichzeitiger Notversorgung, wie der provisorischen Stillung von Blutungen aus Extremitätenverletzungen oder der synchronen neurochirurgischen Versorgung, betont werden. Der Grad des Blutverlustes ist i. allg. bei einem Kombinationstrauma im Bereich des Bauchtraumas am größten, und Kreislaufstabilisierung kann häufig vor der Versorgung des Abdomens nicht erreicht werden. Zwar wird vielleicht auch eine verzögert durchgeführte Operation bei schwerer abdomineller Blutung unmittelbar überlebt, aber die unterdessen abgelaufene und verlängerte Schockphase mit zahlreichen Transfusionen ist häufig an den sich erst später manifestierenden Komplikationen wie dem ARDS oder einem Multi-

organversagen maßgeblich beteiligt. Die besondere Bewertung des unmittelbaren klinischen Befundes und die Berücksichtigung des Unfallherganges sowie des Gesamtverletzungsmusters darf v. a. in den Kliniken mit hervorragenden diagnostischen Möglichkeiten – deren Durchführung doch stets mit Zeitverlust verbunden ist – nicht vergessen werden.

Für die Versorgung eines schweren Bauchtraumas ist ein rasch ausführbarer Schnitt mit größtmöglicher Übersicht wichtig; dies ist die große mediane Ober- und Unterbaucheröffnung („Sektionsschnitt"). Praktisch alle Regionen können hierbei rasch und vollständig überblickt werden; bei schwerer rechtsseitiger Leberruptur muß ggf. auch ein rechtsseitiger Oberbauchquer- bzw. Rippenbogenrandschnitt oder eine schräge abdominothorakale Eröffnung durch Rippenbogen und 6.–7. ICR hinzugefügt werden.

Es ist wichtig, daß rasch ein vollständiger Überblick über die intraabdominellen Verletzungen erfolgt; so muß vor einer evtl. länger dauernden Versorgung einer Leberruptur eine etwa ebenfalls vorliegende Milzruptur behandelt sein (in solchen Notsituationen meist durch rasche Splenektomie) u. ä.. Meist können durch Kompressionen und bei der Leberruptur ggf. durch zusätzliches Abklemmen des Lig. hepatoduodenale die Blutungen so weit provisorisch verringert werden, daß Übersicht und Kreislaufstabilisierung ermöglicht werden. Erst dann können die Schritte zur definitiven Versorgung beginnen, die meist nochmals mit Blutverlust einhergehen. Es ist wichtig, sich jeweils eine individuell angemessene Operationstaktik zu überlegen.

Von großer Bedeutung ist, daß anschließend an die Versorgung der festgestellten Verletzung(en) – jetzt ohne Zeitdruck – nochmals eine sehr genaue Revison des gesamten Abdominalraums durchgeführt wird. Bei der primären Groborientierung, die ja das rasche Auffinden der Hauptverletzung(en) zum Ziel hat, können weniger auffallende Verletzungen leicht übersehen werden, so eine Zwerchfellruptur, eine Pankreasquetschung, eine retroperitoneale Duodenalruptur o. ä. Gerade bei der

Beurteilung des oft komplizierten postoperativen Verlaufs kommt es auf die Sicherheit an, daß bei der ersten, die Verletzung versorgenden Operation nichts übersehen wurde.

Bei weniger dramatischen Bauchverletzungen, die nicht mit erheblicher Blutung oder freier Perforation von Hohlorganen einhergehen, ist die Gefahr der Verkennung – besonders beim Polytrauma – und damit der verzögerten Therapie gegeben. Dies gilt beispielsweise für die retroperitoneale Duodenalruptur als Lenkrad- oder Lenkstangenverletzung. Die diagnostischen Möglichkeiten werden hierbei wegen zu geringer Verdachtsmomente evtl. nicht voll ausgeschöpft. Der sorgsamen, wiederholten klinischen Kontrolle kommt hier wesentliche Bedeutung zu.

Große Schwierigkeiten kann auch heute noch die Beurteilung des Abdominalbefundes bei polytraumatisierten Patienten unter kontrollierter Beatmung und entsprechender Sedierung verursachen. Dies gilt sowohl nach Laparotomie zur Versorgung eines Bauchtraumas wie auch ohne abdominellen Voreingriff. Zwar können größere Hämatome, Extravasate oder Abszesse relativ sicher durch Sonographie oder CT (soweit dies durchführbar ist) festgestellt bzw. ausgeschlossen werden, doch ist eine häufig problematische Magen-Darm-Atonie diagnostisch kaum weiter abzuklären. Eine Gastrografinuntersuchung bringt, wenn auch eine gewisse Passage zu beobachten ist und infolge der osmotischen Wirkung häufig dünnflüssiger Stuhlgang folgt, meist keine ganz klaren Hinweise, d. h. auch keine Ausschlußmöglichkeit einer Darmparalyse infolge Peritonitis etc. Hier kommt man gelegentlich nicht um eine probatorische (Re-)Laparotomie herum.

Großzügig mit der Indikation zu einer Relaparotomie sollte man u. E. auch bei dem Verdacht oder dem Nachweis von Nachblutungen oder größeren Koagelbildungen sein, selbst wenn der Blutverlust kreislaufdynamisch nicht – oder noch nicht – relevant ist. Stets stellen Koagula ein erhöhtes lokales und letztlich auch generelles Infektionsrisiko dar, das durch nochmalige Entleerung wohl vermeidbar ist.

Die Indikation zur Relaparotomie ist in aller Regel auch dann gegeben, wenn eine signifikante Nachblutung nach der Operation auftritt bzw. fortbesteht, bei der Gerinnungstörungen eine Rolle spielen können. Sicher kann es sich hier nicht um eine generelle, stets gültige Regel handeln, doch ist häufig die chirurgische und chirurgisch zu behandelnde Komponente, und sei es eine Tamponade o. ä., zumindest von gleicher Wichtigkeit und Dringlichkeit wie die gleichzeitig anzustrebende Korrektur des Gerinnungsstatus. Letztere kann häufig nur durch die bzw. gleichzeitig mit der chirurgischen Stillung der Hauptblutungsquellen gelingen.

Die chirurgische Versorgung von Patienten mit Bauchtraum ist die Domäne von Krankenhäusern der Regelversorgung. Lediglich polytraumatisierte Patienten kommen heute durch das moderne Rettungssystem häufig sofort in Schwerpunktkrankenhäuser. Die meisten abdominalchirurgischen Verletzungen sind auch in Krankenhäusern der Regelversorgung optimal und vollständig behandelbar. Es sei jedoch allgemein darauf hingewiesen, daß nicht jede Verletzung unbedingt sofort definitiv versorgt werden muß (z. B. Gallenwegs- oder Pankreasverletzungen) und daß dies in der Tat oft spezielle Erfahrungen erfordert. Die sinnvolle provisorische, blutstillende und v. a. keine weiteren Schäden setzende Versorgung im erstbehandelnden Krankenhaus, die sofortige Kontaktaufnahme mit einer entsprechenden Spezialabteilung bzw. einem Schwerpunktkrankenhaus und der geeignete Transport zur endgültigen Versorgung ist dann das Verfahren der Wahl.

Die Gewährleistung einer stets und allseits bestmöglichen Behandlung beim traumatisierten Abdomen mit der Vielzahl seiner Ausprägungen, mit seinen nach wie vor bestehenden diagnostischen Unsicherheiten und der oft schwierigen operativen Technik ist für die Chirurgie weiterhin eine besonders wichtige Aufgabe.

Sachverzeichnis

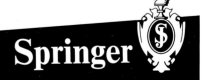

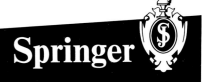

Springer